口腔诊所开业管理丛书

口腔医疗安全管理

PROFESSIONAL SAFETY OF
DENTAL PRACTICES

第 2 版

编 著 李 刚

U0391088

人民卫生出版社

图书在版编目（CIP）数据

口腔医疗安全管理 / 李刚编著 . —2 版 . —北京：人民
卫生出版社，2013.3
（口腔诊所开业管理丛书）
ISBN 978-7-117-16829-8

Ⅰ. ①口… Ⅱ. ①李… Ⅲ. ①口腔科医院 - 安全管理
Ⅳ. ①R197.5

中国版本图书馆 CIP 数据核字（2013）第 020197 号

人卫社官网	www.pmph.com	出版物查询，在线购书
人卫医学网	www.ipmph.com	医学考试辅导，医学数据库服务，医学教育资源，大众健康资讯

口腔医疗安全管理
第 2 版

编　　著：李　刚
出版发行：人民卫生出版社（中继线 010-59780011）
地　　址：北京市朝阳区潘家园南里 19 号
邮　　编：100021
E - mail：pmph @ pmph.com
购书热线：010-67605754　010-65264830
　　　　　010-59787586　010-59787592
印　　刷：三河市尚艺印装有限公司
经　　销：新华书店
开　　本：710×1000　1/16　印张：16.5
字　　数：314 千字
版　　次：2007 年 1 月第 1 版　2019 年 8 月第 2 版第 3 次印刷
标准书号：ISBN 978-7-117-16829-8/R · 16830
定　　价：39.00 元

打击盗版举报电话：010-59787491　E-mail：WQ @ pmph.com
（凡属印装质量问题请与本社销售中心联系退换）

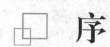 **序**

——写在《口腔诊所开业管理》丛书再版之际

改革开放 30 多年来,我国的口腔医学事业得到前所未有的大发展。口腔医疗机构和口腔医师队伍迅猛发展。口腔执业医师、助理执业医师的数量已从改革开放前的 5000 多名增加到将近 20 万。每年新增加的口腔医师数量接近 2 万名。民营口腔诊所、门诊部从无到有遍布全国城乡,各级各类口腔医疗机构都有了新的发展与提高。

但是随着中国口腔医学的迅速发展,我们还必须清醒地认识到,在很多方面我们与发达国家甚至一些发展中国家相比较,还存在较大差距。特别是口腔医生的执业服务理念和服务水平还亟待提高。随着我国医疗卫生体制改革的不断深入,各种类型口腔医疗机构的社会需求正在不断加大,民营的和社区口腔诊所经营管理尚存在很多问题。事实上口腔诊所的开业管理对口腔医师来说是一种挑战,国外诸多学者十分重视这一课题的研究探讨。在发达国家的牙医学教育中,口腔诊所开业管理是一门必修课,甚至在日本、加拿大等国的一些大学将口腔诊所开业管理作为一个专业。

十几年前,李刚博士就曾与我谈起对口腔医疗服务管理研究的兴趣和研究计划。他对我国众多的口腔诊所和欧美日口腔诊所的开业管理进行了长期的调查与研究。自 1993 年开始在口腔医学专业大专生、本科生和研究生的课程教学中增加病人管理、医疗安全、职业道德、健康教育、交叉感染、医患关系、诊所管理等相关教学内容,2006 年人民卫生出版社出版了由李刚博士编著的《口腔诊所开业管理》丛书,2008 年中华口腔医学会将李刚博士主讲的《口腔医疗机构管理高级培训》列为继续教育项目,2009 年第四军医大学正式将李刚博士设计的《口腔医疗服务管理学》课程列为 20 课时的口腔医学专业相关选修课教学计划，收到良好效果。

李刚博士的研究工作始终贯穿着一个主题——在科学飞速发展的今天，公共口腔卫生和口腔医疗服务管理如何改革、发展、与时俱进，这对于大众口腔健康是一至关重要的问题。从他的著作中可以清楚地看到，他始终坚持地投入公共口腔卫生和口腔医疗服务管理的研究，无论是成功还是挫折，无论是鼓励还是非议，他从不停下脚步。面对李刚博士的再版新著，更是油然起敬，值得击掌庆贺。

李刚博士编著并再版的《口腔诊所开业管理》丛书，包括了《口腔诊所感染控制》《口腔诊所健康教育》《口腔诊所病人管理》《口腔诊所开业准备》《口腔诊所空间设计》《口腔医疗人力资源》《口腔医疗设备管理》《口腔医疗市场拓展》《口腔医疗安全管理》《口腔医疗质量管理》共 10 册，以新颖的理论、大量的案例、调查报告等，反映了国内外口腔诊所开业管理的先进技术与方法，集中聚焦于模式、方法、工具、案例、问题及解决方案，务求使读者在有限时间里真正读有所获。综观全书的内容我们清晰地看到，一个世纪以来口腔诊所开业管理已经开辟了十分广阔的领域。《口腔诊所开业管理》丛书将把口腔医疗服务与服务管理学结合，使服务管理学的触角深入到口腔医疗服务的各个环节。本丛书打破了很多人认为顺理成章的"经验管理"模式，提供了一系列实用的参考方案或建议，将成为解决执业口腔医生和口腔医疗机构在日常工作中遇到的种种难题的实用工具书。现在，这部《口腔诊所开业管理》丛书的再版是李刚博士多年来勤奋钻研，勇于开拓，深入探讨的结果，也得益于我国口腔医疗服务体制多元化发展的生态环境。

我相信《口腔诊所开业管理》丛书的再版，对中国口腔医生执业服务和口腔医疗机构管理水平的提高不无裨益。最后，我衷心地希望读者会喜欢这套丛书，并在阅读后有所收获。

中华口腔医学会会长

2012 年 9 月 20 日

前　言

　　近些年,我国医生面临着一个处境比较复杂的时期。医生在公众心目中的形象不大好,医生自己也有很多话没处说。原因是复杂的,有体制问题,有舆论问题,但医生本身在工作中也确实存在一些问题。在这种时候,医生只有自己尽可能地做好工作,才有利于问题的解决。优质口腔医疗服务的基础是医疗安全。

　　医疗安全直接关系到病人的身体健康,是口腔诊所开业管理的核心,是口腔诊所生存和发展的根本,临床口腔医疗服务的对象是人,所以,在口腔疾病的诊疗过程中,充满着复杂性、易变性、个体差异性以及对口腔疾病认识的局限性等特点。随着口腔医学的发展,口腔医学分工越来越细,复杂的口腔医疗行为过程与各个专业和个人相关,口腔医疗技术的发展使侵袭性的检查和治疗越来越多,加上各个病人的机体反应也多种多样,造成口腔医疗不安全的可能性增大,因此口腔医疗安全管理成为口腔诊所开业管理的一个热点问题。

　　口腔诊所的优质医疗服务是要全面满足病人及其他服务对象生理健康、心理健康和文明服务需求的全方位质量要求。没有医疗安全,根本谈不上优质口腔医疗服务。目前口腔诊所的环境很严峻,口腔诊所要争取病人,首先要保持有经得起选择的口腔医疗质量。医疗安全是口腔医疗质量的首要特性,一旦出现医疗不安全,病人的需求就不能得到满足,甚至"等于零"。口腔医疗的不安全是对病人生命健康权的损害,实现医疗的安全,病人权利的实现才有可能。

　　面对维权意识日益增强的病人和日益增多困扰口腔诊所的医疗纠纷,作为"高科技、高风险、高服务、高情感"的口腔医疗技术行业,如何保护自己的权益,这些都是每个口腔医生密切关注的问题,也是我们需要深入了解和探讨的问题。我们维权,维护的是病人的健康权,也维护的是口腔医生能正常为病人服务的工作权。

　　医疗安全或不安全是相对的,不同时期不同的主客观条件有不同的标准,在评价时,不能超越当时所允许的范围和限度,在制订医疗安全标准时,应以时代所允许的范围与限度为依据。如限于当时的口腔医疗技术水平和客观条件,发生难以预料的意外或难以避免的后遗症时,不能认为是医疗不安全。

　　作者长期以来将我国口腔医疗服务管理作为其研究内容,对国内外众多的口腔诊所开业管理进行了调查与研究,积累了数以百计的口腔医疗安全管理案例。本书分为口腔医疗职业道德、口腔医疗投诉、口腔医疗事故、口腔医疗纠纷、医疗纠纷高危人群、医疗纠纷诉讼处理、口腔医疗纠纷案件分析、口腔医疗风险管理、口腔医疗责任保险、口腔医疗危机管理、口腔诊所权益保护、口腔医疗法律顾问、口腔医疗管理机构、口腔医疗行业管理等共十四章。内容系统、全面、规范、实用、可操作性强,对口腔医疗安全管理具有指导作用。

　　在本书编写和相关研究过程中,得到了第四军医大学口腔医学院和西安爱牙管理咨询有限公司的大力支持和帮助,得到了我国各地口腔医院、口腔门诊部、口腔诊所的大力合作和支持,借此出版机会,特此表示敬意和感谢。

李　刚

2012 年 9 月 20 日

作者联系方法:

单位:第四军医大学口腔医学院口腔预防医学教研室

地址:中国　西安　长乐西路 145 号　　邮编:710032

电话:029-84772650(办公室)　　E-mail: fmmuligang@fmmu.edu.cn

欢迎来函来电咨询和提出宝贵修改意见

目录 CONTENTS

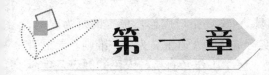

第一章

口腔医疗职业道德

口腔医疗职业伦理行为是促进口腔健康服务与提高口腔职业意识的重要因素。口腔医师严格遵守牙科伦理行为准则是口腔职业和口腔执业标准规范在不断发展中能够始终保持公共诚信道德的重要依托。

口腔医疗职业道德感来自哪里？口腔诊所存在的目的又是什么？如何使口腔诊所长期利益与公众利益相一致，塑造具有道德感的口腔诊所？具有强烈的敬业精神、崇高的职业道德和专业素质、高度的责任心，与不同就诊对象沟通交流过程中所体现出的极其人性化的关怀和爱心，是口腔医疗职业道德的组成部分。一个具有道德感和良好信誉的口腔诊所，更容易获得社区公众的信任。

口腔医师职业道德在国家社会诚信道德体系建设中也具有自身独特的领域。在伦理道德的约束下，社会不期望任何职业在公共政策执行领域最大化地扩张其职业特权，反之，职业化发展也越来越强调其成员要高度依附其执业规范标准和执业行为的伦理准则。

道德是人类追求自由的极致。道德伦理观包括家庭婚姻道德观、社会公德观、职业道德观等三个方面。由于职业活动是人类最基本的实践活动，所以职业道德也是道德体系三大分支中的一个重要分支。一个人对社会的贡献，主要是通过他所从事的职业来实现的，职业生活是人们社会生活最重要的组成部分，职业道德可以说是道德的主体部分或基本部分。因此，职业道德常常影响和决定着该职业对社会的作用；影响着从事这一职业的人的道德、理想、兴趣、爱好和职业的发展方向；也影响和促进着整个社会道德的进步。职业道德是促进人们自我完善的必要条件。

例如：2002年5月27日德国牙医史密斯博士与助手吉斯观赏海河夜景的时候，发现海河中一艘小游船上掉下一男子，他们立即跳入河中，将落水者救上岸,然后悄然离去。此事经《天津新报》报道后,史密斯博士成为《天津市见义勇为人员奖励和保护条例》正式实施以来第一个获见义勇为证书的外国人,社会公德观十分高尚。

口腔诊所道德伦理是职业医学道德观,主要指口腔诊所员工的行为准则,包括医师道德、护士道德。救死扶伤、实行革命的人道主义为第一准则。天下诸业,可以济世,可以养生者,唯医药为最。医学工作乃直接与人民的健康及生命相联系。我们口腔医生的使命就是发展口腔医学事业,保障人民口腔健康。

作为一名口腔医生,就要与患者建立唇齿相依的关系,因为医生和患者之间本来就相互依存,没有患者就无所谓医生职业,没有医生就没有患者疾病的治疗。口腔诊所在为病人服务过程中,全心全意,做到服务周到、技术高、质量好、收费合理。这样医德伦理标准造就了口腔诊所良好的形象,病人必然要选择的口腔诊所。口腔诊所应该永远保持最高的道德伦理标准,向社会大众提供最高质量的口腔医疗和保健服务。

第一节　医学道德基本概念

医学道德是医务工作者的职业道德,它是口腔诊所开业管理的重要组成部分。医德水平的高低,反映着口腔诊所开业管理的水平,直接关系到病人的健康和诊所的发展,所以必须重视和加强医德建设。医德与医疗质量有密切关系。高尚的医德和精湛的技术同样是提高医疗质量的基本条件。健康所系,性命相托。具有高尚医德的口腔医生,能做到对技术精益求精,对病人优质服务,可改善病人心态,提高治疗效果。

1. 医德的基本原则

社会主义医德基本原则是:救死扶伤,防病治病,实行社会主义的人道主义,全心全意为人民服务。"全心全意为人民服务",这是社会主义医德的指导思想和根本宗旨。要求医务人员树立正确的人生观,处理好个人与集体的关系。医务人员在医疗实践中,要做到以病人的健康利益为重,以社会集体利益为重,不能因医务人员个人利益而损害病人利益,或因病人利益而损害人民大众利益。

"救死扶伤,防病治病",反映了医疗卫生工作的任务和特点。医务人员的工作态度最终表现在防病治病上。在工作中要具有严格的科学性,在业务上做到刻苦钻研,锲而不舍。"实行社会主义的人道主义",即全心全意为病人服务、尊重人和关心人,平等待人,将其融合到防病治病,保障人民健康的整体中去。

2. 医德的基本规范

自古以来历代名医都十分重视职业道德。古希腊的希波克拉底在《誓言》中说:"我一定尽我的能力和思虑,来医治和扶助病人,而绝不损害他们"。我国唐代名医孙思邈说:"若有疾厄求救者,不得问其贫贱宝贵,长幼妍媸,怨亲善友,华夷愚智,普同一等,皆如至亲之想"。

医德规范是在医德基本原则指导下制订的具体行为准则。社会主义医德规范包括:

(1) 医心赤诚,尽职尽责:一切从病人利益出发,具有为医学事业献身的精神。对工作极端负责,对病人竭诚相待,时刻想到病人的痛苦与安危。

(2) 平等待人,一视同仁:尊重病人人格、权利,满腔热忱地为病人服务。不论病人职位高低、恩怨亲疏,都应一视同仁。

(3) 刻苦钻研,医术精湛:技术上精益求精,不断学习新理论、新技术。培养实事求是的精神和严谨的科学态度。

(4) 作风正派,廉洁奉公:做到不徇私情,不谋私利,奉公守法,坚持原则。不收受病人的礼品,更不能用处方权、手术刀谋取财物,化公为私。

(5) 尊重同行,团结互助:医务人员之间应相互尊重,相互支持,做到谦虚谨慎,诚实正直。

(6) 慎言守密,尊重病人:严格为病人保守躯体或内心秘密。对危重病人注意保护性医疗,稳定病人的情绪,增强其战胜疾病的信心。

(7) 医行庄重,语言亲切:做到文明行医、礼貌待人、仪表端庄、温文尔雅,并创造安静舒适的病区环境。

3. 医德的基本范畴

医德范畴是反映医德关系和行为普遍本质的基本概念,是调节医务人员与病人、医务人员之间以及医务人员与集体、国家之间的关系行为规范总和,它对提高医疗质量、改进科学管理、发展医学、培养人才都有积极的影响。

(1) 义务:医务人员的道德义务是无条件地解除病人痛苦。并以此作为一种"道德命令",而逐渐将其转化为道德习惯。

(2) 良心:医疗行为正确与否,病人难以监督。要求医务人员任何时候都应忠实于病人健康,自觉改正错误行为,否则将受到自我谴责。

(3) 情感:医务人员应培养同情、关怀、体贴病人的良好情感和献身于医学事业的坚定意志。

(4) 审慎:对各个医疗环节都应认真负责,一丝不苟。尽量避免因疏忽而造成的差错事故。

(5) 幸福:树立正确的幸福观,发扬艰苦奋斗精神,把幸福建立在崇高的生活目的与理想追求上,做到以病人利益为重。

第二节　权利与义务

权利与义务是两个密切相关的概念。权利包含要求什么和向谁(义务人)提出要求。要求什么可分为消极要求和积极要求。消极要求是只要求(义务人)不干预(不作为)的权利,亦称为"消极权利",于义务人则是不为一定行为的义务,如自主权。积极要求则要求(义务人)提供物质资料和(或)服务,亦称为"积极权利",于义务人则是应当为一定行为的义务。

1. 权利

权利是法律认可的或伦理上可辩护的要求或利益。详言之,权利是一种要求,一种利益,是一个人合法或合理(合乎伦理)的要求。就是人在相应的社会关系中应该得到的价值回报。这种要求是有根据、有理由的,而且所持根据或理由是使人充分信服的,因而对人们的判断具有一种强制性作用,以致使人们不得不承认这些根据或理由所支持的要求构成真正的权利。其结果,当某一要求构成权利时,它就具有一种道义的力量,使人们感到不得不予以尊重,如果发生侵犯权利的事,就会受到良心谴责、舆论责备乃至法律制裁。所以,作为权利的要求,与恳求、请求、祈求不同,享有权利也与接受别人的礼物、帮助、怜悯和恩赐不同。

2. 义务

义务是法律或伦理要求的应当为一定行为或不为一定行为的范围和限度。义务与权利相对,是指政治上、法律上、道义上应尽的责任。就是人在相应的社会关系中应该进行的价值付出。道德上的义务就是个人对他人、集体和社会应尽的道德责任。大致包括对他人和对社会两大类:前者是对自己的家庭、亲属、朋友、同事等应尽的道德责任,后者是对祖国、民族、集体等应尽的道德责任,是人们基于对他人和社会利益的理解,在内心信念的引导下自觉履行的责任。

人们所处的社会关系的复杂性,决定了道德义务的多样性,道德义务与政治义务、法律义务不仅在内容上不同,而且实现的形式也不相同。政治、法律义务主要依靠外在的强制力发生作用,拒绝尽这种义务,会受到相应的纪律或法律的追究。道德义务虽然也受外在的社会舆论的约束,但主要靠人们内心自觉的信念。自觉履行道德义务是一个人品格和素质的体现。

3. 权利与义务的关系

权利与义务也是一对有着多重含义的范畴,既有法律意义的权利与义务,也有道德意义、社会学意义的权利与义务等。法律上的权利与义务必须是法律规范所规定的,得到国家确认和保护,权利人享受权利依赖于义务人承担义务。

同时,法律所规定的权利与义务并不是任意的,它们受到一定物质生活条件的制约。这是因为由一定生产关系和其他社会关系所要求的社会自由和社会责任是法律所规定的权利与义务的基础。因此,只注重权利与义务的法律含义,只看到它们来自法律规定,不深究其社会的、道德的含义,不深究其社会经济和政治根源,或者片面强调法律权利的社会性,否定其法律性,否定它们与法律规定的必然联系,混淆法律权利与义务同其他意义上的权利与义务的界限,都是错误的。

法律上的权利与义务与其他意义上的权利与义务在一定条件下也是可以转化的。在法的形成过程中,经常是把其他意义上的权利与义务确认为法律意义上的权利与义务,得到国家的支持和保障。在法的实施过程中,特别是在一些没有明确法律依据的疑难案件中,道德意义、社会意义或其他意义上的权利与义务往往成为法官判决的依据。

第三节 病人的权利与义务

现代医学模式赋予健康与疾病新的概念,健康已由单纯的生物概念扩展为社会概念,疾病的发生发展与人类的行为生活方式、环境因素及心理状态密切相关。由此,当一个人感到出现某种症状或不适要求检查治疗时,也应同时享有就医过程中的病人权利,例如得到科学诊治的权利;得到平等医疗的权利;由某种诊治过失造成不良后果时有要求赔偿的权利;有了解疾病程度、诊治措施及疾病转归的权利;有要求对病情保密及受到人格尊重的权利等。

每一位病人都是一位社会人,就医本身也是一种社会行为,因而病人在就医过程中也有履行社会责任的义务。例如向医务人员正确叙述病情;执行医嘱,接受诊治;文明求医,尊重医务人员;遵守院规和公共秩序;注意个人道德行为,不提不合理要求等。

一、病人在医患关系中的义务

病人有诚实提供病史、在医生指导下对自己的治疗作出负责任的决定、在与医务人员共同同意的目标上进行合作、遵循医嘱、避免生病、尊重医务人员的义务。

1. 诚实提供病史 病人有义务诚实说出他为什么找医务人员帮助,尽可能地提供病史,告诉医生治疗后的情况(包括药物的副作用),不说谎话,不要隐瞒有关信息,否则会影响疾病的治疗。这一方面的义务首先有利于病人自身的恢复健康,也有利于医务人员履行职责。病人履行了这些义务,医务人员才能针对病人的病情进行有效的诊断治疗。这是病人对医务人员的义务。因为好的医务人员真正关心病人的健康,不断研究和复查疾病和治疗过程,为此花费了许多的精力和时间。病人对于医务人员的牺牲精神应该有所回报。

2. 在医生指导下对自己的治疗作出负责任的决定 在疾病的性质明确以后,病人有义务在医生指导下对自己的治疗作出负责任的决定,有义务积极关心他的病对他自己以及其他人的影响。患传染病的病人有特殊的义务了解传播的途径和可能,采取行动防止进一步的传播。这一义务是在治疗中病人积极参与的重要条件。没有病人的积极参与,医务人员就会事倍功半。

3. 在与医务人员共同同意的目标上进行合作 病人有义务在与医务人员共同同意的目标上进行合作。如果病人同意医务人员的意见,必须改变饮食,才能有利于控制病人的高血压,那么病人就有义务以适当的方式改变他的饮食。这是有利于病人的义务,也是对医务人员应尽和义务。因为医务人员对病人健康的关心,已经超越了个人的兴趣,病人应该用合作来报答。

4. 遵循医嘱 病人在同意治疗后有义务遵循医嘱。不能遵医嘱应该有理由。但不能遵医嘱的理由并不都能成立。例如嫌麻烦就不能成为不遵医嘱的理由。这种不遵医嘱就是对医务人员的不尊重。医务人员治疗好病人,需要病人的积极合作。但病人没有义务遵循不必要的或有害的治疗。

5. 避免成为一个病人 病人有义务避免成为一个病人。“病人”(patient)的原来意义是:“接受某一行动的人”。病人在概念上与“动因”(agent,动作者)相对,“动因”是对他的行动负有责任的人。病人不是一个负有责任的动因,而是他人行动的对象,这是医学家长主义的基础,也是现代病人观的失误。在现代社会,病人有义务改变不安全的、不健康的、危险的行为(例如吸烟、贪食、不锻炼、无保护的性行为等),使他们不再成为病人,尤其是不成为“不治之症”的病人。

6. 尊重医务人员 病人有尊重医务人员以及尊重他们劳动的义务。疾病是病人和医务人员的共同敌人,医务人员和病人有着战胜疾病的共同目标。医务人员掌握诊治疾病、护理病人的专业知识,他们之中的许多人为了解除他人疾苦,辛勤劳动,不辞辛苦,甚至牺牲自己的利益。在我国,医务人员的报酬比较低,他们之中许多人安于清贫,仍然献身于崇高的医疗卫生事业。他们既要诊治病人,又要培养学生,从事研究往往废寝忘食。我们全社会,包括病人及其家属对医务人员表示应有的尊重是完全应该的。

二、病人的医疗保障权

享有卫生保健服务和医疗照顾是最基本的病人权利,即病人的医疗保障权及实现和维护这一权利的现实基础。没有这一条,就谈不上被尊重、知情同意、自主等病人权利。

权利的一般含义和特点。权利是指个人在特定团体内享有的权利与利益。

权利是一个人合法、合理的要求,所谓合法、合理是指合乎法律、合乎伦理道德的;所谓要求是指某种利益和对某种产物和行为的拥有。

权利具有如下特点:①权利总是存在于一定的社会关系之中,尤其是权力涉及控制和被控制的主客体双方;②权利是有强烈的理由拥有或得到对人的生命和生存具有重要意义的东西;③正当的权利总是受到人类道义的保护,其中有相当一部分还要受到法律的保护;④权利的实施包括:权利主体(谁来实施权利)、直接客体(要求什么)、间接客体(向谁要求)三个部分。在一定的条件下,社会个体拥有很多权利,这些权利根据它对权利主体和客体的意义大小,可以分为不同层次,其中人的生存权和生命权是最基本的权利,是人行使其他权利的基础。

我国的《宪法》及《民法通则》的有关条款都对社会公民尤其是病人的医疗保障权以法律的形式加以确认和保护,如《宪法》第45条第一款规定:中华人民共和国公民在年老、疾病或者丧失劳动能力的情况下,有从国家和社会获得物质帮助的权利;《民法通则》第98条规定,"公民享有生命健康权"。这些都为保护病人的医疗保障权提供了道德法律依据,也可以说,医疗保障权是公民生命健康权的延续或重要组成部分。

医疗保障权是公民生命健康权的特殊社会表现形式,是人类对生命处在特定状况下的一种自我保护。传统意义上的医疗保障权是指病人就医和得到医疗照顾的权利。而现代意义的医疗保障权则有着更为丰富的内涵。从宏观上讲,医疗保障权包含社会成员的生命与健康有权得到社会的必要保障,政府为此应当指定相关的政策、法规,通过社会建立基本的医疗保障体制和有效的运行机制,以保证每一个社会成员都能享有卫生保健。社会和政府之所以要承担更多的责任和义务,这与社会发展中的生活节奏过于紧张、环境污染等非个人(社会)致病因素增多有关。从微观上讲,医疗保障权主要指个人有权在医疗机构进行健康检查,患病时有权得到医疗部门的检查、诊断、治疗等卫生服务。医疗保障权的两个方面是互相联系、相辅相成的。

医疗保障权的提出和发展是社会进步的产物,它对于保护人们的健康、改善人的生存状态有着极为重要的意义。然而,从理论上讲,随着社会的发展,社会成员拥有这些权利是合情、合理的,并应当有相关法律规范的保护。但是在实践中,要真正使每一个人都享有医疗保障权却并不容易。由于受到社会政治、经济、制度、卫生保健体制等因素的影响,人们享有医疗保障权是有条件的、相对的。

【案例】 **病人拒绝合理治疗怎么办?**

[来源:何培扬.医学伦理案例评析.成都:四川教育出版社,1996:47-48]

患者,男,主诉"舌异常感",被确诊为舌癌。医师未告诉患者病名,但说服患者入院。癌症病灶尚未转移,早期切除是最佳选择。医师将这一情况向患者妻子及女儿作了解释,并希望她们向患者说明"病灶是溃疡,因是恶性,所以必须切除舌的1/3"。虽经家属劝说,患者却坚决反对手术。为了挽救病人的生命,医师在违反患者意愿的情况下做了手术。术后患者上告,要求医师承担责任。

评析

对于舌癌行早期切除,从医学的角度看没有不妥之处。但是本案例的困难在于:(1)病人拒绝手术是因为他不知道疾病的严重性,这时,医师是应该告诉病人实情,还是坚持医疗保密?(2)当病人反对手术的时候,我们是尊重病人的自主权而放弃手术,任其死于癌症呢?还是以病人的生命为主,行使医生的医疗自主权而强行手术?(3)病人家属可否代替病人作出决定?

第一个问题是道德冲突问题,即无论医师选择何种行为,都将符合某些道德准则而同时违背另一些道德准则。此时,就应该建立道德价值的等级次序,价值小的准则服从价值大的准则。"医疗保密"与"保护病人生命"相比较,只能处于较低的等级,因为保密的目的正是为了保护病人的生命与健康。因此,在不告知病情就不可能取得病人合作的时候,在心理损伤小于病理损伤的时候,医师不应该死守保密的教条,而应以适当的方式告诉病人。

医生违背病人意愿而做手术也不妥当。在病人权利与医疗自主权之间,前者是主要的,后者只能以前者为基础,不能超越其上。病人的医疗权有两层含义:一是积极的权利,即要求医疗,满足健康需求的权利;二是消极权利,即未经同意,心身免受他人随意改变的权利。医生只能在病人权利的基础上,从科学原理和客观条件出发,自主决定满足病人需求的方式和程度,而无权代替病人作出医疗的最终决策。同时,医务人员必须通过自己的工作和细致的解说使病人作出正确的决定。

至于病人家属可否作为病人代理人的问题,必须根据具体条件和具体病人而定。对于不能辨认自己行为的精神病人,有严重神经精神症状的重危病人,昏迷病人及婴幼儿等,可参照我国《民法通则》第十三、第十七条,确定其配偶或父母在医疗活动中的代理人地位。但是,对于神志清楚,能够辨认自己行为的病人,不应当寻求代理人。

第四节　医师的权利与义务

中国工程院院士钟南山在出席广东省医师协会人文医学工作委员会举办的"做人文医师,促和谐医患"人文医学论坛上表示,在现有体制下,面对目前紧张的医患关系,医生做好自己才是根本,要有爱心、责任心与进取心。医师作为公民,享有宪法、法律和法规规定的一切公民权利,负有相应的法律义务。当公民依法取得医师资格,并经卫生行政部门注册准予从事医疗、预防、保健工作时,他(她)在执业活动中的权利与义务,也就是公民作为执业医师职业化的权利和义务。

1. 医师的权利

任何人要获得我国医师的权利,必须具备两个基本条件:①经过系统的医学教育,经执业医师资格考试,获得执业医师或执业助理医师资格证书;②获得执业医师或执业助理医师资格后,必须经过所在地卫生行政部门的执业注册许可,取得由国务院卫生行政部门统一印制的医师执业证书。

医师的权利法律上称之为医师执业权,是指法律赋予医师从事医疗、预防和保健业务活动时所享有的职业性权利,包括医师的职业特权和相关权利。该类职业特权始于行政机关的行政许可(医师执业注册),只有获得医师执业证书才可享有。医师的职业特权在法理上可分为行医权和证明权。行医权包括诊断权、治疗权、疾病调查权和医学处置权。诊断权又可细分为询问病史权、特殊治疗权。疾病调查权包括处方权、手术治疗权、特殊治疗权。疾病调查权包括个案调查和群体调查(权),是流行病学方法的应用。医学处置权是指根据医疗、预防和保健的需要,而采取留观、检疫消毒,隔离,强制治疗等医学措施的权利。

卫生法律、法规、规章就医师如何行使上述权利,设定了许多规则,立法上称之为“执业规则”,例如,关于医师证明权的行使,我国《执业医师法》第23条要求医师“必须亲自诊查、调查”,“不得出具与自己执业范围无关或者执业类别不相符的医学证明文件”。

在医患关系中,医师的职业特权是以义务的形态存在的,包括应为与应不为两个方面,即在业已确立的医患关系中,医师必须对病人履行诊断、治疗和开具医学证明文件的义务。此时医师的权利仅仅是基于职业特权而产生的相关权利,如执业自主权、执业条件保障权、专业研习权、获得尊重权、获得报酬权、参与民主管理权等。

根据我国《执业医师法》第21条的规定,我国医师的权利包括:

(1) 执业自主权:在注册的执业范围内,在遵守法律、法规和医疗卫生规章制度的前提下,医师有权根据病人的情况进行必要的医学诊断检查,自主地选择恰当的医疗方案、预防措施、保健方法帮助病人恢复健康;医师有权依据病情、疫情的需要进行疾病调查或流行病学调查,采取预防措施和必要的医学处置措施;同时,医师有权根据病情的需要和医疗结果出具相应的医学证明文件。

(2) 执业条件保障权:根据国务院颁布的《医疗机构管理条例》和卫生部制订的有关标准,医师在各类医疗卫生机构执业,有权获得与其执业活动相当的医疗设备基本条件,医疗卫生机构应当提供相应的基本条件(法律义务)并逐步改善提高(道德义务),保证医师执业技能和水平的充分发挥。

(3) 专业研习权:医师有权参加专业学术团体,从事医学研究、学术交流,参加专业培训,接受医学继续教育。

(4) 获得尊重权:医师工作是防病治病、救死扶伤的神圣劳动,医师的执业活动和工作秩序受法律保护。医师在执业活动中,人格尊严、人身安全和人身自由不受侵犯,以维护医师的荣誉和尊严。

(5) 获取报酬权:医师依法、依约和依据相关政策享有的获得劳动报酬的权利受法律保护,并享有国家规定的和合同约定的福利待遇。

(6) 参与民主管理权:医师有权对所在机构的医疗、预防、保健工作和卫生行政部门的工作提出意见和建议,并依法参与所在机构的民主管理。

2. 医师的义务

医师的义务是指医师执业依法履行的职务性义务,即在执业活动中应当为一定行为或不为一定行为的范围和限度。在医患关系中,医师的义务对应于病人的权利。鉴于医师处于行业垄断地位,病人对医师服务通常只能被动接受,如何检查、诊断、治疗和进行医学处置,悉听医师决定,处于弱者和不利地位。

为了平衡医患关系,实现社会公平正义,各国医师法一般着重规定甚至专门规定医师的义务,而关于医师的权利则少有规定或者不规定。例如:日本《医师法》关于医师的权利仅规定了业务垄断权(第17条)和名称垄断权(第18条)两条,而关于医师的义务却规定了六条,包括应诊、出诊和交付诊断书的义务(第19条),亲自诊察的义务(第20条),报告异常死亡的义务(第21条),交付处方笺的义务(第22条),进行保健指导的义务和病志记载及保存的义务(第24条)。

根据我国《执业医师法》第22条的规定,医师在执业活动有如下法定义务:

(1) 依法执业的义务:医师作为公民除应当遵守国家法律以外,还必须遵守有关卫生法律、法规和规章,遵守有关卫生标准和医疗卫生技术操作规范。卫生部1982年4月7日颁发的《医院工作人员职责》规定各级医师和其他医务人员均应认真执行各项规章制度和技术操作常规,亲自操作或指导护士进行各种重要的检查和治疗。

(2) 恪守医德的义务:医师在执业活动中,应当树立全心全意为人民服务的意识,坚持和发扬救死扶伤的人道主义原则,遵守职业道德,尽职尽责为病人服务。卫生部1994年8月29日颁布的《医疗机构管理条例实施细则》规定医疗机构应当组织医务人员学习医德规范和有关教材,督促医务人员恪守职业道德。医师应在重视人的生命和尊重人格的情况下,维护病人的健康,减轻病人的痛苦。出于利益驱使或者行业监管不力等种种原因,超限治疗在口腔修复这个领域并不少见。例如:常常发生的一种情况是,有些医生会为了追求短期的效果,会扩大医疗的范围,比如有时通过正畸治疗就能达到的效果,却进行了烤瓷牙等这种短期见效的手法,牺牲客户牙齿的质量来达到一定治疗效果。出于利益驱使或者行业监管不力等种种原因,超限治疗在美容修复这个领域并不少见。

(3) 依诚信原则所生附随义务:医师在执业活动中,有关心、爱护病人的义务和保护病人隐私的义务。《医疗机构管理条例实施细则》规定医疗机构应当尊重病人对自己的病情、诊断、治疗的知情权利。在实施手术、特殊检查、特殊治疗时,应当向病人作必要的解释。因实施保护性医疗措施不宜向病人说明情况的,应当将有关情况通知病人家属。该法还规定医疗机构在诊疗活动中,应当对病人实行保护性医疗措施,并取得病人家属和有关人员的配合。同时,由于医疗活动的特点,病人主动或被动地向医生介绍自己的病史、症状、体征、家族史以及个人的习惯、嗜好等隐私和秘密,这些个人的隐私和秘密应当受到保护。而且越来越多的人认为病人的病情、治疗方案也属于当事人的隐私,也应当受到保护。因此,在医疗实践中,病人的权利就是医师和其他医务人员必须履行的义务。口腔医学属于有别于临床医学的专业性很强一级学科,由于病人对口腔医学知识的匮乏,许多情况下无法对牙医所提出的治疗方案做出自己合乎理性的抉择,除非对治疗效果、治疗花费、治疗成功几率和可能出现的治疗风险等有比较详尽的了解。这就要求医生从病人最大利益的角度出发给予病人充分的医疗信息,这是病人自主权的前提。当然,病人可以放弃获知信息或不想痛苦抉择的权力。

(4) **勤勉义务**:医师在执业活动中,要保证高质量的医疗服务水平,不仅要有良好的服务态度,还要具备扎实的业务知识和熟练的技能。这就要求医师在实践中不断接受医学继续教育,努力钻研业务,更新知识,提高专业技术水平。医师参加专业培训,接受医学继续教育,既是医师的权利,又是医师的义务。我国《执业医师法》规定了县级以上行政部门应当制订医师培训计划和提供继续教育的条件,同时采取有力措施对农村和少数民族地区的医务人员实施培训。医疗、预防、保健机构应当按计划保证本机构医师的培训和继续医学教育,县级以上卫生行政部门委托的承担医师考核考核的医疗卫生机构应当提供和创造培训和接受医学继续教育的条件。

(5) **卫生宣传义务**:医师在执业活动中有向病人宣传卫生保健知识、进行健康教育的义务。随着社会发展和科技进步,人类对危害自身健康因素的认识逐渐加深,卫生事业的内涵也不断丰富扩大。影响人类健康的因素很多,其中生活环境、公共卫生,以及吸烟、酗酒等不良习惯对人体健康的影响,已经引起社会的广泛关注。对这些因素的控制和改善,单靠卫生部门的工作是不够的。要树立"大卫生"的观念,动员全社会、各部门、各方面都关心卫生与健康问题,在群众中广泛开展健康教育活动,通过普及医学卫生知识,教育和引导群众养成良好的卫生习惯,倡导文明健康的生活方式,提高健康意识和自我保健能力。这是医师义不容辞的义务和责任。

【案例】 **佛山市禅城微笑牙科中心员工宣言**

[来源:佛山市禅城微笑牙科中心]

我们以人格和荣誉担保,在从事崇高的口腔医学事业中竭尽全力遵守此约。

1. 天养我坦荡浩然之气,我有生、有法、有情、有义。我们遵守国家的各项法律、法规。

2. 国予我身躯,坚我魂魄;师传我知识,仁我道德。我终生爱国、敬师。

3. 四海同行是兄弟,以礼、以信、以谅、以容、以和。不诮、不渎、不怨、不恶。

4. 我们不分贫贱、种族、宗教、政党或社会地位,尽能力及判断力所及,最大限度地为来访者提供最人性化的口腔专业服务。

5. 病人健康是我们第一原则。我们永远用以慈悲之心,关爱来访者;用良知和尊严,用纯洁与神圣之精神执行我们的职责。

6. 我们面对的是最神圣的生命,牙齿亦是生命。我们以人文尊重、善待每一个生命。

7. 我们不收受额外馈赠。

8. 我们誓死保守来访者的隐私。

9. 我们不在论文、报告及广告中弄虚作假。

10. 我们尊重科学,不断努力更新知识。我们倡导技术交流,宣扬学术百家争鸣。

中心的所有员工均应以良知履行上述职业道德准则,并自觉接受你的同事和社会各界的监督。

第五节　口腔诊所医德要求

随着市场经济的发展和口腔医疗市场的逐步活跃和开放,我们从业人员的道德素质需要更进一步的提高。我们是否在一些利益面前放弃道德? 我们是否曾经怨天尤人、随波逐流? 我们是否总认为不是我们不好而是环境不好,而我们有没有想到环境是我们大家创造的呢? 中国文化在传统上的伦理决策是基于义务而不是基于权利的。这种根深蒂固的传统,肯定的是社会或者整体的利益,容易忽视的是个人应该享有的权利。当然,这样的传统不一定意味着是践踏病人个人的权利。但在更多的情况下,它意味着一种对病人个人的自主决定权利的忽视和缺乏尊重,意味着个人的权利可以靠医生或者科学家的良知来保障。

口腔医学是应用生物学、医学、理工学及其他自然科学的理论和技术,研究和防治口腔及颌面部疾病为主要内容的科学。根据我们 2003 年开展的一次全国家庭口腔健康询问调查,目前,我国家庭成员患龋率为 52.05%,龋齿均数为 1.76,牙龈炎患病率为 16.05%,牙结石检出率为 39.35%,早期牙周病患病率为 4.43%,晚期牙周病患病率为 1.73%,需修复上颌人数为 8.28%,下颌人数为 9.95%,不需要正畸人数为 88.9%,说明口腔疾病是我国居民的常见病、多发病。实际上,几乎很少有人终生不患口腔疾病。口腔疾病的医疗与预防和系统性疾病有所不同,绝大多数口腔疾病为慢性疾病,口腔医疗往往要反复多次,口腔疾病对治疗的操作要求超过了对诊断的要求,口腔诊所常规检查、诊断和治疗为一体,其诊疗方法大多为单人局部操作,极少全身用药,与临床医学有明显不同,医德与伦理必然有其特殊性。因此,对从事口腔医疗工作的同仁来说,如何以高尚的医德作用于病人是十分重要的问题。

一、建立新型医患关系

医患关系是医务人员与病人在医疗过程中产生的特定医治关系,是医疗人际关系中的关键。著名医史学家西格里斯曾经说过:"每一个医学行动始终涉及两类当事人:医师和病人,或者更广泛地说,医学团体和社会,医学无非是这两群人之间多方面的关系"。这段话精辟地阐明了整个医学最本质的东西是医师与病人的关系。现代医学的高度发展更加扩充了这一概念,"医"已由单纯医学团体扩展为参与医疗活动的医院全体员工;"患"也由单纯求医者扩展为与之相关的每一种社会关系。只有这样,我们才会怀着热心、耐心、细心、真心、诚心为患者提供治疗,患者才会感觉到我们的情意。

社会主义的医患关系,是服务与被服务的关系。医务人员应体现防病治病、救死扶伤的宗旨,做到病人至上,生命第一。医务人员应树立正确的医学观,既要考虑生物性致病因素,又要重视心理社会的因素,做到优质服务。在现代医疗仪器广泛应用的形势下,应注意医患关系被物化的倾向,强调医务人员的责任感。社会主义医患关系是有可靠的法律作保障的,在处理涉及触犯刑律的医疗纠纷时,就要按法律程序处理,既保护病人的就医权益,也同样保护医务人员的从业权利。

医患关系在医疗活动中由技术性关系和非技术性关系两大部分组成。非技术性关系是指求医过程中医务人员与病人的社会、心理等方面的关系,在医疗过程中对医疗效果有着无形的作用。

技术性医患关系有三种基本模式:

(1) 主动被动型:医师完全主动,病人完全被动;医师的权威性不受任何怀疑,病人不会提出任何异议。

(2) 引导合作型:医师和病人都具有主动性。医师的意见受到尊重,但病人可有疑问和寻求解释。

(3) 共同参与型:医师与病人的主动性等同,共同参与医疗的决定与实施。医师此时的意见常常涉及病人的生活习惯、方式及人际关系调整,病人的配合和自行完成治疗显得尤为重要。

技术性医患关系在医疗过程中以病人的诊治利益为准则,对医疗效果起着重要的作用。

建立新型医患关系,也要求病人养成良好的就医道德,尊重医务人员的职业、劳动及人格,不允许对医务人员刁难、指责、无理取闹。

二、口腔医疗医德要求

实践证明,一个人具有对本职工作的荣誉感和责任心,热爱本职工作和对自己所从事的事业的执着追求,并把为社会尽义务作贡献与个人的前途命运联系起来就可能具备良好的职业素质,成为一个有所作为的人。

口腔医疗工作的特点,为口腔医务人员的道德提出更为严格的要求,主要是:

1. 勇于实践,不畏艰辛

询问病史应态度和蔼,评议亲切,耐心倾听,正确诱导。认真负责,按正规顺序检查。并根据病情需要,有计划、有目地进行辅助检查。医学科学具有很强的实践性,口腔医疗工作特点决定了它对实践的要求更高,口腔医师的专业技能和一双精巧的手,要在长期的医疗实践中才能培养出来。口腔医学的脑力与体力紧密结合的程度高,口腔医师严格按照操作程序要求,集中精力专心致志并就着病人的体位而变换自己的姿势,连续几个小时,时而侧身,时而转身,付出了艰辛的劳动,若遇到老年和儿童病人更增添了难度,口腔医师的学术水平和技能正是在艰辛的体力与脑力劳动中获得不断提高的。

勇于实践,不畏艰辛既是口腔医师的成材之路,也是对口腔医师的道德要求之一。例如:青年口腔医师宋海超把常用口腔材料尝了个遍,发现问题还真不少,盐水比想象中的咸多了,下次冲洗动作要快点了赶紧给吸掉让病人漱口,过氧化氢是苦的嘴里那么多泡沫的感觉很不爽,以后得马上冲干净了,用过氧化氢冲洗遇到有创伤的地方特别疼,但效果很好,氧化锌是辣的,碘甘油特别甜。我们认为这名口腔医师一定会成为一个优秀的口腔医师。

2. 勤奋钻研、不断创新

口腔医学属于知识技术密集型劳动,从横向上讲,完成口腔医疗必须掌握多方面知识和技巧,离不开无机化学、材料学、制剂学、药理学、微生物学等的配合与支持。从纵向上讲,在实施每一项口腔疾病诊治中每一个环节都有特定的技术规程和严格要求。严格掌握适应证,注意疗程及个体差异。重视心理治疗,解除病人心理障碍,注意保护性医疗制度,防止医源性疾病。特别是随着科技迅猛发展和知识更新速度加快,新知识、新技术、新材料大量出现以及医疗高新技术在临床的应用,都需要口腔医师勤奋钻研,努力掌握新知识、新技能,及时了解并掌握国际口腔医学新动态,引进发达国家先进知识和技术并加以创新,推动我国口腔医学的发展。

为此,口腔医师要拓宽知识面,了解相关学科的知识,如口腔内科对病人进行充填,就必须了解各种充填材料的性能、化学成分,对人体是否有影响,还要考虑病人需求,从诸多材料中选择以求最佳疗效;在正畸治疗中选择金属材料要符合治疗最优化原则,必须学习掌握金属材料学并在医疗实践中正确加以运用。因此,口腔医师要勤奋学习,刻苦钻研,努力掌握新知识、新技术,做到知识广博,医术精湛,这是时代对口腔医师的道德要求。

3. 安全美观,精雕细刻

口腔内科的龋病、牙周病患者占绝大多数,在治疗中多数需要机器、牙钻等器械,并会出现酸痛、震动和机器响声,病人存在一定恐惧和不安全感,口腔医师应该耐心解释,消除病人紧张情绪,在治疗中要严格坚持消毒制度和操作常规,避免任何差错事故的发生。

口腔颌面是人体最明显的部位,人的仪表、举止、风度很多与面容有关,面貌的美观与颌面的协调密切相关。因此,口腔颌面外科医师除解除病痛外,还须考虑病人的美观要求,做到精雕细刻,在颌面部脓肿切开时就应考虑选择一个既能使脓液得到引流,又能使病人在脓肿消退后,颌面部切口愈合不留下明显的瘢痕,以免二次手术。从道德上要求,不仅解除病痛、恢复功能,还要满足病人审美的心理要求,这是口腔医师的双重任务,他们既是口腔医师又是美容师,这也是应尽的道德责任。

三、口腔诊所诚实守信

"人无信不立,业无信不存,国无信不兴"。诚信是一种准则,能辅助法律来规范社会秩序;诚信是一种责任,要求所有人为自己的承诺付出努力;诚信是一种资源,给讲诚信的人带来双赢的回报;诚信是一种基本竞争力,是口腔诊所生存发展的基本条件。经济学告诉我们,市场经济在某种程度上就是信用经济,与其关联着的是交易成本。信用与交易成本成反比,信用度低就意味着交易成本高,意味着每个人成本都要高;信用度高就意味着交易成本低,每个人都要受益。正确认识口腔诊所讲诚信是完善促进口腔诊所共同生存发展的必然要求。

口腔诊所讲诚信是口腔诊所在医疗市场中应完成的使命及所应担当的职责的内在要求。口腔诊所担负的责任是发扬人道主义精神,救死扶伤。一切医疗机构(无论是营利还是非营利、国营、民营)都不应偏离医疗机构的这个基本天职;与此产生相关联的医疗活动,都应在此前提下进行,否则,就会背弃医疗行业的基本宗旨和医生职责信仰,诋毁了医生职业圣洁、医疗行业高雅的形象。认识到了口腔诊所的基本任务和职责的口腔诊所就具备了讲诚信的条件。因为完成口腔诊所神圣职责的基本前提就必须讲诚信,关系到人的身心健康、生命安危,岂能不讲诚信?这是口腔诊所自身任务和职责所决定的。

树立口腔诊所神圣、高雅的美好形象,明确口腔诊所提供合格公共卫生产品和救死扶伤的神圣职责。从思想上真正确立"救死扶伤、无上光荣"的理念,增强其作为医疗机构天使般的荣誉感和道义感,解决有些口腔诊所"为赚钱而看病"的错误观念,从而树立"以病人为本,平等、诚信、尊重的医患关系,为看病而获取合理回报"的观念,形成一个讲道义、讲诚信、讲良心,讲职责的良好氛围。认识到口腔诊所现从事的是一项崇高的医疗事业,而不是一个完全为之赚钱的行业,之所以有了这么一个群体来做这项事业,是因为历史机遇赋予我们的职责,是应当在这个历史时期完成这样一个使命,而不是成为获取各种利益的载体。

在现代口腔医疗中,诚信服务理念的引入将给口腔医学带来诱人的活力。诚信服务既能够带来巨大的经济效益,又能避免医患纠纷的发生,这已被众多的民营口腔诊所证实。多年来人们一直认为提高医疗服务只是弥补技术的不足,而医学社会学则认为,在医疗工作中,不仅科技是生产力,诚信服务同样也是生产力。前者需要大量资金的投入,而后者只是服务理念的转变和提高。随着现代医疗模式的不断完善和医患双方地位的转变(从病人求医问药转变到医患双方地位平等),将诚信服务的理念引入到口腔医疗中,必将为现代医学的发展注入新鲜血液。

四、不同工作内容的医德要求

不同的工作内容对医德有不同的要求,从口腔医疗工作、儿童口腔医疗、口腔美容工作、口腔预防工作等几个方面讨论医德与伦理问题。例如:口腔诊所挂上各种面部表情的卡通人物,会时刻提醒医务人员要面带微笑走进口腔诊所。

1. 口腔医疗工作

确定治疗计划的医德要求。治疗唯一的目的是重建口腔结构与功能,唯一的依据是病情需要,而不是别的什么理由,更不该以哪个人需要做这种治疗来确定。就是说应从病人利益出发,对于牙科手术,难度大的治疗,如老年病人拔牙,复杂阻生齿拔除,要有敢于为病人承担风险而不计较个人得失的医德观念。

对待病人及家属签字时的医德要求。家属及病人在手术单上签字,无论是对医师或病人家庭来讲,都是字重千金。倘若医务人员怀着"有言在先"的态度,为以后的手术和治疗意外与事故差错推卸责任,那就违背了医德原则。

口腔治疗是否做得彻底,是否损伤了不该损伤组织,多数病人无法察觉,治疗后也常难发现,只有术者或助手心里明白。这就要求医疗人员必须有高尚的医德,严于慎独,坚持自己的医德信念,用医德原则支配自己的行为。一个口腔医师不应让患者花太多的钱去做无谓的修复,这一点很重要。口腔医师当然不是圣人,也要养家糊口,但是口腔医师挣钱要像中国一句古老的格言那样:"君子爱财,取之有道"。

2. 儿童口腔医疗

儿童口腔医师的医德应突出两点,一要医疗技术完美无瑕,另一个便是接近病儿时的心理要求。后一点包括两项基本原则,即医生的语言和行为要美,以及诊治中要积极运用心理预防和心理治疗的作用,以免病儿发生不必要的精神创伤和过度的情绪紧张。个别病儿害怕就医,不愿张口接受检查,切忌采用精神压力,甚至采用"强迫"治疗。

要有一颗慈母般的心。关怀儿童、爱护儿童是社会道德风尚的重要内容之一。作为直接为儿童口腔健康服务的医护人员,就更应该百倍关怀和体贴儿童,随便糊弄、对付都是不道德的。对已懂事的幼儿,要多帮助他们克服困难,取得信任;对学龄儿童组织他们讲讲故事、做做游戏,并在游戏时加强照料。

要为病儿健康负责。一对夫妇只生一个孩子,这是既定的国策。所以,儿童口腔医护人员对保护儿童健康,不只是一种职业责任,也负有一定的社会责任。由于儿童口腔疾病有其自身的临床特点,为防止误诊误治,医护人员观察病情应不厌其烦,不可存丝毫侥幸心理。施行任何诊疗措施,都要考虑远期后果,也就是说,对病儿终身口腔健康负责乃是儿童口腔专业人员职业道德责任所要求的。

要耐心地工作。患儿不会或不能完整准确地自诉病情,一般都由家长代述。因此医务人员要耐心倾听家长陈述,在向儿童询问时做到循循善诱,同时要特别注意认真检查仔细观察。对拒不合作的患儿要有耐心,善于转移其注意力,及时鼓励和表扬。对患儿的检查可不拘泥于正常体位中常规的检查顺序,动作要轻快、准确。

患儿对医务人员的工作缺乏监督评价能力,对其言行善于模仿。因此,要求儿童口腔专业人员从道德良心出发,以高尚的道德标准要求自己,尽量减轻患儿的痛苦,防止工作中粗枝大叶、草率从事,特别是对拒不合作的儿童,不能借操作发泄自己的怨恨或进行惩罚。

3. 口腔美容工作

口腔美容医生在医德方面的责任更加重大。颜面和舌部手术、拔牙,尤其是拔切牙均造成病人精神情绪的重大变化,担心自己的健康、伤病、疼痛以及美容后果。医生的责任是向病人说明手术的必要性和预期的疗效,向病人展示既往类似病人术前术后的照片,也可安排面谈。这样做的效果很好,病人不仅同意手术,还在心理上树立了信心,疗效好坏往往与护理质量和病人情绪好坏密切相关。

手术设计的医德要求。口腔美容手术不仅能够使病人改善生理功能,更重要的是能使病人实现对美的追求,因此要求术者在设计时要有较高的医德。首先要分析病人的客观生理条件,结合病人心理情况,拟定出具体的、合理的、符合美学要求的治疗方案。口腔美容的设计要特别注意应基本符合病人的主观愿望和要求。术者医德水平如何,常常成为病人评价口腔美容手术质量的重要因素。

手术操作的医德要求。要达到完美的口腔美容手术的效果,手术医师必须掌握具体的创造美的手段,特别是手术操作技巧极为重要。不具备美容手术技巧而盲目进行手术操作,是医德水平低下的表现。失败的口腔美容手术,常常会造成病人的终身痛苦。

4. 口腔预防工作

"预防为主"的方针是我国医药卫生事业发展的根本方针。实践证明,要贯彻执行这一方针,必须遵循正确的医德原则。口腔预防医学和口腔临床医学虽然根本目的是一致的,但是口腔预防工作有很大的特殊性,口腔预防工作必然会遇到临床治疗工作中未曾遇到过的医德问题。

对全社会负责是口腔预防工作医德的中心。这是由于口腔预防工作医德要调整和处理的主要关系决定的。如预防医务人员与受保护的群体关系、与环境的关系、与被监督单位和个人的关系等。这些关系的最基本的医德原则是以社会利益为重,为社会负责是口腔预防工作医德的核心和根本。

口腔医务人员要热爱自己的事业,要全心全意为人民的健康而奋斗,不图名利,不怕艰苦劳累,不怕牺牲,愿为预防事业而献身,有崇高的献身精神。

5. 口腔修复工作

口腔修复包括牙体缺损或畸形的修复、牙列缺损或畸形的修复、牙列缺失的修复、颌面缺损的修复等。口腔修复体的类型有固定修复体、活动修复体、活动和固定联合修复体、颌面赝复体、牙周夹板、咬合病矫治器、各种治疗及诊断用的暂时过渡性修复体等。随着新材料、生物技术、制造技术的发展,许多新技术、新项目,如种植义齿、烤瓷技术等在口腔修复中的应用,口腔修复工作者只有牢固地掌握有关的基础知识和相关技术、具备相应的临床技术操作能力,才能对各类牙畸形和牙缺损作出正确的诊断,制作出符合患者生理功能要求的口腔修复体或矫治器。

医师在决定治疗之前,尤其是在使用新技术、新材料之前,必须仔细检查患者的口腔局部及全身健康情况,根据具体情况向患者推荐合适的治疗方法,并解释说明原因及费用等情况,征得病人同意后方可进行治疗。同时,正确对待患者的要求,严格掌握适应证,合理地制订治疗方案。虽然口腔修复过程较复杂,需要的步骤较多、时间较长,但在治疗过程中要严格地按操作规程进行,切忌操之过急、随意省略操作步骤或减少时间间隔。例如,对于局部炎症,必须先治疗,等炎症消除后方可进行修复工作。对于牙种植体,必须种植牙根足够时间并经检查合格后,才能进行牙冠修复,为患者提供良好的修复。

【案例】 济南市口腔医院大力加强职工职业道德建设

[来源:通讯员崔蕾济. 济南市卫生局信息化服务中心,发布时间:2005-06-14]

近年来,济南市口腔医院从多方面入手,大力加强职工职业道德建设,取得了良好的效果。

一是坚持正确引导。该院党委把职工职业道德建设当做促进医院改革与发展的一项基础性工作摆上重要议程,率先出台了"关于开展'诚信服务'建设'诚信医院'活动的实施意见"、"关于创建'放心医院'实施意见"等一系列文件,要求全院职工牢固树立以人为本的服务理念,弘扬全心全意为患者服务的白求恩精神,大力加强职业道德建设,为患者提供一流的口腔医疗保健服务。同时,院领导在院周会上反复强调职业道德建设的重要意义,要求科主任加强管理和教育,经常开展换位思考,把"病人满意"作为一切工作的出发点和落脚点。另外,对每年新进学生都要进行职业道德教育和医院传统教育,帮助他们树立起正确的人生观和价值观。

二是加强社会监督。在门诊大厅公示该院廉洁行医五项规定,在门诊病历上印制该院七项服务承诺,公开接受患者监督;在各科室楼层醒目位置公示医生介绍和主要的收费项目,供患者选择医生和明白消费;向社会公布院长公开电话,设立患者投诉意见箱,接受患者投诉;与《济南时报》合作开展了"我最信赖的口腔医生"评选活动,将全院医生情况在报纸上公示,由患者评出了十名"我最信赖的口腔医生"。

三是强化制度约束。该院先后实施了"诊前3分钟"制度、回访制度、定期公布患者满意度调查制度、院领导接待日制度等,用制度对职工的职业行为进行约束,比如"诊前3分钟"制度要求接诊医师必须拿出足够的时间与每一名患者进行沟通,包括帮助患者确认病情,了解治疗所需的时间,尽可能详尽地提供各种治疗方案等,使患者根据自己的经济情况综合考虑,并最终决定自己的医疗费用。而定期公布患者满意度调查制度则在院周会上公开各科室的满意度调查结果、扣分情况,并要求科室必须反馈整改情况,解决患者在就诊过程中的实际问题。目前该院病人满意率在98%以上。

第六节 口腔诊所医德管理

一些社会利益关系不仅需要道德调整,更需要在较大的强制力的行为规则和原则下予以调整,这个规则和原则就是制度、法律。因此,讲医德除了思想、道德层面加强教育熏陶、舆论氛围的营造外,还应建立讲医德管理的相关制度。道德体现的是人类精神的自律,主要是靠个人的道德责任感和社会舆论来保障实施。但在利益多元化和价值标准多元化的条件下,个人的道德责任感和社会舆论的监督不足以防止不讲道德行为的发生。

医德管理已成为医德建设的重要内容,是口腔诊所管理工作中的重要组成部分。医德管理得好,有利于各项规章制度的落实,有利于提高口腔医疗质量,有利于发挥口腔医务人员的积极性和全心全意为社区大众提供口腔医疗服务。

1. 医德管理的原则

要坚持以医疗质量为核心,以服务态度与质量为重点,致力于提高医护人员的业务素质、道德素质、心理素质、政治素质和身体素质;必须注重病人反映、社会舆论和社会评价。

2. 医德管理的方法

联系实际,经常对医务人员进行正确的理论引导和有效的医德教育;开展多层次、多形式的社会监督;采取各种激励措施,将医务人员的医德优劣与奖惩挂钩;业主要以身作则,为人表率,公正行使权力;建立内部约束机制,健全医德管理组织和制度,并实行医德讲评等。

3. 医德的养成与管理

医德养成的过程也就是通过自我修养,自我道德教育,自我道德评价,把外在道德原则、道德规范化为自己的信念。管理的过程就是通过外在医德规范的制约来提高人们的自觉性和医德品质。两者是内因与外因、自律与他律的关系,是相辅相成的。自律和他律是对立统一并不断相互转化着的。他律的东西,可以转化为内心信念,成为自律的东西;自律中创造的高尚医德行为,转化为医德规范,又成为他律的东西。因此,医德的养成与管理是促使人们遵守医德规范的两种力量,是内因与外因的结合,是自律与他律的统一。

要在口腔诊所内强化医德教育,坚持"医疗第一位,生意第二位"的经营指导思想。让所有员工意识到口腔医疗作为一种特殊的专业服务,对其所有从业者内在自律性的要求,树立作为一名口腔医务工作者的道德责任感和社会荣誉感。

【案例】 **德硕口腔医生道德行为规范**
[来源:大庆梁德硕口腔专科医院,发布时间:2005-07-07]

1. 遵守国家法律法规,遵守社会公德及医生职业道德,严格按照医疗常规操作。不能按照个人意愿我行我素。如违反医疗常规操作,造成医疗事故者责任自负。

2. 严格遵守上下班时间不迟到,不早退。迟到者罚款50元。早退者按半天工资扣除。

3. 有事或生病要请假者,要递交请假条。经领导同意后方可离去。否则按无故旷工处理。旷工一天扣两天工资,旷工3日以上按自动解除工作关系。不退还风险保证金。

4. 做到自觉维护专科形象,行为举止文明礼貌,语言规范健康。不准利用工作之便为自己谋取私利,更不能自向患者索要财物等,若有违反将予以罚款。

5. 工作时间,举止要端庄,双手不能插兜、抱怀,不得大声喧哗,不得嬉笑打闹,工作时间不得闲聊,不得在修复和治疗诊疗区内相互乱窜,违反罚款。

6. 工作期间着装统一,佩戴专科胸卡,做到着装整洁得体、朴素大方,不穿奇装异服,要化淡妆,不准留长指甲,不佩戴指环,头发不允许挡眼睛,长发必须盘起或戴工作帽。不准佩戴任何饰品,若违反罚款。

7. 工作期间不允许吸烟,睡觉,打瞌睡,赌博,唱歌。看电视,以上若违反者,罚款。

8. 热爱本职工作,积极主动接待患者,要尊重患者,做到来有迎声走有送语,确立良好的医患关系,不辱骂、讽刺、歧视患者,更不能与患者顶嘴和吵架,若有上述发生,视情节严重将给予罚款或开除处理,抵押金不退还而且永不录用。

9. 服从组织各项工作安排,完成任务,关心集体,互相尊重,互相团结,坚决不允许勾心斗角,拉帮结伙,违者开除,抵押金不退。

10. 爱护专科医疗器械和医疗设备,手机要经常冲洗。患者多时每天至少要冲洗两次,在使用医用材料时做到勤俭节约,安排到个人的器械、设备、手机,若有丢失损坏自行负责按价赔偿。

11. 工作期间不允许会客,尽量做到不接打手机,严禁在处置患者时接打电话,若发现将予以罚款。

12. 热爱劳动,讲究整洁,保持个人和单位卫生,男生不准留长发,经常洗澡,自己的台子及分担区自己负责,每次处置完患者必须做到干净整洁,修复医生在技工室内工作要保持技工室内清洁,治疗台及技工的工作台附近不允许有杂物。要做物见本色铁见光。

13. 午餐可在一层技工室内用餐,餐后必须收拾干净,责任担当区负责人负责监督。

14. 个人处的工作模型自己负责扒除后要将牙托清洗干净后放回原处,不允许留有石膏及异物于台面及水盆内,若违反按规定将予以罚款。

15. 每周大扫除一次各个分担区要整洁明亮,认真负责,消除死角。

16. 爱岗敬业各尽职责,不违犯专科的各项规章制度。

【案例】 浙江大学医学院附属口腔医院医德医风承诺书
[来源:浙江大学医学院附属口腔医院,发布时间:2012-04-06]

为加强行业作风和医德医风建设,预防和纠正医疗服务、医药销售活动中的不正之风,拒绝商业贿赂,整顿和规范医院诊疗秩序,净化医疗服务环境,维护医学的圣洁和尊严,履行医务人员和工作人员的责任,医院承诺如下:

一、构建和谐医患关系,树立"以病人为中心"的服务宗旨和意识,加强政治思想和职业道德及技术业务的学习,热爱本职,坚守岗位,尽职尽责。

二、尊重患者的人格和权利,保护患者隐私,维护患者的选择权、知情权,自觉接受患者和社会的监督。

三、认真履行工作职责,做到文明用语、礼貌接诊、佩证上岗、规范着装,严格执行首诊责任制和首问责任制,把"尊重人、关爱人、方便人、服务人"始终贯穿于一切工作中,不得推诿、训斥、刁难病人。

四、严格遵守卫生法律法规和医院规章制度,认真执行卫生部"八项行业纪律"和省卫生厅"临床行医十个严禁",做到廉洁行医和依法行医。

五、严格执行党风廉政和行风建设各项规定,做到合理诊治、合理检查、合理用药,规范医疗服务收费,保证服务质量和医疗安全。严格遵守行风廉政建设的有关规定,绝不收受"红包"、"回扣",自觉接受监督。

六、做到顾全大局、团结协作、和谐共事,积极参加上级和医院布置的各项工作任务和社会公益性服务活动。

七、认真参加行风建设和职业道德教育培训,努力提高服务意识和质量,自觉接受行风监督、管理和责任追究。

【附录1】 医务人员医德规范及实施办法
[来源:卫生部文件:〔88〕卫医字第40号,发布时间:1988-12-15]

第一条　为加强卫生系统社会主义精神文明建设,提高医务人员的职业道德素质,改善和提高医疗服务质量,全心全意为人民服务,特制定医德规范及实施办法(以下简称"规范")。

第二条　医德,即医务人员的职业道德,是医务人员应具备的思想品质,是医务人员与病人、社会以及医务人员之间关系的总和。医德规范是指导医务人员进行医疗活动的思想和行为的准则。

第三条　医德规范如下:

(一)救死扶伤,实行社会主义的人道主义。时刻为病人着想,千方百计为病人解除病痛。

(二)尊重病人的人格与权利,对待病人,不分民族、性别、职业、地位、财产状况,都应一视同仁。

(三)文明礼貌服务。举止端庄,语言文明,态度和蔼,同情、关心和体贴病人。

(四)廉洁奉公。自觉遵纪守法,不以医谋私。

(五)为病人保守医密,实行保护性医疗,不泄露病人隐私与秘密。

(六)互学互尊,团结协作。正确处理同行同事间的关系。

(七)严谨求实,奋发进取,钻研医术,精益求精。不断更新知识,提高技术水平。

第四条　为使本规范切实得到贯彻落实,必须坚持进行医德教育,加强医德医风建设,认真进行医德考核与评价。

第五条　各医疗单位都必须把医德教育和医德医风建设作为目标管理的重要内容,作为衡量和评价一个单位工作好坏的重要标准。

第六条　医德教育应以正面教育为主,理论联系实际,注重实效,长期坚持不懈。要实行医院新成员的上岗前教育,使之形成制度。未经上岗前培训不得上岗。

第七条　各医疗单位都应建立医德考核与评价制度,制定医德考核标准与考核办法,定期或者随时进行考核,并建立医德考核档案。

第八条　医德考核与评价方法可分为自我评价、社会评价、科室考核和上级考核。特别要注意社会评价,经常听取病人和社会各界的意见,接受人民群众的监督。

第九条　对医务人员医德考核结果,要作为应聘、提薪、晋升以及评选先进工作者的首要条件。

第十条　实行奖优罚劣。对严格遵守医德规范、医德高尚的个人,应予表彰和奖励。对于不认真遵守医德规范者,应进行批评教育。对于严重违反医德规范,经教育不改者,应分别情况给予处分。

第十一条　本规范适用于全国各类医院、诊所的医务人员,包括医生、护士、医技科室人员,管理人员和工勤人员也要参照本规范的精神执行。

第十二条　各省、自治区、直辖市卫生厅局和各医疗单位可遵照本规范精神和要求,制定医德规范实施细则及具体办法。

第十三条　本规范自公布之日起施行。

【附录2】 **医疗机构从业人员行为规范(试行)**

[来源:卫生部文件:卫新宣函〔2011〕57号,发布时间:2011-12-26]

第一章　总则

第一条　为加强医疗卫生管理,规范医疗秩序,提高医疗机构从业人员的职业素养和医疗行业服务水平,保障患者合法权益和医疗安全,依照《中华人民共和国执业医师法》、《护士条例》等医疗卫生有关法律、行政法规、规章制度,制定本规范。

第二条 本规范适用于由卫生行政部门批准的各类医疗机构从业人员。包括:

(一)管理人员是指医疗机构管理行为的主体,具有相应职责,在医疗机构中从事管理活动的人员。

(二)医师是指经依法取得执业医师资格或者执业助理医师资格,按照注册的执业地点、执业类别、执业范围,从事相应医疗、预防、保健活动的医疗机构从业人员。

(三)护理人员是指经注册取得执业证书后,按照注册的执业地点、执业类别、执业范围,从事相应的卫生防护、医疗保健服务、医疗、预防、保健活动的护士、护理师等人员。

(四)医技人员是指医疗技术人员,包括各种辅助检查科室的技术人员、口腔技师、麻醉师和医疗器械维护人员。

(五)药剂人员是指经全国统一考试合格,取得执业证书并经注册登记,在医疗机构中执业的药学技术人员。

(六)其他人员是指在医疗机构内,除以上五类人员以外的支持临床诊疗活动的相关人员,包括医疗机构物资、总务、设备、财务、基本建设等人员。

第二章 医疗机构从业人员基本行为规范

第三条 依法执业,认真贯彻落实国家各项医疗卫生政策,自觉遵守医疗卫生管理法律法规、规章制度和各种诊疗常规、技术操作规范,执行所在机构的规章制度。

第四条 恪尽职守,团结协作,举止文明。工作时间不得有娱乐等与工作无关的行为,不得在医疗救治过程中相互推诿。

第五条 尊重科学,诚实守信,保障患者合法权益,尊重患者人身权利,不得因民族、宗教、地域、贫富、残疾、疾病等歧视患者,不得拒绝急救处置。

第六条 爱岗敬业,钻研业务,公平竞争,严谨求实,努力提高专业技术水平,积极参加业务技能继续教育、培训,不得学术造假。

第七条 廉洁行医,恪守医疗行业职业道德,不得私自索取、收受患者财物,不得利用职务之便牟取不正当利益,不得收受或参与医疗设备、器械、药品、耗材、试剂等生产、经营企业、个人以各种名义支付的财物及各类娱乐活动。

第八条 积极参加突发性公共卫生安全事件的处置任务和社会公益性的义诊、援外等活动,不得推脱开展公众健康教育的责任。

第三章 管理人员行为规范

第九条 应树立科学的发展观和正确的业绩观,创新进取,努力提高医疗机构的医疗质量和服务水平,加强医德医风建设,努力提高自身管理能力,不得推卸管理责任。

第十条 遵守国家采购政策,尊重供应商合法权益。不得拒绝院务公开,不得在医疗机构的基础建设、设备采购、药品采购、医疗器械采购、人事管理等工作中谋取私利,不得违规基建、装备大型医用设备,不得规避集中采购,不得影响公平招标采购。

第十一条 建立和完善医务人员考核、激励、惩戒制度,鼓励公平竞争,鼓励学术创新,尊重人才,不得从事或包庇学术造假行为等违规违纪行为。

第四章 医师行为规范

第十二条 文明行医,救死扶伤,尊重生命,不得拒绝或拖延任何急救处置。

第十三条　尊重患者被救治的权利,严格执行医疗机构感染控制任务,合理检查、用药、治疗,因病施治。严格执行诊疗操作规范和用药指南,不得隐匿、伪造或违反规定涂改、销毁医学文书及资料;不得多收、乱收和私自收取费用;不得违规使用毒麻类、精神药品和放射性药品。不得随意扩大诊疗范围,不得过度医疗,不得误导或夸大病情。

第十四条　恪守职业操守,廉洁从医,不得参与医疗广告宣传和药品医疗器械促销,不得倒卖挂号,不得从患者身上非法谋利。

第五章　护理人员行为规范

第十五条　严格执行《护士条例》,遵守法律法规、规章制度和诊疗技术规范。

第十六条　做好护理工作,在执业活动中,发现患者病情危急,应当立即通知医师;在紧急情况下为抢救垂危患者生命,应当先行实施必要的紧急救护。

第十七条　按照《病历书写基本规范》要求,认真书写、管理护理病历,不得伪造、隐匿、修改、销毁护理病理数据。

第六章　医技人员行为规范

第十八条　爱护仪器设备,严格操作规程。不得违反操作程序,不得谎报数据,不得伪造报告。

第十九条　正确运用医学术语,保证报告结果的准确性。按时、准确出具检查、检验报告,耐心帮助患者查询结果。对结论有异议的报告要及时复查验证,并提示临床医师注意。

第二十条　指导患者配合检查,对接触放射性物质的相关人员,做好必要的防护。在检查过程中注意保护患者的隐私。

第二十一条　合理采集、使用、保护标本。

第七章　药剂人员行为规范

第二十二条　严格执行《中华人民共和国药品管理法》及相关法律法规,严格执行用药指南,不得私自销售药品,不得挪用毒麻类药品、精神药品和放射类药品。

第二十三条　不得私自修改处方、增加额外收费项目。

第二十四条　严格执行医疗数据的保密工作,不得泄露处方量等相关数据及资料。

第八章　其他人员行为规范

第二十五条　遵守国家采购政策,尊重供应商合法权益;不得收受供应商以各种名义支付的财物或参与其提供的娱乐活动。

第二十六条　严格执行财物、物资、食品卫生管理等法律法规和规章制度,信息中心人员严格执行医疗数据的保密工作,落实岗位责任制。

第二十七条　严格执行隔离消毒,医疗废弃物处理规定。

第九章　实施与监督

第二十八条　各级各类医疗机构行政领导班子负责本规范的贯彻实施。主要负责同志要以身作则,模范遵守本规范,同时抓好本单位的贯彻实施。

医疗机构纠风工作机构(或承担卫生纠风工作职责的纪检监察机构)协助行政领导班子抓好本规范的落实,并负责对实施情况进行监督检查。

第二十九条　各级卫生行政部门要加强对辖区内由其注册的各级各类医疗机构及其从业人员贯彻执行本规范的监督。

第三十条　医疗机构及其从业人员实施和执行本规范的情况,应列入医疗机构校验管理、医师定期考核和医务人员医德考评的重要内容,作为医疗机构等级评审、医务人员职称晋升、评先评优的重要依据。

第三十一条　医疗机构从业人员违反本规范的,由所在单位视情节轻重,给予批评教育、通报批评、取消当年评优、评职资格或缓聘、解职待聘、直至解聘;医师、护士违反本规范的,依据《中华人民共和国执业医师法》、《护士条例》等有关法律法规,视情节轻重给予警告、责令暂停执业活动,直至吊销执业证书;医疗机构中由行政机关任命的人员违反本规范的,依据《行政机关公务员处分条例》给予相应行政处分;党员违反本规范的依据《中国共产党纪律处分条例》给予纪律处分。构成犯罪的,移送司法机关依法追究刑事责任。

第十章　附则

第三十二条　本规范由中华人民共和国卫生部负责解释。

第三十三条　各类医疗机构内的实习人员、签订劳动合同但未取得执业资格或尚未办理注册的人员、进修人员等,均应参照本规范执行。

第三十四条　本规范自公布之日起正式施行。

【附录3】　牙科医学伦理的国际原则

[来源:1972年第15次世界牙科医学会议通过,并得到国际牙科联盟总会的承认]

牙科医学道德的国际原则应作为每位牙科医师的指南,可是原则本身不能一一囊括当地或民族传统的习惯。因而,原则的条文必须是牙科医师品行的指导,而牙科医师除了恪守原则中已阐明的条文外,还有许多责任。可用一格言"按你应做的去做",概括该原则的精髓。牙科医师有责任通过病人、社会、职业来为齿科学的发展而不断地工作:

1. 病人

(1) 牙科医师的首要任务为保护病人的健康,不考虑病人的民族、性别、种族、信仰、政治观念和社会及经济地位。

(2) 牙科医师应记住作出有利于病人及有助于另一有资格的牙科医师或医务同行的一切可能的治疗。

(3) 除了所在国有别的法令外,职业的秘密是绝对的。

(4) 在委托作手术或非手术的助手时,牙科医师将在临床或手术时负完全的责任。

2. 社会

(1) 牙科医师应促进改善公众可接受的牙科卫生的措施。

(2) 牙科医师应参与健康教育,尤其是通过促进改善个人及社会两者都可接受的措施,来进行公众的口腔健康教育。

(3) 牙科医师只有通过为病人的社会服务,方可能提高齿科业务水平。

(4) 牙科医师对病人的生命应负有责任。

3. 职业

(1) 牙科医师应维护事业荣誉、道德和诚实,同时避免作任何在公众眼里可能是轻率的举动。

(2) 牙科医师应通过继续教育,保持自己的知识和技术。

(3) 牙科医师在业务上有帮助他人的责任。

(4) 当与病人的另一牙科医师会诊时,牙科医师应考虑可产生的任何危急情况,同时指定病人回到他或她的牙科保健医师处去,并告知该牙科医师已发现和治疗好的病情。

(5) 牙科医师不应在病人面前毁谤、指责另一位牙科医师。

(6) 牙科医师有责任通过科学的和专门的组织来支持牙科医学的发展,并观察牙科道德的规则。

(7) 牙科医师有责任做有利于所有能保护或促进公众健康的发现及劳动成果。

【附录4】 我国口腔医师的职业道德规范(建议案)

[来源:李刚 . 中国口腔医学信息,2005,14(5):106]

第一条 制订目标:为提高口腔医师的职业道德素质,改善和提高口腔医疗服务质量,全心全意为人民服务,特制订我国口腔医师的职业道德规范。

第二条 职业道德和职业道德规范:口腔医师职业道德,是口腔医师应具备的思想品质,是口腔医师与病人、社会以及口腔医务人员之间关系的总和。职业道德规范是指导口腔医师进行口腔医疗活动的思想和行为的准则。

第三条 口腔医师职业道德规范如下:

1. 尊重病人:口腔医师对病人要充满同情爱护之心,举止端庄、语言文明、态度和蔼、百问不烦、体贴入微、满腔热诚,对病人极端负责。尊重病人的人格与知情权利,对待病人,不分民族、性别、职业、地位、财产状况,都应一视同仁。对病人实行保护性医疗,不泄露病人隐私与秘密。

2. 努力工作:救死扶伤,实行社会主义的人道主义。口腔医师对本职工作要严格认真、细微周到,严格按操作规程办事。时刻为病人着想,提供对病人最佳医疗方案,千方百计为病人解除病痛。在业务上有帮助他人的责任。

3. 刻苦钻研:严谨求实,奋发进取,钻研医术,精益求精。口腔医学技术发展愈快,知识更新周期愈短,就需要在知识上不断更新,通过继续教育,主动吸收新理论、新技术,不断更新知识,提高技术水平,更好地为保障人民口腔健康作出贡献。

4. 团结协作:发扬集体主义精神,这是口腔医疗活动的集体协作性所规定的,互学互尊,团结协作。正确处理同行同事间的关系,不应在病人面前毁谤、指责另一位口腔医师。

5. 廉洁行医:诚实对待自己工作中的失误、差错和事故,要如实报告,坚决及时纠正,不能隐瞒,绝不允许将不合格的修复体应用于病人,防止交叉感染,不危害病人健康。一定做到自觉遵纪守法,不以医谋私。

第四条 医德教育:为使本规范切实得到贯彻落实,必须坚持进行医德教育,加强医德医风建设,认真进行医德考核与评价,理论联系实际,注重实效,长期坚持不懈。各医疗单位都必须把医德教育和医德医风建设作为目标管理的重要内容,作为衡量和评价一个单位工作好坏的重要标准。要实行口腔医师的上岗前教育,使之形成制度。未经上岗前培训不得上岗。

第五条 医德考核:各医疗单位都应建立医德考核与评价制度,制订医德考核标准及考核办法,定期或者随时进行考核,并建立医德考核档案。医德考核与评价方法可分为自我评价、社会评价、科室考核和上级考核。特别要注重社会评价,经常听取病人和社会各界的意见,接受社会大众的监督。对口腔医师医德考核结果,要作为应聘、提薪、晋升的首要条件。

第六条 奖优罚劣:对严格遵守医德规范、医德高尚的口腔医师,应予表彰和奖励。对于不认真遵守医德规范者,应进行批评教育。对于严重违反医德规范,经教育不改者,应分别情况给予处分。

第七条 适用范围:本规范适用于全国各级各类口腔医院、口腔诊所、口腔门诊部,各级各类综合医院口腔科、城镇门诊部和乡镇卫生院牙科、社区卫生服务中心牙科的口腔医师,牙科护士、牙科技士、管理人员和工勤人员也要参照本规范的精神执行。

第八条 本规范自(有关部门)发布之日起实行。各省、自治区、直辖市卫生厅局和各医疗单位可遵照本规范精神和要求,制订医德规范实施细则及具体办法。

【附录5】 上海民营口腔医疗机构联合会倡议书

[来源:上海牙医网,发布时间:2004-01-06]

上海民营口腔医疗机构及同仁:

党的十六大提出"必须毫不动摇地鼓励、支持和引导非公有制经济发展",这给民营医疗机构的发展注入了新的活力。激活医疗市场,满足不同人群的卫生需求,促进医疗卫生事业的快速发展,已是一种必然。上海民营口腔医疗机构在这种环境下,如雨后春笋,蓬勃发展。今天,在上海各级政府和组织的全力关心、支持下,上海市社会医疗专业委员会口腔联合会正式成立,这标志着上海民营口腔医疗机构的发展进入了一个新的时期,为上海民营口腔医疗机构的健康、稳定、有序发展提供了强有力的保证。在此,上海市社会医疗专业管理委员会口腔联合会第一届全体委员向全市民营口腔医疗机构及同仁们倡议:规范行医、诚信服务、仁己济人。

1. 认真学习贯彻党的十六大精神,以"三个代表"的重要思想为指导,坚决贯彻市政府关于加快民营医疗机构发展的精神,严格按照《执业医师法》、《医疗机构管理条例》等有关法律、法规,规范医疗行为,守法经营。

2. 在我国社会主义市场经济体制的要求下,民营口腔医疗机构要正确处理社会效益与经济效益的关系。珍惜当前的发展环境和机遇,遵循市场经济的法则,树立良好的医德、医风。加强精神文明建设,争创先进。同时,在机构经营管理之余,积极参与公益活动,为在社会上树立起民营口腔医疗机构及其从业人员的良好形象而努力。

3. 民营口腔医疗机构要加强自身规范建设,遵照国家规定的医疗机构设置标准,解决由于历史等条件限制而遗留的诸多问题,逐步完善,尽快达到标准化、规范化,以保证医疗安全,维护病人利益。

4. 民营口腔医疗机构要不断强化自律意识及职业道德,大力提倡诚信服务。始终把病人的利益放在首位。在诊疗过程中严格执行医疗规章制度,抵制假冒伪劣医疗用品,杜绝医疗事故发生。同时做到价格、疾病诊断及处理的公开,提高透明度,保障患者的知情权。做到依法行医、诚实守信、公平竞争。

5. 民营口腔医疗机构从业人员应加强专业技术学习,提供高科研学术水平,及时了解国内外口腔医学发展现状和掌握先进技术,与时俱进,精益求精,用精湛的医术为人民服务。同时也应加强对相关医疗制度的学习,学会以法律的武器来维护民营口腔医疗机构及从业人员自身的合法权益。

现在正值医疗卫生体制改革的大好时机,我们民营口腔医疗机构及从业人员在党和政府领导下,加强行业管理,勇于开拓发进取,共同为上海口腔医疗事业的发展作出应有的贡献。

【附录6】 新世纪的医师专业精神——医师宣言

[来源:美国内科学委员会、美国医师学院和欧洲内科医学联盟共同发起和倡议.中华医学教育杂志,中华医学教育杂志,2006,26(2):1-4]

前言

医师专业精神是医学与社会达成承诺的基础。它要求将患者的利益置于医师的利益之上,要求制订并维护关于能力和正直的标准,还要求就健康问题向社会提供专业意见。医学界和社会必须清楚了解医师专业精神的这些原则和责任。医学与社会达成承诺的本质是公众对医师的信任,这种信任是建立在医师个人以及全行业的正直基础上。

目前,医学界面临着科技爆炸、市场力量介入医疗体系、医疗卫生实施中存在的问题、生物恐怖主义以及全球化所带来的压力。结果,医师发现越来越难以承担他们对患者和社会所肩负的责任。在这种情况下,重申医师专业精神根本的、普遍的原则和价值——即所有医师追求的理想,变得尤为重要。

医学虽然植根于不同的文化和民族传统之中,但是医学工作者扮演的都是治病救人的角色,它的根源可以追溯到希波克拉底。实际上,医学界必须和错综复杂的政治力量、法律力量以及市场力量相抗争。而且,医疗的实施与实践具有很大的差异,任何普遍性的原则都可以因这些差异而表现出各种复杂而微妙的形式。尽管有这些差异存在,共同的宗旨仍然凸显出来并形成这一宣言的基础,它表现为3项基本原则以及一系列明确的职业责任。

基本原则

1. 将患者利益放在首位的原则。这一原则是建立在为患者利益服务的基础上。信任是医患关系的核心,而利他主义是这种信任的基础。市场力量、社会压力以及管理的迫切需要都绝不能影响这一原则。

2. 患者自主的原则。医师必须尊重患者的自主权。医师必须诚实地对待患者并使患者在了解病情的基础上有权对将要接受的治疗做出决定。只要这些决定和伦理规范相符合,并且不会导致要求给予不恰当的治疗,那么患者的这种决定就极为重要。

3. 社会公平原则。医学界必须在医疗卫生体系中促进公平,包括医疗卫生资源的公平分配。医师应该努力去消除医疗卫生中的歧视,无论这种歧视是以民族、性别、社会经济条件、种族、宗教还是其他的社会分类为基础。

职业责任

1. 提高业务能力的责任。医师必须终生学习并且有责任不断更新保证医疗质量所必需的医学知识、临床技巧和团队精神。更宽泛地说,医学界作为一个集体,必须努力保证每一位成员都富有能力,而且有恰当的机制使医师能够达到这一目标。

2. 对患者诚实的责任。医师必须保证在患者同意治疗之前以及治疗之后将病情完整而诚实地告诉他们。这一期望并非意味着患者应该参与到非常具体的医疗方案中去,而是指他们必须有权利对治疗做出决定。同时,医师也应该承认由于医疗而受到伤害时,应该立即将情况告知患者,因为不这样做将严重危害患者和社会对医师的信任。报告和分析医疗差错,为制订恰当的预防措施和改进措施提供了基础,并且也为受到伤害的患者提供恰当的补偿提供了基础。

3. 为患者保密的责任。为了赢得患者的信任和信心，当提及患者的有关情况时需要有恰当的保密措施。当不可能获得患者自己的同意时，这一责任可以通过和代表患者的有关人员进行商谈来解决。由于汇集患者资料的电子信息系统的广泛应用以及遗传信息越来越容易获得，现在履行保密的责任比以往都更为迫切。但是，医师也认识到他们为患者保密的责任偶尔也必须服从于公众利益的更高需要（比如当患者危及其他人时）。

4. 和患者保持适当关系的责任。由于患者固有的弱势和依赖性，医师和患者之间的某些关系必须避免。特别值得强调的是，医师绝不应该利用患者获取任何方面的利益，包括个人经济利益或其他的个人目的。

5. 提高医疗质量的责任。医师必须为不断提高医疗卫生质量而努力奉献。这一责任不仅要求医师保持他们的临床技能，而且要求医师和其他专业人员通过合作减少医疗差错，提高患者的安全性，减少医疗卫生资源的过度使用以及优化医疗结果。医师必须积极参与建立更好的医疗质量衡量办法，并应用这些办法去常规评价所有参与医疗卫生实践的个人、机构和体系的工作。医师个人或他们的专业组织必须对帮助建立并实施这一机制负有责任，其目的是为了医疗质量的进一步提高。

6. 促进享有医疗的责任。医师专业精神要求所有医疗卫生体系的目标是提供统一的、充分的医疗标准。作为个人以及作为整体，医师必须努力减少阻碍公平的医疗保健的障碍。在各种体系中，医师应该努力去消除那些基于教育、法律、财务、地域以及社会歧视的障碍。对公平负有责任而不考虑医师或行业的私利，不仅使公共卫生和预防医学得以提高，而且每个医师也因此而得到公众的拥护。

7. 对有限的资源进行公平分配的责任。当满足患者个人的需要时，医师必须明智而有效地利用有限的临床资源为患者提供卫生保健。他们有责任和其他医师、医院以及医疗保健的付费方共同制订高效低耗的医疗保健指南。医师对合理分配资源所负有的职业责任要求他们谨慎小心地避免多余的检查和操作。提供不必要的服务不仅使患者可能受到本可避免的伤害，增加患者不必要的费用，而且减少了其他患者可以获得的资源。

8. 对科学知识负有责任。医学与社会之间的关系绝大部分是以完整而合理地应用科学知识与技术为基础的。医师有义务赞同科学的标准、促进研究、创新知识并保证知识的合理应用。医学界对知识的完整性负有责任，而这种完整性则是以科学证据和医师经验为基础的。

9. 通过解决利益冲突而维护信任的责任。医学工作者和他们的组织有许多机会因追求私利或个人的好处而危害他们的职业责任。当追求与营利性的产业相关时，包括医疗设备生产厂商、保险公司和医药公司，这种危害尤其严重。医师有责任认识、向大众揭发并处理责任范围内或工作中产生的利益冲突。产业和专业领导之间的关系应该予以公开，尤其当后者为制订临床试验标准、撰写社论或治疗指南者，或担任科学杂志的编辑。

10. 对职责负有责任。作为医师职业的成员，医师应该为最大限度地提高医疗水平而通力合作、互相尊重并参与自律，这包括对没有达到职业标准的成员给予纠正并为此制订标准。无论作为个人还是作为集体，医师有义务参加这些活动。这些义务活动包括参与内部评审并从专业工作的各个方面接受外界的检查。

总结

在所有文化和社会中，现代医学实践都面临着前所未有的挑战。改变医疗卫生体系与兼顾患者的需求,以及达到这些需求所需的有限资源都越来越多地依赖于市场的作用,其中以放弃将患者利益放在首位与传统职业责任之间的挑战最为突出。在这个经济迅猛发展的年代,为了维护医学对社会的承诺,我们认为有必要对医师重申医师专业精神的原则,并唤起他们的积极参与。这不仅要求医师个人对患者负责,而且要求他们作为集体去为社会的利益而努力,进而促进医疗卫生体系的改进。医师专业精神宣言的目的在于鼓励医师参与这项活动,并促进医学界制订一个统一的行动计划来达成这些责任。

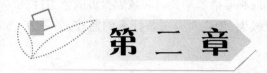

第 二 章

口腔医疗投诉

口腔医疗投诉是指患者及其家属在口腔诊所接受医疗保健服务的过程中,对口腔诊所或医务工作人员所提供的服务不满意而到有关部门反映问题的一种行为。随着社会经济的发展,人们自我护健意识的增强和法律观念的逐渐转变,医患关系的内涵和外延发生了变化。口腔医疗服务每一环节都必须满足病人的要求,才能避免被投诉。同时,病人把口腔医疗服务看成是一个消费市场,当他们对经治口腔诊所不满意时,会到有关部门投诉,甚至到上级卫生行政主管部门投诉,以求得到满意的答复和解决。例如:如果对病人一次诊治得不好,他会告诉另外 13 个人,而如果做得好,他只会告诉另外 5 个人。认真分析口腔医疗投诉的特点及探讨其对策,对口腔诊所的医疗安全和建设发展是十分有益的。

第一节 口腔医疗投诉特点

随着社会经济的发展,病人要求的提高,自我保护意识的增强,口腔医疗投诉有上升趋势。

1. 口腔医疗投诉明显增加

由于病人对口腔医师服务的要求较高,对口腔医疗质量的要求超前。但同时又缺乏基本的口腔医疗常识,对口腔诊所正常的口腔医疗常规又不了解,并受第三产业以"顾客为上帝"准则的影响,对口腔医疗活动中出现的某些情况不理解,例如:诊治一位病人要花相当多的时间,必然会造成病人候诊时间长等现象,易诱发病人的不满情绪。任何一个医生都不可能不犯错误,例如:加拿大安大略省 1992 年有 6000 个牙科医生,病人的投诉案例有 477 个;2002 年,医生增加到 7300 人,投诉案例也上升到 1100~1200 个。急剧增加的医疗投诉大大增加了有关部门的财政危机,同时也提醒我们采取必要措施来预防和减少投诉的紧迫性。一方面,有必要对投诉进行分析,吸取教训,加强对有关责任人的监控;另一方面,应该广泛开展预防性教育。

2. 利益驱使口腔医疗投诉

投诉口腔医疗收费问题最为突出,医疗制度改革使病人自己负担口腔医疗费用的比例加大,尤其是实行医保后,病人的医疗保障卡上可用于口腔医疗的费用数额有限,矛盾较为突出。即使在非医疗事故的口腔医疗纠纷中,也有不少病人要求口腔诊所经济补偿或拒付口腔医疗费用,甚至乱开条目,索取高价,影响口腔诊所的正常医疗秩序。

3. 口腔医疗投诉形式多样

病人投诉的形式通常有三种:一是以最直接的形式向经治口腔医生或牙科护士当面表示不满,要求改善服务;二是以举报信、投诉信、电话或当面向口腔诊所管理层进行投诉,这是患者投诉中最主要的形式;三是直接向上级主管部门或新闻媒体求援,这一类投诉常常是在采取前两种投诉形式没有获得满意结果的情况下采用的。当然,除了这三类投诉形式之外,还有就是诉诸法律,但这类形式在口腔医疗服务投诉中不多见。

【案例】 **美女大赛控诉口腔诊所**
[来源:广州日报大洋网 2004 年 12 月 19 日]
2004 年 12 月 18 日北京红馆首届人造美女大赛正当选出前三名美女时,台下一位名叫冯一静的女士站出来控诉北京某口腔诊所治坏了她 7 颗牙齿。媒体将她团团围住,她称于今年在该口腔诊所进行了前牙美白贴面,之后牙齿出现酸疼、脱落等状况。

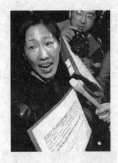 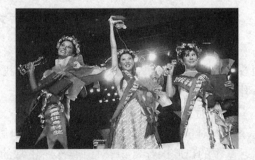

图 2-1 美女大赛控诉口腔诊所　　图 2-2 北京红馆,首届人造美女大赛上最终决出三名美女(冠军(中)9 号冯倩,亚军(右)2 号张爽和季军(左)14 号成莉莉)

【案例】 要求医院赔偿精神损失费

某医院一位进修医师给一位45岁的妇女拔除一患牙后,因为是残根,又是年轻的进修医生,拔牙时遗留了少许残片,两周后患者发现未拔干净就来医院大吵大闹,要求经济赔偿,医教科安排其重新治疗,门诊医生要给予拔除残片,但患者就是不同意拔除,要留作向医院索取赔偿的依据,虽经过做工作拔除了残片并未留下任何不良后果,但以后的两个月内患者还是多次要求医院赔偿精神损失费、误工费、医疗费及全年的年终奖等共计5000元。

第二节 口腔医疗投诉原因

医疗服务投诉的产生来自于医患冲突,而医患冲突的产生是由医患双方的因素共同构成的。

一、医务方面的原因

1. 责任心不强

病人投诉中反映的口腔医疗质量问题,发生的原因大多数为口腔医师在工作中责任心不强,放松了自我质量控制意识。主要表现为:对工作不负责任,对患者缺乏同情心,与患者谈话漫不经心,相互推诿,没有尽力帮助患者解除痛苦,以至延误或加重病情,特别在病人多、工作忙、临下班前,往往因急躁造成解说不到位,检查或处理不细致等,从而造成病人的不满。

病人常投诉口腔医师服务态度差,病人对口腔医师是否信任和满意,不仅表现在诊疗水平的高低,还在于口腔医师是否有耐心、细致的解说,是否有深切的同情心等,优质服务和良好医德医风是病人对口腔医师信任的基础。

2. 执行制度不严

有的口腔医师在工作中有章不循或管理人员执行制度不严,没有严格按照诊疗常规操作,造成了一些差错而出现纠纷。尤其是有些年轻口腔医师忽视"三基"训练,基础理论不牢固,基本功不扎实,诊疗水平不高,又不虚心请教上级医师,容易造成漏诊、误诊和误治。

3. 医患沟通不够

医患双方对病情信息交流不够,或者口腔医师说话用语不当。口腔医师在不影响治疗效果的前提下,应当让病人知道病情、诊疗方法、治疗费用等,这样有利于改善医患关系,避免一些不必要的矛盾,同时口腔医师与病人交流时,要注意医疗保护制度,语气和蔼,双方平等交流,不可用居高临下的语气说话。

4. 收费价格争议

在口腔诊所里,最常见的投诉多围绕在价格的问题上,如果在治疗前口腔医师不予清楚准确说明,很可能会引起客人的误会,在收费时必然产生争议。主要原因又可以分为:①门诊收费划价有误;②因工作环节方面所造成的多收费;③收费电脑信息系统出现问题;④收费滞后造成补计费用,引起患者、家属迷惑和不满。

例如:某一类型的烤瓷牙单价为 800 元,而病人可能是需要做一个桥体(3 颗烤瓷牙),这时的总收费则是 2400 元。如果一开始双方就没有沟通好,那么到了这个时候,800 元和 2400 元之间的巨大差异怎么可能不引起病人的不满呢?毕竟口腔医学知识并不是每个人都懂的,许多细小的差别更不是病人一下子就能弄明白。

5. 未履行知情同意

医疗机构如未履行知情同意告知义务,损害了病人的合法权益,就构成知情同意权侵犯,其主要表现于:

医疗行为未征得病人明示同意而施行,现实中常又表现有以下三种情形:一是手术或特殊检查、治疗应履行签字同意手续而未履行;二是虽履行了对病人家属(或关系人)签字同意手续,但忽视了征求病人本人意见;三是虽履行了签字同意手续,但治疗过程中擅自改变治疗方式。例如:在国外,有牙科医生未征得病人明示同意,多拔除了病人 16 颗牙齿,虽手术正当而被判令承担赔偿责任的案例。法官根据陪审团裁定病人没有明示或暗示同意拔掉的意见,判决医生承担了赔偿责任。

没有真正向患方提供全面真实的信息。知情同意的重要前提是医疗服务者必须保证提供的信息具有真实性、全面性和准确性,这些都有赖于医疗服务者全面的专业知识,高尚的医德观念。如医疗服务者未向病人详细告知病情,手术或特殊检查、治疗的风险、利弊及其预后,使病人不能就是否应作该项治疗以及接受何种治疗方式作出合理选择和判断,则构成医疗行为失当。

二、病人方面的原因

1. 病人期望过高

医患双方对疾病治疗效果的期望值存在差异,治疗效果只要与患者的期望不同,病人常常会迁怒于口腔医师。实际上,口腔医师总是希望治愈每一位病人,但对疾病治愈的期望值是建立在医学科学技术的客观基础上的。由于口腔医学是一门发展中的科学,尚有许多未知因素,再加上口腔疾病和个体差异的存在,使病情的严重程度、转归、愈合等方面千差万别,而病人由于缺乏口腔医学专业知识,一旦期望与结果有差距,便会产生怀疑和不信任。

2. 维权意识过强

在就诊过程中,对医务工作者表现出来的怠慢或疏忽表现出强烈的维权意识和自我保护意识,从而容易引起投诉。例如:有许多口腔治疗手段和操作不适于在麻醉下完成,从而不可避免地给病人带来疼痛,病人将这种治疗中的疼痛和不适归咎于口腔医师的治疗水平,习惯性地进行抱怨甚至投诉。例如:一些患者单纯地认为"我花钱看病,就是上帝,你就该为我服务,让我满意",却忽视了医疗行业不同于一般服务行业的高风险、高科技的特点,稍有不如意或不满,就会造成医患关系紧张。个别患者甚至自持是"上帝",不尊重口腔医务人员的劳动,有些无理取闹,影响正常的医疗秩序。

此外,面对其他各种各样的投诉,如抱怨等候时间太长(这也是比较常见的一项投诉)等,口腔治疗尤其是牙髓病(同时也是大部分患者就诊的原因)的治疗相当的精细和繁琐,需要多次复诊,需要我们在事前做好准备。

【调查报告】　门诊病人投诉原因

[来源:沈家平.口腔医疗投诉的原因与分析　中国口腔医学信息,2002,11(8):175-177]

南京医科大学口腔医院沈家平等报告了2001年全年的门诊病人因在医疗过程中发生纠纷或不满而到医教科、院办或导医台投诉本院医务人员的案例共256例,其中对服务态度不满的100例、医疗质量不满的58例、收费不满的64例、消毒不满的8例、其他26例。

被投诉的科室或部门:口腔内科82例、口腔外科26例、口腔修复科34例、口腔正畸科23例、口腔特诊科13例、口腔综合科19例、口腔放射科6例、药房9例、化验室5例、种植中心11例,其他28例(包括厕所标志不醒目、病人候诊时间长、排队交费时间长等管理方面的问题)。

第三节　口腔医疗投诉防范

消费行为学研究表明:只有4%的不满意客户会投诉;96%的不满意客户不会投诉,但会将他们的不满意告诉16~20人。投诉只是众多意见的冰山一角。实际上在投诉之前就已经产生了潜在抱怨。潜在抱怨随着时间推移逐步变成现实抱怨,最后进一步转化为投诉。

强化口腔诊所的管理,首先要建立健全各项规范管理的制度,建立行之有效的监督考核机制,绩效与口腔医师综合目标奖和分配挂钩,奖优罚劣。与此同时,经常向员工进行宣传、教育,提高员工参与口腔诊所管理,加强自我质量控制的意识,也是非常必要的。在医疗体制改革的形势下,必须更新观念,以病人为中心,以竞争为动力,通过强化管理来提高口腔诊所的整体水平,主动适应口腔医疗服务市场的需求。为防范医疗投诉的发生,建议采取以下措施。

1. 加强员工思想教育

口腔诊所工作的根本宗旨是以病人为中心,救死扶伤,为病人提供优质的医疗服务,所以要求口腔医师从自律做起,切实加强职业道德建设,自觉纠正行业不正之风,牢固树立"以病人为中心"的思想,关心病人的疾苦,耐心解答病人的问题,细心地诊断治疗疾病,切实做到热情为病人服务。口腔诊所要广泛开展医德医风的宣传教育活动,同时加大监督与查处不正之风的力度。因此,树立高尚医德的教育必须经常抓,这样才能不断地增强全体员工全心全意为病人服务的意识,形成忠于职守、爱岗敬业、乐于奉献的良好风尚。

2. 提高质量加强训练

要不断强化口腔医师的专业技术训练,尤其是要注意"三基"的培训,提高诊疗水平和医疗质量。要求口腔医师不仅要有良好的医德医风,而且还要有高超的技术水平;既要有良好的服务态度,又要有严谨的工作作风。口腔医疗工作要努力达到高标准、高要求、高质量。

3. 自我保护重视法制

口腔诊所要重视法制教育,要依法行医。口腔医师要懂法,要熟悉与口腔医疗工作有关的法律法规。在实际工作中说话要谨慎,执行制度要严格,要自律,也要维权。在投诉中也有许多属于病人无理取闹的,他们提出一些无理要求,认为花了钱就应当得到万无一失的优质服务,稍不满意就争吵,就投诉,甚至谩骂、殴打医生。因此,国家为保障口腔诊所能够在社会主义市场经济的大环境中健康地发展,应当制定相应的法律法规。

4. 收费价格公开透明

作为盈利性的口腔诊所,要公开标明收费标准,让病人清楚明了,任何治疗的方案和价格都必须在得到他们的认可后才进行。只有这样,才能比较有效地解决这些投诉和防范其发生。如果能将一个合理的解释或说明在治疗前就跟病人作了沟通,产生误解的几率便会大大降低。

5. 履行知情同意告知

获得病人的知情同意,这不是出于经济的原因,而是出于对文化和传统的尊重。病人支持下的知情同意,往往是建立在更加充分的理解和考虑的基础上的,它更加精致和人性化,更加体现了尊重人的伦理学原则。知情同意书代表的是一种契约,只不过是为了要患者表示对于治疗情况知情,并且授权医生开展治疗。签订知情同意书是有关法律和规定要求口腔诊所方面必须做的工作,如果口腔诊所不履行知情同意这个环节,是要承担责任的。手术同意书不具有免除因口腔医务人员医疗过错而给患者造成损害后果应承担的民事责任的法律效力。

6. 美化活跃候诊环境

口腔医师和助手之间要有不亚于进行治疗时的充分默契和配合。例如:病人来到之后,其主诊医师仍在忙,导医护士便要向病人好好解释并热情接待,递上茶水书报,主动询问病人情况,简单做好记录等,不要让病人感觉到无聊、受冷落,而且有可能会在谈话的过程中减轻了某些病人对治疗的恐惧心理和紧张情绪,这就在很大的程度上方便了口腔医师接手后进行诊断和治疗的工作。

7. 积极开展科普宣传

不少口腔医疗纠纷是病人对口腔医学知识知之甚少,不了解口腔诊所的诊疗常规造成的。因此要减少口腔医疗纠纷,应加强开展口腔医学科普知识的宣传,包括向病人介绍到口腔诊所寻医方面的常识,让病人了解口腔诊所的工作性质、工作程序,理解口腔医师为病人的健康而付出了辛勤的劳动。

总之,口腔医疗投诉的原因是多方面的,概括起来说来自医方和患方,因此需要社会上方方面面的共同努力,口腔诊所要自律与维权相结合,使新时期医患关系得到明显改善,让精神文明之风吹进现代化的口腔诊所。

第四节 口腔诊所投诉处理

投诉可怕吗?是的,当投诉得不到解决时,80%的客户就不再回来了,很可怕!投诉客户也就是不满意的客户,即问题客户。每个口腔诊所每天或多或少的都会面临着问题客户的到来,当这些客户到来的时候,我们是什么样的态度?是热情接待、还是敷衍、还是躲避、还是狡辩呢?医生与患者的关系不是敌我关系,如果视问题客户为敌人,只能是自掘坟墓。

处理客户投诉是建立客户忠诚的最好契机。投诉的问题客户也不是敌人,患者合理的投诉是最好的礼物。如果是这种投诉反而对口腔诊所长远发展有帮助。甚至要感谢他。挑剔和投诉的患者也能成为我们的好朋友。

我们都有这样的亲身体会,在给就诊病人诊疗的过程中,治疗过程顺利时,病人赞许我们的工作,我们会有成就感;而当治疗出现了问题,牙冠脱落或者烤瓷崩裂,这时候我们就会发愁,病人也会抱怨、投诉。表扬与投诉就成了病人与诊所沟通的桥梁,能否将这座桥梁维护得更坚固、更美观,那就要看怎样处理"投诉"这个问题了。

投诉并不是件坏事,某种程度上,警示着我们的不足,提醒着我们要进一步的改善策略。投诉是就诊病人对口腔诊所的合理化建议,正确处理医疗投诉,不仅能够提升医院的服务水平,也能把潜在的财富变成现实的财富。处理好病人的投诉,将大大减少上法庭的几率。据统计,90%以上的这些医疗投诉官司,都是因为投诉者不能够从被投诉者处得到负责任的解释和补救措施。作为一名口腔医师,除了要有精湛的医术,更要有高度的责任心和客观地对待病人的投诉及建议,只有这样,口腔诊所才能在事业上取得成绩,在社会上才有竞争的动力和资本。

发生矛盾后,当事人最好不要直接接待患者。最好由口腔诊所专职人员接待,接待投诉的人要有亲和力,要尊重来访者,热情接待、用心倾听、善于沟通,有一定的调解能力和经验。尽可能将患者及家属带回投诉办公室,离开事发现场,以缓和患者的情绪,转移其注意力,避免对其他服务对象造成影响,而且有利于和病人进行谈话和有效沟通。

1. 认真倾听

接待者要热情诚恳,冷静礼貌,给投诉者充分的空间,把对口腔医务工作的不满情绪宣泄和表达出来,在最短的时间内缓解与安慰他们因医患冲突而导致的焦急与怨恨情绪;要认真倾听患方的申诉,对反映的问题认真记录,令投诉者感受到充分的尊重、理解与重视。

首先要做的是摆正我们的心态,就是站在病人的角度去想问题,试想当我们本人就是当事人时的状况,相信有 97% 的客人来投诉都绝对有他不满意的地方,即使投诉的患者看上去是在对你发脾气,也不要与他还击。患者的情绪或是反应很可能是由于畏惧或是受到挫败而造成的,让患者尽情发泄情绪,直至他愿意说出他真正在想投诉的是什么。大多数的人,包括你自己,都会以自我为中心。这也不是件坏事,这使得我们可以保护自己。只有站在病人和家属立场上,将心比心地想想,医生才能心平气和。

面对来投诉的病人,对于工作中存在的问题,正确的态度是客观评价、持续改进。对于病人的意见,不论其是否可行,口腔诊所都以认真的态度去倾听,可行的则立即改进。对事实或感受做正面反应,不要有抵触情绪。对来访者做到"三心",即热心接待,耐心听取,细心观察。绝大多数纠纷是起因于患者治疗未达预期效果或遭遇不幸,因此,接待人员对来访者要表示真诚的同情和关怀,热心接待,以取得来访者的信任;耐心听取意见,认真记录;细心观察,洞察来访者的心理状态,寻找方法控制来访者的激动情绪。有的投诉也许只是一场误会,但同样要认真对待。使病人产生误会也是沟通失当,也需要吸取教训。既然是投诉,那么病人此时必然带着不满甚至是愤怒的情绪,他们的语言或多或少都会不大客气,个别更可能会添油加醋地描述事情的经过。这时,要先安抚他们的情绪,让他们讲完他们所要表达的意思。

例如:当一位病人风风火火地来到口腔诊所,愤怒地说:"你们这里贴的烤瓷牙面是怎么搞的,无缘无故就掉了一块,害得我请朋友吃饭的时候什么面子都没了!"无论到底问题是发生在谁的身上,我们都不能急着为自己辩解,这时候需要做的只有一件事,就是以正确的心态耐心倾听,让投诉的病人把他的火都发泄出来,当我们对情况有了一个大概的了解,这时候开始作解释和补救才比较合适。我们都知道,一拳打在棉花上和一拳打在钢板上会有什么不同的效果,如果让病人的拳头打在了钢板上,那只会加深误会和矛盾,让事情进入一个无法调和的状况。相反,应该让病人明白我们绝对无意逃避问题,而是诚恳地倾听他们的意愿,并且非常感谢他们提出意见甚至是批评。

对于大多数口腔诊所而言,病人抱怨中只有10%的病人可以有机会向口腔诊所明确表述出来;而剩下的90%的病人没有机会向口腔诊所表述出来的,这些抱怨只能反映到一些行为中,例如拖欠口腔诊所的应付账款,对一线的服务人员不够礼貌等。而且,借助于网络,这些不开心的病人很容易会让上千人知道他(她)的感受。因此口腔诊所必须要在这个不愉快的事情发生之前快速解决,尽量给病人一个倾诉抱怨的机会,让他们有机会说出心中的不畅,同时尽量解决这些不畅的问题。另外,服务不周造成的危害是显而易见的。弥补这种危害带来的影响,应被视为是一次机遇而不仅仅是痛苦的例行公事。我们解决病人抱怨的时候,从两方面入手,一是为病人投诉提供便利,二是对这些投诉进行迅速而有效的处理。

2. 认真调查

对来访者反映的问题应本着实事求是的态度进行认真调查。坚持不护短,不偏袒,尤其对病人提出异议的情况下反复核实,客观科学地分析原因,必要时组织专家讨论正确定性。做好深入细致的调查工作,查明原因,分清责任;根据调查结果,在责任明确的情况下,本着公正、合理、适度可行的原则,妥善研究解决办法。

医患双方在责任认定和处理环节上存在较大分歧时,双方在争取自身利益的同时也要换位思考,加强沟通,尽量做到互谅互让;要将医患双方意见及处理结果及时予以反馈,力求使得双方对处理结果满意或基本满意。

3. 承担责任

也许在我们心里非常清楚,病人很可能是由于在吃饭的时候用齿不当,用烤瓷牙咬一些硬的食物从而导致了牙面崩瓷的发生,但是绝对不能马上指出他的不当,不能以硬碰硬。一是因为,我们需要站在他的角度来面对问题,其实病人的牙面当众崩瓷的那种尴尬,我们是可以想象的,一旦我们能够理解他当时的气愤和冲动,便不会急于推卸责任,反而是表现出我们的担忧和同情,这样一来他便会感觉到我们确实是为他着想的;二是因为,在他充分发泄他的情绪,冷静下来之后,将更容易接受我们给予的解释和补救措施,让他对我们的态度从愤怒转化成感激,甚至是欣赏。

在耐心听完病人的投诉之后,就必须给病人一个合理的解释。坦白承认给病人所带来的麻烦和失误。病人来投诉无非是想讨个说法求个公道,因为他们认为自己受到了欺骗。但是,值得提出的是,只要大家回想一下遇到过的问题,总结一下经验,便会发现其实很多情况是完全可以避免的,当时的盛怒也许只是因为一个误解。

在投诉案例当中绝大部分确实是由于双方沟通的不足导致这样或那样的失误产生,使得病人对这些失误不满。例如:临床中一个牙位的阻生情况不同或位置程度的不同,必然会使得治疗费用有所不同,而且由于原材料价格的不断调整,某些修复体的收费也必然会因实际情况的变化而需要进行调整,或上升,或降低,一旦我们没有跟病人解释清楚,那么病人很可能就会以为我们在蒙骗他。所以,事先给病人一个必要的说明比事后再补一个解释来得更重要。总之,在发展过程中,必然会有一个摸索的阶段,那么自然就会有不足之处,但只要我们有责任感,不逃避、推卸责任,而是客观、无惧地面对投诉,那么,一切的问题都会变成发展的动力和借鉴。

当病人讲述他们的问题时,他们等待的是富有人情味的明确反应,表明我们理解他们。若直接面对顾客的投诉,最好首先表示我们的歉意,若要以个人的名义道歉的话,就要表现得更加真诚。美国一家大型咨询公司的经理 Ron Zemke 如是说:跟他讲你明白他的不满,然后明确告诉他你将尽你个人的一切努力帮他,直到他满意为止。

对于有明显漏诊的病人,千万不要害怕病人流失而隐瞒真相,拖上 6~12 个月才告诉病人,更不要把漏诊等问题的责任人摆上台面。如果我们做错了,一定要及时道歉,而且态度要诚恳。争取大事化小,而不要把小事闹大。

4. 坚持原则

对于医疗意外及并发症者(占大多数),要以客观事实,医学科学知识为依据,做好耐心细致解释疏导工作,坚持原则,动之以情,晓之以理。即使来访者态度蛮横,也要体谅他们、因势利导,以得到患者及家属的理解,确保医疗工作的正常运行。

记住别人说的和我们所听到的可能会产生理解上的偏差。我们个人的分析、假设、判断和信仰可能会歪曲我们听到的事实。为了确保你真正了解,重说一遍你听到的、你的想法并问:"我理解得恰当吗?"而对一些为了各种各样无理的要求而来到诊所大闹的病人,则应该坚持原则,妥善地处理。例如:有一位病人因牙痛得厉害来到口腔诊所看急诊,当时他向医师提出要求要用最好的药物、最好的材料和最快的方法给他治疗,去除痛感。医师在治疗前便将有关的费用一一告知,病人当即表明同意治疗方案及收费标准。然而,当治疗完毕时,病人到收费台前却一改常态,意见牢骚很多,说什么收费太贵,就这么弄弄就要交那么多钱,还说要到消协投诉,要刊登到报纸上让媒体曝光。此时,当班的医师立即提出,这是在你的要求和同意之下,根据治疗的实际情况我们已经事先声明了的收费标准。用事实和刚柔并重的语气解决了这次蛮不讲理的纷争。事实上,只要确定在为病人进行治疗之前,医师已跟他落实了收费标准,就不需要担心,因为消协也有规定,只要是明码实价,并在消费前经双方一致认可的,那么消费完成后,对于消费者任何关于价格高低的不满与争执都是不予受理的。

5. 真诚感谢

病人提意见或投诉,正说明病人对口腔诊所还没有失去信心,这是给口腔诊所又一次改进的机会。我们应该甚至对病人在某种意外情况下所作出的反应和表现表示真诚的感谢:"谢谢您的协助,使我们能够发现问题,改进工作"。这样一来,原来几乎要流失的病人,反而变成了忠实的拥护者。口腔诊所的信誉度,取决于是否对病人负责,取决于病人是否最终满意。处理好投诉对口腔诊所树立品牌、改进工作意义十分重大。不断学习,持续改进,是口腔诊所文化的一项重要内容。持续改进,将帮助口腔诊所不断取得新的进步。

通过当事人员参与,使他们体会到医疗纠纷处理的艰难性,也了解纠纷引发的原因及患者对医疗工作的看法与态度。使他们吸取经验教训,增强防范医疗纠纷的意识,更好地改进工作。

【案例】 *处理客户投诉是建立客户忠诚的最好契机*

[来源:上海雅杰口腔门诊部郑金凤医师]

一天下午,大概一点半左右,我从外面办事回到门诊,我通常进入门诊的第一个动作就是环顾下大厅的候诊室,一眼就看到有一位秀气高雅的小姐和我们的领班护士坐在沙发上聊天,感觉很和谐,我还以为是领班护士的朋友,所以也没问什么就径直走进了办公室,过了一会儿,领班护士走进来告诉我:

"郑医生,外面的王小姐要求退钱,您去解决下看退多少合适?"

"啊? 我看你们聊不是很好吗? 是什么问题告诉我,怎么可以随便退钱呢?"

"王小姐说,前天晚上她和老公来看牙,之前是从网上了解我们门诊的,对我们门诊的印象很好很认可,可是来了之后,×护士的服务态度和今天的接诊语言严重刺伤了她的自尊,大概就这些,你还是去看下吧"。

听了领班护士的简单阐述,我快步走了出来,到了VIP洽谈区等领班护士把王小姐请进来。一见到她,我就很热情地而且微笑着伸出右手,和对方握手拉近了距离,然后我请她入座,我先自报家门"王小姐,您好,我是门诊的负责人,您有什么不舒服的直接跟我说,刚才我也初步了解了一点情况,我非常感谢您能给我们提出宝贵的意见! 不介意的话您这个朋友我交定了,看您也是位有修养有涵养的女士,估计也是企业的高管吧?"

"不是,你高抬我了"。

"您是对我们的哪个环节不满意或让您感觉到受委屈了呢? 可以说给我听听吗?"

"我前天晚上7点多钟和我老公一起来看牙,你们就一个医生一个护士,我在治疗牙。我老公就让护士给他洗牙,护士说出洗牙的价格高出你们的价格表的价格,付钱的时候我们就很不开心,护士就显得很烦,然后今天我是本身约好3点钟来复诊的,由于我3点有急事,于是就在中午给你们打了电话想提前来复诊,谁知道又是那个护士接的电话,她说不可以改约,我们医生还要看其他的客户都预约了,所以,我一下子就决定不看了,把剩余的费用退给我就行了"。

"哦,是这样,我理解,如果是我也会很生气,我向你表示道歉,是我没有及时把新进的实习生培训好,这位护士是刚来不久的实习生,今天中午刚好又是她值班,她没有做过前台,还没来得及培训,刚好那会我们优秀的前台接待出去了,您看就发生了这样的事,我真的非常抱歉,我一定会重视你提到的问题。以后杜绝类似的事情再发生。"那您对我们医生有意见吗?"

她说:"医生很好,技术也好,今天牙齿就不痛了"。

"是啊,你主要的问题是解决牙痛对吗,今天换次药,再来一次就结束了,何必要再找一家呢?不是钱的问题,关键是我不想失去您这样高素质的客户,更不想让您失望,我们是要做品质的,放心吧,我们的医生都是名牌医科大学出来的,都有多年的工作经验,给您看牙的主诊医生是上海同济大学毕业的,会让您满意的,我们会虚心接受您的意见,我今天给您换一位助手,给我们一个改进的机会。好吗?跟我来,我来安排下让医生给您先看吧"。

她笑了,"本来我是决定不看了,看你这么诚恳。"

此时我已经走出来到三号诊室,说:"林医生,来,准备先给王小姐换药吧,其他约好的客户稍微往后延迟下"。

此时,领班护士和主诊医生都很惊诧,都还没转回神来。

过后,领班护士问我:"郑医生,你是怎么搞定的呀,我把该说的都说完了,她都坚决要退款"。

下面我们来总结下如何搞定这位问题客户:

(1) 要把问题客户当朋友,热情接待。

(2) 适当赞美对方。

(3) 控制客户愤怒情绪倾听客户的诉说。

(4) 感同身受,换位思考。

(5) 虚心接受,表示道歉。

(6) 不要为自己辩白。

(7) 消除客户抱怨。

(8) 积极解决问题。

(9) 化干戈为玉帛,赠送贵宾卡。

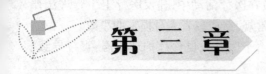

第 三 章

口腔医疗事故

医疗事故是指在医疗过程中,由于医务人员的责任和技术上的原因,造成患者的死亡、残疾、组织器官的损伤、功能的障碍等不良后果者。在整个医疗事故范畴内,口腔医疗事故的发生率是极低的。随着我国医疗体制改革的不断深入,口腔医疗市场竞争日趋激烈,口腔诊所医疗事故的发生将会日渐增多。这些口腔医疗事故导致了严格的监督和惩罚。当对原始受害者——即受到伤害的病人——造成极其痛苦的医疗事故公诸于世时,社会最常见的做法是尽力抚平责难以及惩罚个人。

众多学科的科学研究已经很明确地得出下述结论:在复杂的体制中,能增加安全性的不是忠告本身,而是对设备、岗位设置、辅助体系和组织机构的合理设计。对此应引起口腔诊所足够重视,提高思想认识,自觉执行卫生行政部门的有关规定,遵守医护操作技术常规、强化医疗质量管理。根据口腔诊所的客观条件、业务水平、诊疗项目,制订相应的防范措施,认真执行,是完全可以避免或减少医疗事故发生的。

第一节 医疗事故的构成特点

卫生部 2002 年出台《医疗事故分级标准》,用 227 种造成患者人身损害的后果,划定了医疗事故的各种细致等级。原来被一些口腔诊所认为无足轻重的"小事",也被列入最轻量级的医疗事故之中,如:拔除了患者健康恒牙,或造成患者面部轻度色素沉着,口周及颜面软组织轻度损伤等。一旦口腔医生违反了规章制度,发生了差错事故,医院可以对他批评处分,执法部门也可以追究他的法律责任。

根据 2002 年国务院公布的《医疗事故处理条例》规定,医疗事故(medical accidents)是指医疗机构及其医务人员在医疗活动中,违反医疗卫生管理法律、行政法规、部门规章和诊疗护理规范、常规,造成患者人身损害的事故。

(1) 医疗事故:诊疗护理过程中,由于医务人员诊疗护理错误,直接导致病员死亡、残疾、组织器官损伤致功能障碍。

(2) 医疗差错:医务人员责任心不强、粗心大意、不按规章制度及操作规程办事,发生一般性错误,未造成不良后果,或经纠正未酿成事故。

(3) 医疗意外:诊疗护理过程中,由于无法抗拒的原因,导致病员发生难以预料和防范的不良后果。

(4) 医疗并发症:医疗护理中发生的难以避免和防范的不良后果,与诊疗护理无直接因果关系。

(5) 医疗纠纷:医患双方对医疗后果及原因在认识上发生分歧,当个人要求追究责任或赔偿损失,必须经法律裁决或行政方式解决的医患纠葛。

《办法》第 3 条明确指出:在诊疗护理工作中,有下列情形之一的,不属于医疗事故:①虽有诊疗护理错误,但未造成病人死亡、残疾、功能障碍的;②由于病情或病人体制质特殊而发生难以预料和防范的不良后果的;③发生难以避免的并发症的;④以病人及其家属不配合诊治为主要原因而造成不良后果的。

一、医疗事故特征

1. **必须有严重损害结果**　直接造成了病人死亡和伤害等严重后果。所谓"直接"造成,是指不是凭臆想、虚幻猜测得出的假设结论。所谓"严重损害后果",是通过分析,依损害后果的程度不同所作出的医疗事故与医疗差错的区分。医疗事故的标准是客观的,没有造成医疗事故的损害结果,就不能认为是医疗事故。

2. **必须有违反诊疗常规的行为**　在诊疗护理过程中,违章与违法行为分为作为与不作为两种。责任人用积极行为去实施某种违法行为,如某口腔医师在手术中故意或误将病人正常的牙齿拔除,保留了有病变的牙齿。那么该口腔医师实施了法律所禁止的"任何人不得侵害他人的生命和健康权利"违法行为,即作为。所谓不作为,是指责任人消极地不去实施自己应尽的义务而造成病员严重损害。

3. **必须有因果关系**　发生了病人死亡或残疾等严重损害结果,首先应查明是否同医务人员的诊疗护理行为有因果关系。如某口腔医师在手术中因操作过失,造成病人失去正常牙齿,这种因果关系是明显的。但在某些场合,由于情况复杂或存在假象,要确定因果关系是困难的,必须凭借技术鉴定才能判断。

4. **必须在主观上有过失**　判定医疗事故应坚持过失责任原则,这里有两层涵义:一是主体行为人有故意,就是属医疗事故,而构成故意杀人或伤害犯罪;二是行为人主观上确实有过失,才负事故责任,否则就不能定为医疗事故。医疗事故中,过失是指:医务人员应当预见自己的行为可能会产生不良后果,却因为疏忽大意没有预见,或者已经预见到而轻信能够避免,或因玩忽职守、渎职造成严重不良后果。同时还必须考虑到医疗行为的特殊性。医疗行为是以被医病侵袭的人为对象而进行的临床活动。由于就医前的心理、生理、病理状态的复杂性,医务人员有时不得不冒一定的风险去争取较好的疗效,有时不得不采取损害病人的某些局部机体而保全和换取整体的利益。在医疗过程中,出现一些无法预见和防范的医疗意外也是难以避免的。另外,临床医疗措施本身有可能造成不可避免的消极后果,如大量的合成药物和新的现代医疗器械应用于临床,都可能发生相应的或暂时尚弄不清楚的医源性疾病。药械作用也有两重性,它既能治病,也能损害机体。这也就决定了医疗事故的复杂性、多源性的特点。医疗行为的根本目的是治病救人,无论从法律还是医德的角度来看,只要诊疗、抢救措施是积极的、有益的、必需的,而对机体未形成不必要严重损害,就应当受到当律的保护和道德的肯定。

二、医疗事故分级

为了客观划分医疗事故等级,卫生部于2002年以中华人民共和国卫生部第32号令的形式颁发了《医疗事故分级标准(试行)》。根据对患者人身造成损害的程度,医疗事故分为四级:

一级医疗事故指造成患者死亡、重度残疾的。一级又根据损害程度分为甲、乙两等;

二级医疗事故指造成患者中度残疾、器官组织损伤导致严重功能障碍的。二级又分甲、乙、丙、丁四等;

三级是指造成患者轻度残疾、器官组织损伤导致一般功能障碍的,也分为甲、乙、丙、丁、戊五个等级;

四级是指造成患者明显人身损害的其他后果的医疗事故。

第二节 造成医疗事故的原因

口腔医学专业除了颌面外科外一般不会发生医疗事故,医疗事故是内科、外科、妇产科、儿科等专业的事,因此,在口腔医学教育中忽视了法学教育的必要性。通过大量口腔医疗事故的分析,我们发现,口腔医疗事故一般是由以下几个因素造成的。

1. 人的因素

规章制度不健全,职责划分不明确,造成口腔医疗事故。思想重视程度低,不按技术操作规程工作,违章操作是造成口腔医疗事故的主要原因。精神因素,如口腔医师情绪过度兴奋或压抑时,都会造成注意力难以集中,自身控制失常,导致差错和事故发生。口腔医疗技术水平低下,经验不足、技术能力差、缺乏协调能力者易发生事故,这一点在进修、实习医师中表现尤为突出。

2. 设备器材因素

检查、诊疗设备在设计、制造、安装过程中存在重大缺陷和隐患,会造成口腔医疗事故。设备超负荷、超龄运行,没有定期校验、维修、保养,也是事故发生的温床。设备无必要的安全保护装置,如漏电等都可能是造成医疗事故的原因。包括药品、医疗器械、卫生材料等。牙科制剂质量性能不符合要求,卫生材料和器械品种规格不配套不合标准,口腔医疗器械消毒不完全或二次污染都会造成医疗事故。

3. 环境因素

口腔诊所噪声、粉尘、烟雾、潮湿、缺氧、照明不足、放射源、交变磁场以及高低温环境会使人体自身调节困难,出现倦困乏力,严重时会损伤身体。老年人的反应更加强烈,甚至造成医疗事故。

4. 时间因素

节假日前后,刚上班或临近下班,人们安全意识松懈,是事故多发期。如遇临时性突击工作,往往准备不充分,且时间紧、任务重,可能会放松安全防范要求,忙中出乱,乱中出错,从而酿成医疗事故。人体中存在体力盛衰时期、情绪波动周期和智力周期。人体生物节律也可能影响到事故的出现。

【案例】 口腔科临床实习生引发的医疗差错事故 42 例分析

[来源:卢东民,盛美春.浙江临床医学,2000,2(1):53]

浙江省湖州市牙病防治所卢东民和湖州市第一医院盛美春收集了牙病防治所及三家医院口腔科十五年来口腔科实习生拔错牙、器械误入消化道、呼吸道、车针误伤唇颊舌黏膜、开髓侧穿或底穿等差错事故 42 例,从患者的性别年龄加以分类,并深入分析造成差错事故的原因,从中吸取教训,为口腔科临床实习带教医生提供一些帮助。

1. 临床资料

(1) 拔错牙的 8 例中,因首诊实习生思想不集中错写牙位而导致复诊时另一实习生拔错牙的有 3 例。如在正畸科实习的同学把应拔除的牙错写,而导致另一同学拔错牙;因错把刚萌出的恒牙当作乳牙或额外牙而拔除的有 2 例;因拔牙过程中上错牙钳或牙挺,用力不当而拔错牙的有 1 例;另有 2 例因实习生拔牙前没有很好地与患者沟通,医师的诊断意见没有向患者讲明而导致医生所拔牙齿并非患者所要拔的牙齿,引起纠纷。以上 8 例差错基本上发生在后期实习生身上,同时预先都没有请教带教老师。

(2) 器械误入消化道的 7 例中,口腔内局部麻醉时注射器针头掉入口腔内,因患者紧张误咽入消化道的有 2 例。其中 1 例卡在食管经食管镜取出,另 1 例进入胃肠道经大便排出;另有 5 例实习生操作不规范、不熟练导致扩大针脱手掉入口腔,患者误咽而进入消化道,经 X 线跟踪均在 3 天内经大便排出。以上 7 例均因带教老师及时发现,并马上采取相应措施而未造成严重后果。

(3) 因车针误伤者 13 例唇颊舌黏膜的病例中,有 6 例是修复科实习生牙备片切牙齿时,因没有做好支点造成舌黏膜损伤;6 例是实习生给患者作开髓治疗时因事前没有对患者讲明,操作时支点又没做好,故而在治疗时患者因疼痛而突然动作,造成车针误伤颊舌黏膜;另有 1 例是因车针未夹紧滑脱而致。

(4) 器械误入呼吸道的 2 例,均发生在妇女儿童。在进行前牙根管扩大时,由于突发疼痛,头部动作,导致扩大针脱手而误入呼吸道。经及时请耳鼻喉科医生会诊,用支气管镜取出。

(5) 因实习生对牙体结构不熟悉,又不及时请教带教老师而造成髓腔侧穿或底穿 12 例。

2. 教训和体会

(1) 拔错牙是口腔科门诊中的严重差错事故(严重者可定性为三级医疗事故)。在本组 42 例中占 8 例,在某种程度上给患者造成了小残疾。在 8 例拔错牙病例中,儿童占了 5 例,占多数。

(2) 注射针头和扩大针误入消化道、呼吸道,大多因为实习生临床经验不足,方法不得当所致。器械一旦滑脱,医生自己首先不要惊慌,然后嘱患者放松低头吐出;一旦器械误入消化、呼吸道,应马上请相关医生会诊。

(3) 实习生进入临床前必须熟练掌握开髓,备洞,牙备等技术,操作时务必做好支点,先从低速手机开始练习,然后再练习高速手机,循序渐进,并掌握好高速手机的操作要领。

(4) 教学医院应按教学大纲要求安排业务精良、工作勤恳负责又热心教学工作的医生从事教学带教工作。

(5) 带教老师要时刻教育实习生安全医疗的重要性,特别是在实习生期即使实习生能够独立操作,带教老师也不能离开,以便及时发现问题及时解决,消除不必要的医疗差错事故的发生。

第三节 医疗事故鉴定处理

凡是患者对治疗过程中的服务质量或治疗结果不满意,而发生与医疗方争执的案例通称为"医疗纠纷"。这并不是说,一发生医疗纠纷,就是医方的过失。医疗纠纷的解决途径有两种,一是双方协商,达成书面协议。一旦达成协议后,就不能再采取第二途径,除非又找到了一些新的重要的能说明协议不公平的证据。第二途径就是法律诉讼,法庭取证的重要依据就是"医疗事故"鉴定。

一、医疗事故的鉴定

1. 鉴定组织

医疗事故技术鉴定由医学会主持。由设区的市级地方医学会和省、自治区、直辖市直接管辖的县(市)地方医学会负责组织首次医疗事故技术鉴定工作。

省、自治区、直辖市地方医学会负责组织再次鉴定工作。必要时,中华医学会可以组织疑难、复杂并在全国有重大影响的医疗事故争议的技术鉴定工作。

医学会内成立专家库,专家可以是卫生专业技术人员,也可以是法医,且不受行政区域的限制。

2. 鉴定程序

医疗事故技术鉴定由负责组织医疗事故技术鉴定工作的医学会组织专家鉴定组进行。每次参加鉴定的专家由医患双方在医学会主持下从专家库中随机抽取,共同组成。专家组进行医疗事故技术鉴定实行合议制。专家鉴定组人数为单数,涉及的主要学科的专家一般不少于鉴定组成员的二分之一;涉及死因、伤残等级鉴定的,应当从专家库中随机抽取法医参加专家鉴定组。鉴定实行回避制度。具体程序如图 3-1 所示。

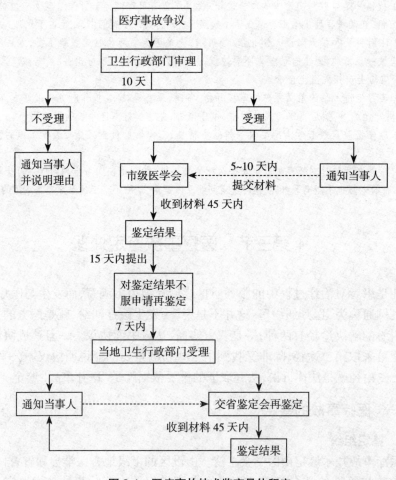

图 3-1　医疗事故技术鉴定具体程序

【案例】 拔牙引起医疗事故鉴定1例分析

[来源:朱光第,陈华.华南国防医学杂志,2008,22(3):4]

1. 案例资料

某女,36岁,因左下第三磨牙冠周炎反复发作在某医院口腔科就诊,经拍片,初步诊断为左下颌第三磨牙近中水平阻生,行第三磨牙拔除术。局部麻醉后,用剪刀剪开左下7齿远中的牙龈,彻底分离,充分显露第三磨牙的牙冠部,在其近中"冠顶"处向下后方劈开此牙,以消除邻牙阻力;用牙挺先挺出第三磨牙远中的大部,再取出牙冠的残余部分。据手术者介绍,劈冠锤击5~6下,整个拔牙过程很快,历时约5分钟,出血不多。患者术中感觉到剧烈疼痛,拔牙后回家继续流血,肿痛难忍,不能张口进食;两天后,面部越来越肿,颈部皮肤出现青紫色。术后第3、4天复诊时,医生认为系拔牙术后感染,给予抗生素治疗。拔牙后15天,该院X线片检查,报告左下颌骨粉碎性骨折,即行骨间结扎固定。6天后转上级医院,在上级医院拔除两侧上颌第三磨牙、行上下牙弓结扎固定。4个月后复查,颜面左右基本对称、开口度正常、全景片骨折线消失。目前患者自感左面疼痛、咬合无力、下唇麻木。

2. 争议焦点

患方观点:行拔牙术时,医方的错误,是导致左侧下颌骨骨折的主要原因,故认定为医疗事故。于是,向当地医学会提出医疗事故鉴定申请。

医方观点:下颌骨骨折是下颌阻生第三磨牙拔除术的并发症之一,也是医源性骨折的主要原因;医方的医疗行为没有违反有关医疗法规、诊疗规范和常规操作,故不构成医疗事故。

当地医学会医疗事故鉴定机构鉴定意见:骨折的原因:①发生骨折区域骨质横断面积较小(高度、厚度不足);②左下第三磨牙水平低位阻生;③医师操作存在不当。鉴定结果:属于4级医疗事故,医方承担次要责任。省医学会医疗事故鉴定机构鉴定意见:对当地鉴定结果患方表示不能接受,按照有关规定,向省医学会医疗事故鉴定机构提出再次鉴定申请。省医疗事故鉴定专家一致认为,本案例系拔除水平阻生的下颌第三磨牙导致下颌骨的完全性骨折,医生的手术操作不当与骨折的发生有直接的关系。最后鉴定意见:属4级医疗事故,医方承担主要责任。

3. 讨论

下颌骨骨折作为下颌第三磨牙拔除术的偶见并发症、在口腔颌面外科学教科书中已有记载。发生此类并发症是否属可容许的并发症,医方是否可以免责,是事故鉴定中最有争议的问题。本案例中,医方也把这一点作为免责的主要论据。作者认为,问题的关键是要把握医生对此并发症有否预期,手术中是否采取了有效的预防措施;如果术前已有相当的预见、确实采取了具体预防措施,依然出现并发症,则应视为疑难的病例或难免的并发症,医生应适当免责,但医方必须提供充分的证据。本案例系门诊手术,对病情判断无详细记载,整个手术记录仅一句话:"局麻下拔除";同时,发生下颌骨骨折后未能及时发现,延误15天之后才确诊。由此说明医方对此并发症没有足够认识,预防措施欠缺,因此不具备免责的法律依据。本案例提醒临床医生,即使门诊手术操作也应该严格照章办事、完善病历资料。

本案例医方在诊断上有一定的失误,处理上缺乏经验。据术前X线片,当地医学会和本次事故鉴定专家均认为本病例为下颌第三磨牙的"水平阻生",而医生的原诊断是"近中水平阻生"。细微的误差、概念的模糊,使其对拔牙阻力的分析产生错误。一般说来,水平阻生牙的阻力既有邻牙的阻力,还有颊侧、远中或舌侧牙槽骨处的阻力。有经验的术者多要作下颌第二磨牙颊侧的龈切口、翻开龈瓣,适当凿去牙槽骨;充分显露阻生牙,采用适宜的方式劈冠,以解除所有各个方向上的阻力;最后从阻力最小的方向挺出牙齿。所以,拔除此类阻生牙的难度较大,手术时间多较长。如果操作正确,出现完全性骨折并不多见。

根据上述两方面的分析,做出医方承担主要责任的鉴定意见。双方对此鉴定,未再提出异议。

二、医疗事故的处理

处理医疗事故争议必须遵循公开、公平、公正的基本原则。对医疗事故争议的处理有三种途径,发生医疗事故的赔偿等民事责任争议,医患双方可以协商解决;不愿意协商或者协商不成的,当事人可以向卫生行政部门提出调解申请,也可以直接向人民法院提起民事诉讼。即:医患双方协商解决、卫生行政部门调解和向人民法院提出诉讼解决三种途径。无论是协商解决还是调解解决,都应当制作协议书,协议书应载明双方当事人的基本情况和医疗事故的原因、双方当事人共同认定的医疗事故等级以及确定的赔偿数额等,并由双方当事人在协议上签名。鼓励医患双方协商解决,但人民法院的判决具有强制性,法律效力最强。

医疗事故的赔偿要根据医疗事故等级、医疗过失在医疗事故损害后果中的责任程度和医疗事故后果与患者原有疾病状况之间的关系确定具体赔偿数额。赔偿的项目有医疗费、误工费、住院伙食补助费、残疾生活补助费、残疾用具费、丧葬费、被扶养人生活费、交通费、住宿费和精神损害抚慰金十个项目。

卫生行政部门应当依照有关法律法规的规定,对发生医疗事故的口腔诊所和医务人员作出处理。口腔诊所发生医疗事故的,可以根据医疗事故的等级和情节,给予责令改正、警告、责令限期停业整顿、吊销执业许可证等处分;对直接责任医务人员可给予行政处分、纪律处分,责令停止执业活动、吊销执业证书等处分,构成医疗事故罪的,依法追究刑事责任。

在我国的口腔诊所里,发生了医疗事故,口腔诊所会不动声色地组织人来调查,调查的目的是找出责任人,确定各自的责任有多大,然后悄悄进行行政处理。他们认为让别的口腔诊所知道自己口腔诊所里发生了医疗事故是耻辱。国外的口腔诊所在发生了医疗事故之后则是立即公开调查。公开的目的是让同行引起警觉,避免发生同样的事情。调查的主要目的并不是为了揪出责任人,而要搞清楚是在哪个环节上出了漏洞,是什么原因造成的疏漏,应该怎样来防范它,这叫"对事不对人"。

【案例】 口腔科临床医疗差错事故 2 例分析

[来源:王文革.云南苍洱律师事务所]

案例1:原告因需施拔牙术而到某市人民医院就诊,拔牙后患侧下唇一直有麻木、迟钝的感觉和患侧上下牙咬不拢,原告多次到被告处复诊,但是被告一直未能找出原因,三周后才发现患侧下颌骨角部骨折,原告在另一家医院手术治疗下颌骨角部骨折后与某市人民医院(该医院认为下颌骨角部骨折是拔牙手术的并发症,不予赔偿)协商未果,而将该医院诉诸法院,经司法鉴定后认定:患者下颌骨角部骨折虽是拔牙术的并发症,但是该医院在为原告拔牙时劈冠、挺牙时用力的大小及方向有不当之处,对下颌骨角部保护不足,对患侧角部骨折的结果有过错,此过错与下颌骨角部骨折有因果关系,最终此案以医院赔偿原告的相关损失而结案,该医院及该医务人员的声誉受到较大影响。

案例2:患者因施拔牙术而到某医院就诊,拔牙术中发现患侧下颌角部骨折,术者将相关的病情与患者谈清楚,在取得患者同意后,对患者实施了颌间牵引固定术,同时在医务科和患者律师的参与下,双方以协议的方式秘密结束此案,医院声誉未受到影响。

[分析]

比较案例1和案例2可以看出:同样的一个损害结果,但由于两家医院管理部门和医务人员的法律意识的差别,不同的理念出现了不同的结果,案例1中的医院管理人员还停留在《医疗事故处理办法》的不是医疗事故就不赔偿的旧观念,更不知道举证责任倒置对医疗纠纷案件的影响,才使医院声誉受到不必要的损害。

分析以上案例可以看出:除了提高业务素质及诊疗水平和医疗服务的质量这一根本出路外,医疗机构通常想通过医疗技术鉴定委员会鉴定为不是医疗事故的方法来免除己方的责任已是行不通的,关键是提供医疗服务时没有过错的证据。因为根据《最高人民法院关于参照〈医疗事故处理条例〉审理医疗纠纷民事案件的通知》的规定,目前医疗纠纷案件中,对于不是医疗事故的案件,人民法院可以通过司法鉴定来确定医务人员在提供医疗服务时有无过错这一方式来明确医方是否要赔偿患者的损失,医疗纠纷案件的审理模式已发生很大的变化。因此口腔医务人员在提供口腔医疗服务时,还要意识到自己正在履行医疗合同义务,要注意和收集相关的证据以证明自己已经遵照相关的技术规范提供医疗服务,以证明没有过错,以避免一些不必要的医疗纠纷诉讼,必要时能够胜诉。

【案例】 商河法院判决推翻医疗鉴定案

[来源:记者严玲玲 通讯员陈宜森.大众网-生活日报,时间:2005-12-29]

李先生和一个口腔诊所的医疗纠纷可谓百转千回。本来,医疗鉴定的结论写明牙医应该免责,但是患者因为多次治不好告到了法院,而诊所却没能证明自己无过错,根据医疗纠纷举证倒置原则,这家诊所目前被商河法院认定有过错,需赔偿患者医疗费1549元。

这是一起发生在商河的医疗损害赔偿纠纷案。李先生在收到济南市医学会认为不属医疗事故的鉴定后,开始感到非常绝望。他是在2004年10月到这家口腔诊所内补牙的,过了不到两个月,诊所的胡医生又为他的左侧两颗牙做了牙套固定。诊所虽然收钱不多,前后只有70元,但令李先生想不到的是,两颗牙齿治疗后却不能咬合了。这不仅导致他感觉特别不舒服,而且还直接影响了吃东西。

此后,李先生又多次到诊所治疗,但诊所都没有给他治好。2005年8月,李先生不得不先后7次到省城的大医院进行治疗。后经济南市医学会鉴定,这起纠纷不属医疗事故。为此,诊所"理直气壮"地表示不承担李先生的经济损失。

但是,事情到了法院后却出现了转机。法院认为,本案虽不属医疗事故,但李先生经诊所治疗后牙齿无法咬合的事实却存在。对此,根据医疗纠纷举证责任倒置的原则,诊所应当提供证据,证明自己的医疗行为没有过错,李先生牙齿的无法咬合也不是自己造成的。据此,法院认为诊所既然无法举证,就应当对患者李先生适当予以赔偿。

[评论]

举证责任倒置是指提出权利请求和事实主张的一方当事人承担证据的责任。我国民事诉讼法对举证责任的分配,通常遵循"谁主张,谁举证"的原则。2002年4月,最高人民法院颁布的《关于民事诉讼证据的若干规定》(以下称《规定》)9月份正式实施,其中第四条第八项规定:"因医疗行为引起的侵权诉讼,由医疗机构就医疗行为与损害结果之间不存在因果关系及不存在医疗过错承担举证责任",即医疗纠纷举证责任倒置。规定的实施,不仅切实维护了患者的权益,对医疗机构也是一个不断完善、规范的良好契机。

最高人民法院关于医疗纠纷"举证责任倒置"的司法解释颁布后,许多医师对该规定产生了误解,认为只要是因医疗行为引起的侵权纠纷,均由医院承担举证责任。对此,最高人民法院民一庭负责人就审理医疗纠纷案件的法律适用问题答记者问时明确指出:"第一,患者应当承担初步举证责任。在医疗损害赔偿诉讼中,患者应当对损害赔偿请求权的成立,负有初步的举证责任。即原告首先应当证明其与医疗机构间存在医疗服务合同关系,接受过被告医疗机构的诊断、治疗,并因此受到损害。这种证据法理论上"提出证据责任"。如果患者不能提供证据对上述问题提供证据予以证明,其请求权是不能得到人民法院支持的。第二,举证责任是可以转移的。如果患者对损害赔偿请求权成立的证明达到了表见真实的程度,证明责任就向医疗机构转移。也就是说这样的情况下,医疗机构应当提供证据反驳原告的诉讼请求,即医疗机构应当证明其医疗行为与损害结果之间不存在因果关系或其医疗行为没有过错,这是合情合理的。如果医疗机构不能提出具有合理说服力,足以使人信赖的证据,医疗机构就要承担败诉的结果。从这种意义上讲,"医疗侵权"的举证责任并非倒置,而是举证责任转移的结果。第三,由最高人民法院民一庭负责人就审理医疗纠纷案件的法律适用问题答记者问可以看出,即便是因医疗行为引起的侵权诉讼,也并不是完全举证责任倒置,而是部分的举证责任倒置。

最后,最高人民法院司法解释中确定医疗纠纷举证责任倒置是有依据的。首先,根据举证责任分配的原理,举证责任公平分配应考虑举证的可能性,这是由证据距当事人距离的远近决定的。由于医疗过程的高技术性和信息的不公开性,作为患者的原告距离证据的来源较远,取得证据的可能性甚微,如果按照"谁主张,谁举证"的原则,作为原告的患者一方几乎注定要败诉。相反,作为被告的医院,掌握着各种医疗专业知识和技能以及各种诊疗常规和操作规程,医务人员可以从多方面来证明自己没有过错,要拿出相应的证据并不能,因此由医院对过错事实承担举证的责任,更有利于查清事实,符合举证责任的实质分配要件。其次,对医疗纠纷因果关系和医疗过失的认定,涉及医疗领域的专门问题,一般都需要通过医学会组织专家进行医学鉴定才能认定。医疗机构所承担的举证责任无非是申请医学鉴定、启动鉴定程序。这种意义上的举证责任倒置,对医疗机构而言并没有明显加重其负担,我们完全没有必要对这个问题过度的担心。

第四节　处理医疗事故法规

　　为了正确处理医疗事故,保护患者和医疗机构及其医务人员的合法权益,维护医疗秩序,保障医疗安全,促进医学科学的发展,国务院 2002 年第 5 号令公布了《医疗事故分级标准(试行)》。为了科学划分医疗事故等级,正确处理医疗事故争议,保护患者和医疗机构及其医务人员的合法权益,卫生部 2002 年第 32 号令发布了《医疗事故分级标准(试行)》。为规范医疗事故技术鉴定工作,确保医疗事故技术鉴定工作有序进行,卫生部 2002 年第 30 号令发布了《医疗事故技术鉴定暂行办法》。要求医疗事故技术鉴定工作应当按照程序进行,坚持实事求是的科学态度,做到事实清楚、定性准确、责任明确。

　　按照《医疗事故分级标准》的规定,口腔医疗许多操作失误都可能造成医疗事故,除了感染、过敏等一般的伤害以外,拔除健康恒牙、器械或异物误入呼吸道或消化道需全麻后内镜下取出、口周及颜面软组织轻度损伤、非解剖变异等因素拔除上颌后牙时,牙根或异物进入上颌窦需手术取出等都划入四级医疗事故,必须引起我们的注意。而司法鉴定中口腔黏膜破损、舌损伤、唾液腺及导管损伤、外伤致使牙齿脱落或者牙齿缺损、牙齿松动 2 枚以上或者三度松动 1 枚以上,都定为对人身的轻微伤害。

　　目前,在一些地方法规中已明确将医患关系纳入消费者权益保护的范畴内,进一步加重了医疗机构的责任,如浙江省人大发布施行的《浙江省实施〈中华人民共和国消费者权益保护法〉办法》的有关规定。

　　对口腔诊所在诊疗过程中发生的医疗纠纷,应当坚持依法处理和切实维护口腔诊所合法权益的原则。口腔医疗机构要依法建立健全内部规章制度,从源头防止各种医疗纠纷和事故的发生。在诊疗过程中应注意收集和保存相关原始资料,一旦发生医疗事故才能分清责任,促使纠纷顺利解决。对于患者的无理要求,则应坚决抵制,要按照公安部、卫生部联合发布的《关于维护医院秩序的联合通告》的规定,对各种扰乱口腔医疗机构正常秩序、阻碍医护人员依法执业的行为予以打击,依法维护自身的合法权益。

【附录1】 **医疗事故处理条例**
[来源:2002 年 2 月 20 日国务院第 55 次常务会议通过,2002 年 4 月 4 日中华人民共和国国务院第 5 号令公布,自 2004 年 9 月 1 日起施行]

第一章　总则

第一条　为了正确处理医疗事故,保护患者和医疗机构及其医务人员的合法权益,维护医疗秩序,保障医疗安全,促进医学科学的发展,制订本条例。

第二条　本条例所称医疗事故,是指医疗机构及其医务人员在医疗活动中,违反医疗卫生管理法律、行政法规、部门规章和诊疗护理规范、常规,过失造成患者人身损害的事故。

第三条　处理医疗事故,应当遵循公开、公平、公正、及时、便民的原则,坚持实事求是的科学态度,做到事实清楚、定性准确、责任明确、处理恰当。

第四条　根据对患者人身造成的损害程度,医疗事故分为四级:

一级医疗事故:造成患者死亡、重度残疾的;

二级医疗事故:造成患者中度残疾、器官组织损伤导致严重功能障碍的;

三级医疗事故:造成患者轻度残疾、器官组织损伤导致一般功能障碍的;

四级医疗事故:造成患者明显人身损害的其他后果的。

第二章　医疗事故的预防与处置

第五条　医疗机构及其医务人员在医疗活动中,必须严格遵守医疗卫生管理法律、行政法规、部门规章和诊疗护理规范、常规,恪守医疗服务职业道德。

第六条　医疗机构应当对其医务人员进行医疗卫生管理法律、行政法规、部门规章和诊疗护理规范、常规的培训和医疗服务职业道德教育。

第七条　医疗机构应当设置医疗服务质量监控部门或者配备专(兼)职人员,具体负责监督本医疗机构的医务人员的医疗服务工作,检查医务人员执业情况,接受患者对医疗服务的投诉,向其提供咨询服务。

第八条　医疗机构应当按照国务院卫生行政部门规定的要求,书写并妥善保管病历资料。

因抢救急危患者,未能及时书写病历的,有关医务人员应当在抢救结束后6小时内据实补记,并加以注明。

第九条　严禁涂改、伪造、隐匿、销毁或者抢夺病历资料。

第十条　患者有权复印或者复制其门诊病历、住院志、体温单、医嘱单、化验单(检验报告)、医学影像检查资料、特殊检查同意书、手术同意书、手术及麻醉记录单、病理资料、护理记录以及国务院卫生行政部门规定的其他病历资料。

患者依照前款规定要求复印或者复制病历资料的,医疗机构应当提供复印或者复制服务并在复印或者复制的病历资料上加盖证明印记。复印或者复制病历资料时,应当有患者在场。

医疗机构应患者的要求,为其复印或者复制病历资料,可以按照规定收取工本费。具体收费标准由省、自治区、直辖市人民政府价格主管部门会同同级卫生行政部门规定。

第十一条　在医疗活动中,医疗机构及其医务人员应当将患者的病情、医疗措施、医疗风险等如实告知患者,及时解答其咨询;但是,应当避免对患者产生不利后果。

第十二条　医疗机构应当制订防范、处理医疗事故的预案,预防医疗事故的发生,减轻医疗事故的损害。

第十三条　医务人员在医疗活动中发生或者发现医疗事故、可能引起医疗事故的医疗过失行为或者发生医疗事故争议的,应当立即向所在科室负责人报告,科室负责人应当及时向本医疗机构负责医疗服务质量监控的部门或者专(兼)职人员报告;负责医疗服务质量监控的部门或者专(兼)职人员接到报告后,应当立即进行调查、核实,将有关情况如实向本医疗机构的负责人报告,并向患者通报、解释。

第十四条　发生医疗事故的,医疗机构应当按照规定向所在地卫生行政部门报告。

发生下列重大医疗过失行为的,医疗机构应当在12小时内向所在地卫生行政部门报告:

（一）导致患者死亡或者可能为二级以上的医疗事故；

（二）导致3人以上人身损害后果；

（三）国务院卫生行政部门和省、自治区、直辖市人民政府卫生行政部门规定的其他情形。

第十五条 发生或者发现医疗过失行为，医疗机构及其医务人员应当立即采取有效措施，避免或者减轻对患者身体健康的损害，防止损害扩大。

第十六条 发生医疗事故争议时，死亡病例讨论记录、疑难病例讨论记录、上级医师查房记录、会诊意见、病程记录应当在医患双方在场的情况下封存和启封。封存的病历资料可以是复印件，由医疗机构保管。

第十七条 疑似输液、输血、注射、药物等引起不良后果的，医患双方应当共同对现场实物进行封存和启封，封存的现场实物由医疗机构保管；需要检验的，应当由双方共同指定的、依法具有检验资格的检验机构进行检验；双方无法共同指定时，由卫生行政部门指定。

疑似输血引起不良后果，需要对血液进行封存保留的，医疗机构应当通知提供该血液的采供血机构派员到场。

第十八条 患者死亡，医患双方当事人不能确定死因或者对死因有异议的，应当在患者死亡后48小时内进行尸检；具备尸体冻存条件的，可以延长至7日。尸检应当经死者近亲属同意并签字。

尸检应当由按照国家有关规定取得相应资格的机构和病理解剖专业技术人员进行。承担尸检任务的机构和病理解剖专业技术人员有进行尸检的义务。

医疗事故争议双方当事人可以请法医病理学人员参加尸检，也可以委派代表观察尸检过程。拒绝或者拖延尸检，超过规定时间，影响对死因判定的，由拒绝或者拖延的一方承担责任。

第十九条 患者在医疗机构内死亡的，尸体应当立即移放太平间。死者尸体存放时间一般不得超过2周。逾期不处理的尸体，经医疗机构所在地卫生行政部门批准，并报经同级公安部门备案后，由医疗机构按照规定进行处理。

第三章 医疗事故的技术鉴定

第二十条 卫生行政部门接到医疗机构关于重大医疗过失行为的报告或者医疗事故争议当事人要求处理医疗事故争议的申请后，对需要进行医疗事故技术鉴定的，应当交由负责医疗事故技术鉴定工作的医学会组织鉴定；医患双方协商解决医疗事故争议，需要进行医疗事故技术鉴定的，由双方当事人共同委托负责医疗事故技术鉴定工作的医学会组织鉴定。

第二十一条 设区的市级地方医学会和省、自治区、直辖市直接管辖的县（市）地方医学会负责组织首次医疗事故技术鉴定工作。省、自治区、直辖市地方医学会负责组织再次鉴定工作。

必要时，中华医学会可以组织疑难、复杂并在全国有重大影响的医疗事故争议的技术鉴定工作。

第二十二条 当事人对首次医疗事故技术鉴定结论不服的，可以自收到首次鉴定结论之日起15日内向医疗机构所在地卫生行政部门提出再次鉴定的申请。

第二十三条 负责组织医疗事故技术鉴定工作的医学会应当建立专家库。

专家库由具备下列条件的医疗卫生专业技术人员组成：

（一）有良好的业务素质和执业品德；

（二）受聘于医疗卫生机构或者医学教学、科研机构并担任相应专业高级技术职务3年以上。

符合前款第(一)项规定条件并具备高级技术任职资格的法医可以受聘进入专家库。

负责组织医疗事故技术鉴定工作的医学会依照本条例规定聘请医疗卫生专业技术人员和法医进入专家库,可以不受行政区域的限制。

第二十四条 医疗事故技术鉴定,由负责组织医疗事故技术鉴定工作的医学会组织专家鉴定组进行。

参加医疗事故技术鉴定的相关专业的专家,由医患双方在医学会主持下从专家库中随机抽取。在特殊情况下,医学会根据医疗事故技术鉴定工作的需要,可以组织医患双方在其他医学会建立的专家库中随机抽取相关专业的专家参加鉴定或者函件咨询。

符合本条例第二十三条规定条件的医疗卫生专业技术人员和法医有义务受聘进入专家库,并承担医疗事故技术鉴定工作。

第二十五条 专家鉴定组进行医疗事故技术鉴定,实行合议制。专家鉴定组人数为单数,涉及的主要学科的专家一般不得少于鉴定组成员的二分之一;涉及死因、伤残等级鉴定的,并应当从专家库中随机抽取法医参加专家鉴定组。

第二十六条 专家鉴定组成员有下列情形之一的,应当回避,当事人也可以以口头或者书面的方式申请其回避:

(一)是医疗事故争议当事人或者当事人的近亲属的;

(二)与医疗事故争议有利害关系的;

(三)与医疗事故争议当事人有其他关系,可能影响公正鉴定的。

第二十七条 专家鉴定组依照医疗卫生管理法律、行政法规、部门规章和诊疗护理规范、常规,运用医学科学原理和专业知识,独立进行医疗事故技术鉴定,对医疗事故进行鉴别和判定,为处理医疗事故争议提供医学依据。

任何单位或者个人不得干扰医疗事故技术鉴定工作,不得威胁、利诱、辱骂、殴打专家鉴定组成员。

专家鉴定组成员不得接受双方当事人的财物或者其他利益。

第二十八条 负责组织医疗事故技术鉴定工作的医学会应当自受理医疗事故技术鉴定之日起5日内通知医疗事故争议双方当事人提交进行医疗事故技术鉴定所需的材料。

当事人应当自收到医学会的通知之日起10日内提交有关医疗事故技术鉴定的材料、书面陈述及答辩。医疗机构提交的有关医疗事故技术鉴定的材料应当包括下列内容:

(一)住院患者的病程记录、死亡病例讨论记录、疑难病例讨论记录、会诊意见、上级医师查房记录等病历资料原件;

(二)住院患者的住院志、体温单、医嘱单、化验单(检验报告)、医学影像检查资料、特殊检查同意书、手术同意书、手术及麻醉记录单、病理资料、护理记录等病历资料原件;

(三)抢救急危患者,在规定时间内补记的病历资料原件;

(四)封存保留的输液、注射用物品和血液、药物等实物,或者依法具有检验资格的检验机构对这些物品、实物作出的检验报告;

(五)与医疗事故技术鉴定有关的其他材料。

在医疗机构建有病历档案的门诊、急诊患者,其病历资料由医疗机构提供;没有在医疗机构建立病历档案的,由患者提供。

医患双方应当依照本条例的规定提交相关材料。医疗机构无正当理由未依照本条例的规定如实提供相关材料,导致医疗事故技术鉴定不能进行的,应当承担责任。

第二十九条　负责组织医疗事故技术鉴定工作的医学会应当自接到当事人提交的有关医疗事故技术鉴定的材料、书面陈述及答辩之日起45日内组织鉴定并出具医疗事故技术鉴定书。负责组织医疗事故技术鉴定工作的医学会可以向双方当事人调查取证。

第三十条　专家鉴定组应当认真审查双方当事人提交的材料,听取双方当事人的陈述及答辩并进行核实。

双方当事人应当按照本条例的规定如实提交进行医疗事故技术鉴定所需要的材料,并积极配合调查。当事人任何一方不予配合,影响医疗事故技术鉴定的,由不予配合的一方承担责任。

第三十一条　专家鉴定组应当在事实清楚、证据确凿的基础上,综合分析患者的病情和个体差异,作出鉴定结论,并制作医疗事故技术鉴定书。鉴定结论以专家鉴定组成员的过半数通过。鉴定过程应当如实记载。

医疗事故技术鉴定书应当包括下列主要内容:

（一）双方当事人的基本情况及要求;

（二）当事人提交的材料和负责组织医疗事故技术鉴定工作的医学会的调查材料;

（三）对鉴定过程的说明;

（四）医疗行为是否违反医疗卫生管理法律、行政法规、部门规章和诊疗护理规范、常规;

（五）医疗过失行为与人身损害后果之间是否存在因果关系;

（六）医疗过失行为在医疗事故损害后果中的责任程度;

（七）医疗事故等级;

（八）对医疗事故患者的医疗护理医学建议。

第三十二条　医疗事故技术鉴定办法由国务院卫生行政部门制定。

第三十三条　有下列情形之一的,不属于医疗事故:

（一）在紧急情况下为抢救垂危患者生命而采取紧急医学措施造成不良后果的;

（二）在医疗活动中由于患者病情异常或者患者体质特殊而发生医疗意外的;

（三）在现有医学科学技术条件下,发生无法预料或者不能防范的不良后果的;

（四）无过错输血感染造成不良后果的;

（五）因患方原因延误诊疗导致不良后果的;

（六）因不可抗力造成不良后果的。

第三十四条　医疗事故技术鉴定,可以收取鉴定费用。经鉴定,属于医疗事故的,鉴定费用由医疗机构支付;不属于医疗事故的,鉴定费用由提出医疗事故处理申请的一方支付。鉴定费用标准由省、自治区、直辖市人民政府价格主管部门会同同级财政部门、卫生行政部门规定。

具体分级标准由国务院卫生行政部门制定。

第四章　医疗事故的行政处理与监督

第三十五条　卫生行政部门应当依照本条例和有关法律、行政法规、部门规章的规定,对发生医疗事故的医疗机构和医务人员做出行政处理。

第三十六条　卫生行政部门接到医疗机构关于重大医疗过失行为的报告后,除责令医疗机构及时采取必要的医疗救治措施,防止损害后果扩大外,应当组织调查,判定是否属于医疗事故;对不能判定是否属于医疗事故的,应当依照本条例的有关规定交由负责医疗事故技术鉴定工作的医学会组织鉴定。

第三十七条　发生医疗事故争议,当事人申请卫生行政部门处理的,应当提出书面申请。申请书应当载明申请人的基本情况、有关事实、具体请求及理由等。

当事人自知道或者应当知道其身体健康受到损害之日起 1 年内,可以向卫生行政部门提出医疗事故争议处理申请。

第三十八条　发生医疗事故争议,当事人申请卫生行政部门处理的,由医疗机构所在地的县级人民政府卫生行政部门受理。医疗机构所在地是直辖市的,由医疗机构所在地的区、县人民政府卫生行政部门受理。

有下列情形之一的,县级人民政府卫生行政部门应当自接到医疗机构的报告或者当事人提出医疗事故争议处理申请之日起 7 日内移送上一级人民政府卫生行政部门处理:

(一)患者死亡;

(二)可能为二级以上的医疗事故;

(三)国务院卫生行政部门和省、自治区、直辖市人民政府卫生行政部门规定的其他情形。

第三十九条　卫生行政部门应当自收到医疗事故争议处理申请之日起 10 日内进行审查,作出是否受理的决定。对符合本条例规定,予以受理,需要进行医疗事故技术鉴定的,应当自作出受理决定之日起 5 日内将有关材料交由负责医疗事故技术鉴定工作的医学会组织鉴定并书面通知申请人;对不符合本条例规定,不予受理的,应当书面通知申请人并说明理由。

当事人对首次医疗事故技术鉴定结论有异议,申请再次鉴定的,卫生行政部门应当自收到申请之日起 7 日内交由省、自治区、直辖市地方医学会组织再次鉴定。

第四十条　当事人既向卫生行政部门提出医疗事故争议处理申请,又向人民法院提起诉讼的,卫生行政部门不予受理;卫生行政部门已经受理的,应当终止处理。

第四十一条　卫生行政部门收到负责组织医疗事故技术鉴定工作的医学会出具的医疗事故技术鉴定书后,应当对参加鉴定的人员资格和专业类别、鉴定程序进行审核;必要时,可以组织调查,听取医疗事故争议双方当事人的意见。

第四十二条　卫生行政部门经审核,对符合本条例规定作出的医疗事故技术鉴定结论,应当作为对发生医疗事故的医疗机构和医务人员作出行政处理以及进行医疗事故赔偿调解的依据;经审核,发现医疗事故技术鉴定不符合本条例规定的,应当要求重新鉴定。

第四十三条　医疗事故争议由双方当事人自行协商解决的,医疗机构应当自协商解决之日起 7 日内向所在地卫生行政部门作出书面报告,并附具协议书。

第四十四条　医疗事故争议经人民法院调解或者判决解决的,医疗机构应当自收到生效的人民法院的调解书或者判决书之日起 7 日内向所在地卫生行政部门作出书面报告,并附具调解书或者判决书。

第四十五条　县级以上地方人民政府卫生行政部门应当按照规定逐级将当地发生的医疗事故以及依法对发生医疗事故的医疗机构和医务人员作出行政处理的情况,上报国务院卫生行政部门。

第五章　医疗事故的赔偿

第四十六条　发生医疗事故的赔偿等民事责任争议,医患双方可以协商解决;不愿意协商或者协商不成的,当事人可以向卫生行政部门提出调解申请,也可以直接向人民法院提起民事诉讼。

第四十七条　双方当事人协商解决医疗事故的赔偿等民事责任争议的,应当制作协议书。协议书应当载明双方当事人的基本情况和医疗事故的原因、双方当事人共同认定的医疗事故等级以及协商确定的赔偿数额等,并由双方当事人在协议书上签名。

第四十八条 已确定为医疗事故的,卫生行政部门应医疗事故争议双方当事人请求,可以进行医疗事故赔偿调解。调解时,应当遵循当事人双方自愿原则,并应当依据本条例的规定计算赔偿数额。

经调解,双方当事人就赔偿数额达成协议的,制作调解书,双方当事人应当履行;调解不成或者经调解达成协议后一方反悔的,卫生行政部门不再调解。

第四十九条 医疗事故赔偿,应当考虑下列因素,确定具体赔偿数额:

(一)医疗事故等级;

(二)医疗过失行为在医疗事故损害后果中的责任程度;

(三)医疗事故损害后果与患者原有疾病状况之间的关系。

不属于医疗事故的,医疗机构不承担赔偿责任。

第五十条 医疗事故赔偿,按照下列项目和标准计算:

(一)医疗费

按照医疗事故对患者造成的人身损害进行治疗所发生的医疗费用计算,凭据支付,但不包括原发病医疗费用。结案后确实需要继续治疗的,按照基本医疗费用支付。

(二)误工费

患者有固定收入的,按照本人因误工减少的固定收入计算,对收入高于医疗事故发生地上一年度职工年平均工资3倍以上的,按照3倍计算;无固定收入的,按照医疗事故发生地上一年度职工年平均工资计算。

(三)住院伙食补助费

按照医疗事故发生地国家机关一般工作人员的出差伙食补助标准计算。

(四)陪护费

患者住院期间需要专人陪护的,按照医疗事故发生地上一年度职工年平均工资计算。

(五)残疾生活补助费

根据伤残等级,按照医疗事故发生地居民年平均生活费计算,自定残之月起最长赔偿30年;但是,60周岁以上的,不超过15年;70周岁以上的,不超过5年。

(六)残疾用具费

因残疾需要配置补偿功能器具的,凭医疗机构证明,按照普及型器具的费用计算。

(七)丧葬费

按照医疗事故发生地规定的丧葬费补助标准计算。

(八)被扶养人生活费

以死者生前或者残疾者丧失劳动能力前实际扶养且没有劳动能力的人为限,按照其户籍所在地或者居所地居民最低生活保障标准计算。对不满16周岁的,扶养到16周岁。对年满16周岁但无劳动能力的,扶养20年;但是,60周岁以上的,不超过15年;70周岁以上的,不超过5年。

(九)交通费

按照患者实际必需的交通费用计算,凭据支付。

(十)住宿费

按照医疗事故发生地国家机关一般工作人员的出差住宿补助标准计算,凭据支付。

(十一) 精神损害抚慰金

按照医疗事故发生地居民年平均生活费计算。造成患者死亡的,赔偿年限最长不超过6年;造成患者残疾的,赔偿年限最长不超过3年。

第五十一条 参加医疗事故处理的患者近亲属所需交通费、误工费、住宿费,参照本条例第五十条的有关规定计算,计算费用的人数不超过2人。

医疗事故造成患者死亡的,参加丧葬活动的患者的配偶和直系亲属所需交通费、误工费、住宿费,参照本条例第五十条的有关规定计算,计算费用的人数不超过2人。

第五十二条 医疗事故赔偿费用,实行一次性结算,由承担医疗事故责任的医疗机构支付。

第六章 罚则

第五十三条 卫生行政部门的工作人员在处理医疗事故过程中违反本条例的规定,利用职务上的便利收受他人财物或者其他利益,滥用职权,玩忽职守,或者发现违法行为不予查处,造成严重后果的,依照刑法关于受贿罪、滥用职权罪、玩忽职守罪或者其他有关罪的规定,依法追究刑事责任;尚不够刑事处罚的,依法给予降级或者撤职的行政处分。

第五十四条 卫生行政部门违反本条例的规定,有下列情形之一的,由上级卫生行政部门给予警告并责令限期改正;情节严重的,对负有责任的主管人员和其他直接责任人员依法给予行政处分:

(一) 接到医疗机构关于重大医疗过失行为的报告后,未及时组织调查的;

(二) 接到医疗事故争议处理申请后,未在规定时间内审查或者移送上一级人民政府卫生行政部门处理的;

(三) 未将应当进行医疗事故技术鉴定的重大医疗过失行为或者医疗事故争议移交医学会组织鉴定的;

(四) 未按照规定逐级将当地发生的医疗事故以及依法对发生医疗事故的医疗机构和医务人员的行政处理情况上报的;

(五) 未依照本条例规定审核医疗事故技术鉴定书的。

第五十五条 医疗机构发生医疗事故的,由卫生行政部门根据医疗事故等级和情节,给予警告;情节严重的,责令限期停业整顿直至由原发证部门吊销执业许可证,对负有责任的医务人员依照刑法关于医疗事故罪的规定,依法追究刑事责任;尚不够刑事处罚的,依法给予行政处分或者纪律处分。

对发生医疗事故的有关医务人员,除依照前款处罚外,卫生行政部门并可以责令暂停6个月以上1年以下执业活动;情节严重的,吊销其执业证书。

第五十六条 医疗机构违反本条例的规定,有下列情形之一的,由卫生行政部门责令改正;情节严重的,对负有责任的主管人员和其他直接责任人员依法给予行政处分或者纪律处分:

(一) 未如实告知患者病情、医疗措施和医疗风险的;

(二) 没有正当理由,拒绝为患者提供复印或者复制病历资料服务的;

(三) 未按照国务院卫生行政部门规定的要求书写和妥善保管病历资料的;

(四) 未在规定时间内补记抢救工作病历内容的;

(五) 未按照本条例的规定封存、保管和启封病历资料和实物的;

(六) 未设置医疗服务质量监控部门或者配备专(兼)职人员的;

(七) 未制订有关医疗事故防范和处理预案的;

（八）未在规定时间内向卫生行政部门报告重大医疗过失行为的；

（九）未按照本条例的规定向卫生行政部门报告医疗事故的；

（十）未按照规定进行尸检和保存、处理尸体的。

第五十七条 参加医疗事故技术鉴定工作的人员违反本条例的规定，接受申请鉴定双方或者一方当事人的财物或者其他利益，出具虚假医疗事故技术鉴定书，造成严重后果的，依照刑法关于受贿罪的规定，依法追究刑事责任；尚不够刑事处罚的，由原发证部门吊销其执业证书或者资格证书。

第五十八条 医疗机构或者其他有关机构违反本条例的规定，有下列情形之一的，由卫生行政部门责令改正，给予警告；对负有责任的主管人员和其他直接责任人员依法给予行政处分或者纪律处分；情节严重的，由原发证部门吊销其执业证书或者资格证书：

（一）承担尸检任务的机构没有正当理由，拒绝进行尸检的；

（二）涂改、伪造、隐匿、销毁病历资料的。

第五十九条 以医疗事故为由，寻衅滋事、抢夺病历资料，扰乱医疗机构正常医疗秩序和医疗事故技术鉴定工作，依照刑法关于扰乱社会秩序罪的规定，依法追究刑事责任；尚不够刑事处罚的，依法给予治安管理处罚。

第七章 附则

第六十条 本条例所称医疗机构，是指依照《医疗机构管理条例》的规定取得《医疗机构执业许可证》的机构。

县级以上城市从事计划生育技术服务的机构依照《计划生育技术服务管理条例》的规定开展与计划生育有关的临床医疗服务，发生的计划生育技术服务事故，依照本条例的有关规定处理；但是，其中不属于医疗机构的县级以上城市从事计划生育技术服务的机构发生的计划生育技术服务事故，由计划生育行政部门行使依照本条例有关规定由卫生行政部门承担的受理、交由负责医疗事故技术鉴定工作的医学会组织鉴定和赔偿调解的职能；对发生计划生育技术服务事故的该机构及其有关责任人员，依法进行处理。

第六十一条 非法行医，造成患者人身损害，不属于医疗事故，触犯刑律的，依法追究刑事责任；有关赔偿，由受害人直接向人民法院提起诉讼。

第六十二条 军队医疗机构的医疗事故处理办法，由中国人民解放军卫生主管部门会同国务院卫生行政部门依据本条例制定。

第六十三条 本条例自2002年9月1日起施行。1987年6月29日国务院发布的《医疗事故处理办法》同时废止。本条例施行前已经处理结案的医疗事故争议，不再重新处理。

【附录2】 医疗事故分级标准（试行）

[来源：2002年7月19日卫生部部务会讨论通过，中华人民共和国卫生部第32号令发布，自2004年9月1日起施行]

为了科学划分医疗事故等级，正确处理医疗事故争议，保护患者和医疗机构及其医务人员的合法权益，根据《医疗事故处理条例》，制定本标准。

专家鉴定组在进行医疗事故技术鉴定、卫生行政部门在判定重大医疗过失行为是否为医疗事故或医疗事故争议双方当事人在协商解决医疗事故争议时，应当按照本标准确定的基本原则和实际情况具体判定医疗事故的等级。

本标准列举的情形是医疗事故中常见的造成患者人身损害的后果。

本标准中医疗事故一级乙等至三级戊等对应伤残等级一至十级。

一、一级医疗事故

系指造成患者死亡、重度残疾。

(一) 一级甲等医疗事故

死亡

(二) 一级乙等医疗事故

重要器官缺失或功能完全丧失,其他器官不能代偿,存在特殊医疗依赖,生活完全不能自理。例如造成患者下列情形之一的:

1. 植物人状态;

2. 极重度智能障碍;

3. 临床判定不能恢复的昏迷;

4. 临床判定自主呼吸功能完全丧失,不能恢复,靠呼吸机维持;

5. 四肢瘫,肌力 0 级,临床判定不能恢复。

二、二级医疗事故

系指造成患者中度残疾、器官组织损伤导致严重功能障碍。

(一) 二级甲等医疗事故

器官缺失或功能完全丧失,其他器官不能代偿,可能存在特殊医疗依赖,或生活大部分不能自理。例如造成患者下列情形之一的:

1. 双眼球摘除或双眼经客观检查证实无光感;

2. 小肠缺失 90% 以上,功能完全丧失;

3. 双侧有功能肾脏缺失或孤立有功能肾缺失,用透析替代治疗;

4. 四肢肌力 II 级(二级) 以下(含 II 级),临床判定不能恢复;

5. 上肢一侧腕上缺失或一侧手功能完全丧失,不能装配假肢,伴下肢双膝以上缺失。

(二) 二级乙等医疗事故

存在器官缺失、严重缺损、严重畸形情形之一,有严重功能障碍,可能存在特殊医疗依赖,或生活大部分不能自理。例如造成患者下列情形之一的:

1. 重度智能障碍;

2. 单眼球摘除或经客观检查证实无光感,另眼球结构损伤,闪光视觉诱发电位(VEP) P100 波潜时延长 >160 毫秒,矫正视力 <0.02,视野半径 <5°;

3. 双侧上颌骨或双侧下颌骨完全缺失;

4. 一侧上颌骨及对侧下颌骨完全缺失,并伴有颜面软组织缺损大于 30cm^2;

5. 一侧全肺缺失并需胸改术;

6. 肺功能持续重度损害;

7. 持续性心功能不全,心功能四级;

8. 持续性心功能不全,心功能三级伴有不能控制的严重心律失常;

9. 食管闭锁,摄食依赖造瘘;

10. 肝缺损 3/4,并有肝功能重度损害;

11. 胆道损伤致肝功能重度损害;

12. 全胰缺失;

13. 小肠缺损大于 3/4,普通膳食不能维持营养;

14. 肾功能部分损害不全失代偿;

15. 两侧睾丸、副睾丸缺损;

16. 阴茎缺损或性功能严重障碍;

17. 双侧卵巢缺失;

18. 未育妇女子宫全部缺失或大部分缺损;

19. 四肢瘫,肌力Ⅲ级(三级)或截瘫、偏瘫,肌力Ⅲ级以下,临床判定不能恢复;

20. 双上肢腕关节以上缺失、双侧前臂缺失或双手功能完全丧失,不能装配假肢;

21. 肩、肘、髋、膝关节中有四个以上(含四个)关节功能完全丧失;

22. 重型再生障碍性贫血(Ⅰ型)。

(三) 二级丙等医疗事故

存在器官缺失、严重缺损、明显畸形情形之一,有严重功能障碍,可能存在特殊医疗依赖,或生活部分不能自理。例如造成患者下列情形之一的:

1. 面部重度毁容;

2. 单眼球摘除或客观检查无光感,另眼球结构损伤,闪光视觉诱发电位(VEP)>155 毫秒,矫正视力<0.05,视野半径<10°;

3. 一侧上颌骨或下颌骨完全缺失,伴颜面部软组织缺损大于 30cm^2;

4. 同侧上下颌骨完全性缺失;

5. 双侧甲状腺或孤立甲状腺全缺失;

6. 双侧甲状旁腺全缺失;

7. 持续性心功能不全,心功能三级;

8. 持续性心功能不全,心功能二级伴有不能控制的严重心律失常;

9. 全胃缺失;

10. 肝缺损 2/3,并肝功能重度损害;

11. 一侧有功能肾缺失或肾功能完全丧失,对侧肾功能不全代偿;

12. 永久性输尿管腹壁造瘘;

13. 膀胱全缺失;

14. 两侧输精管缺损不能修复;

15. 双上肢肌力Ⅳ级(四级),双下肢肌力 0 级,临床判定不能恢复;

16. 单肢两个大关节(肩、肘、腕、髋、膝、踝)功能完全丧失,不能行关节置换;

17. 一侧上肢肘上缺失或肘、腕、手功能完全丧失,不能手术重建功能或装配假肢;

18. 一手缺失或功能完全丧失,另一手功能丧失 50% 以上,不能手术重建功能或装配假肢;

19. 一手腕上缺失,另一手拇指缺失,不能手术重建功能或装配假肢;

20. 双手拇、食指均缺失或功能完全丧失无法矫正;

21. 双侧膝关节或者髋关节功能完全丧失,不能行关节置换;

22. 一下肢膝上缺失,无法装配假肢;

23. 重型再生障碍性贫血(Ⅱ型)。

(四) 二级丁等医疗事故

存在器官缺失、大部分缺损、畸形情形之一,有严重功能障碍,可能存在一般医疗依赖,生

活能自理。例如造成患者下列情形之一的:

1. 中度智能障碍;

2. 难治性癫痫;

3. 完全性失语,伴有神经系统客观检查阳性所见;

4. 双侧重度周围性面瘫;

5. 面部中度毁容或全身瘢痕面积大于70%;

6. 双眼球结构损伤,较好眼闪光视觉诱发电位(VEP)>155毫秒,矫正视力<0.05,视野半径<10°;

7. 双耳经客观检查证实听力在原有基础上损失大于91dBHL(分贝);

8. 舌缺损大于全舌2/3;

9. 一侧上颌骨缺损1/2,颜面部软组织缺损大于20cm^2;

10. 下颌骨缺损长6cm以上的区段,口腔、颜面软组织缺损大于20cm^2;

11. 甲状旁腺功能重度损害;

12. 食管狭窄只能进流食;

13. 吞咽功能严重损伤,依赖鼻饲管进食;

14. 肝缺损2/3,功能中度损害;

15. 肝缺损1/2伴有胆道损伤致严重肝功能损害;

16. 胰缺损,胰岛素依赖;

17. 小肠缺损2/3,包括回盲部缺损;

18. 全结肠、直肠、肛门缺失,回肠造瘘;

19. 肾上腺功能明显减退;

20. 大、小便失禁,临床判定不能恢复;

21. 女性双侧乳腺缺失;

22. 单肢肌力Ⅱ级(二级),临床判定不能恢复;

23. 双前臂缺失;

24. 双下肢瘫;

25. 一手缺失或功能完全丧失,另一手功能正常,不能手术重建功能或装配假肢;

26. 双拇指完全缺失或无功能;

27. 双膝以下缺失或无功能,不能手术重建功能或装配假肢;

28. 一侧下肢膝上缺失,不能手术重建功能或装配假肢;

29. 一侧膝以下缺失,另一侧前足缺失,不能手术重建功能或装配假肢;

30. 双足全肌瘫,肌力Ⅱ级(二级),临床判定不能恢复。

三、三级医疗事故

系指造成患者轻度残疾、器官组织损伤导致一般功能障碍。

(一) 三级甲等医疗事故

存在器官缺失、大部分缺损、畸形情形之一,有较重功能障碍,可能存在一般医疗依赖,生活能自理。例如造成患者下列情形之一的:

1. 不完全失语并伴有失用、失写、失读、失认之一者,同时有神经系统客观检查阳性所见;

2. 不能修补的脑脊液瘘;

3. 尿崩,有严重离子紊乱,需要长期依赖药物治疗;

4. 面部轻度毁容；

5. 面颊部洞穿性缺损大于20cm²；

6. 单侧眼球摘除或客观检查无光感,另眼球结构损伤,闪光视觉诱发电位(VEP)>150毫秒,矫正视力0.05~0.1,视野半径<15°；

7. 双耳经客观检查证实听力在原有基础上损失大于81dB；

8. 鼻缺损1/3以上；

9. 上唇或下唇缺损大于1/2；

10. 一侧上颌骨缺损1/4或下颌骨缺损长4cm以上区段,伴口腔、颜面软组织缺损大于10cm²；

11. 肺功能中度持续损伤；

12. 胃缺损3/4；

13. 肝缺损1/2伴较重功能障碍；

14. 慢性中毒性肝病伴较重功能障碍；

15. 脾缺失；

16. 胰缺损2/3造成内、外分泌腺功能障碍；

17. 小肠缺损2/3,保留回盲部；

18. 尿道狭窄,需定期行尿道扩张术；

19. 直肠、肛门、结肠部分缺损,结肠造瘘；

20. 肛门损伤致排便障碍；

21. 一侧肾缺失或输尿管狭窄,肾功能不全代偿；

22. 不能修复的尿道瘘；

23. 膀胱大部分缺损；

24. 双侧输卵管缺失；

25. 阴道闭锁丧失性功能；

26. 不能修复的Ⅲ度(三度)会阴裂伤；

27. 四肢瘫,肌力Ⅳ级(四级),临床判定不能恢复；

28. 单肢瘫,肌力Ⅲ级(三级),临床判定不能恢复；

29. 肩、肘、腕关节之一功能完全丧失；

30. 利手全肌瘫,肌力Ⅲ级(三级),临床判定不能恢复；

31. 一手拇指缺失,另一手拇指功能丧失50%以上；

32. 一手拇指缺失或无功能,另一手除拇指外三指缺失或无功能,不能手术重建功能；

33. 双下肢肌力Ⅲ级(三级)以下,临床判定不能恢复。大、小便失禁；

34. 下肢双膝以上缺失伴一侧腕上缺失或手功能部分丧失,能装配假肢；

35. 一髋或一膝关节功能完全丧失,不能手术重建功能；

36. 双足全肌瘫,肌力Ⅲ级(三级),临床判定不能恢复；

37. 双前足缺失；

38. 慢性再生障碍性贫血。

(二) 三级乙等医疗事故

器官大部分缺损或畸形,有中度功能障碍,可能存在一般医疗依赖,生活能自理。例如造成患者下列情形之一的：

1. 轻度智能减退;

2. 中度癫痫;

3. 不完全性失语,伴有神经系统客观检查阳性所见;

4. 头皮、眉毛完全缺损;

5. 一侧完全性面瘫,对侧不完全性面瘫;

6. 面部重度异常色素沉着或全身瘢痕面积达 60%~69%;

7. 面部软组织缺损大于 20cm^2;

8. 双眼球结构损伤,较好眼闪光视觉诱发电位(VEP)≥150 毫秒,矫正视力 0.05~0.1,视野半径<15°;

9. 双耳经客观检查证实听力损失大于 71dBHL(分贝);

10. 双侧前庭功能丧失,睁眼行走困难,不能并足站立;

11. 甲状腺功能严重损害,依赖药物治疗;

12. 不能控制的严重器质性心律失常;

13. 胃缺损 2/3 伴轻度功能障碍;

14. 肝缺损 1/3 伴轻度功能障碍;

15. 胆道损伤伴轻度肝功能障碍;

16. 胰缺损 1/2;

17. 小肠缺损 1/2(包括回盲部);

18. 腹壁缺损大于腹壁 1/4;

19. 肾上腺皮质功能轻度减退;

20. 双侧睾丸萎缩,血清睾酮水平低于正常范围;

21. 非利手全肌瘫,肌力Ⅳ级(四级),临床判定不能恢复,不能手术重建功能;

22. 一拇指完全缺失;

23. 双下肢肌力Ⅳ级(四级),临床判定不能恢复。大、小便失禁;

24. 一髋或一膝关节功能不全;

25. 一侧踝以下缺失或一侧踝关节畸形,功能完全丧失,不能手术重建功能;

26. 双足部分肌瘫,肌力Ⅳ级(四级),临床判定不能恢复,不能手术重建功能;

27. 单足全肌瘫,肌力Ⅳ级,临床判定不能恢复,不能手术重建功能。

(三)三级丙等医疗事故

器官大部分缺损或畸形,有轻度功能障碍,可能存在一般医疗依赖,生活能自理。例如造成患者下列情形之一的:

1. 不完全性失用、失写、失读、失认之一者,伴有神经系统客观检查阳性所见;

2. 全身瘢痕面积 50%~59%;

3. 双侧中度周围性面瘫,临床判定不能恢复;

4. 双眼球结构损伤,较好眼闪光视觉诱发电位(VEP)≥140 毫秒,矫正视力 0.01~0.3,视野半径<20°;

5. 双耳经客观检查证实听力损失大于 56dBHL(分贝);

6. 喉保护功能丧失,饮食时呛咳并易发生误吸,临床判定不能恢复;

7. 颈颏粘连,影响部分活动;

8. 肺叶缺失伴轻度功能障碍;

9. 持续性心功能不全,心功能二级;

10. 胃缺损 1/2 伴轻度功能障碍;

11. 肝缺损 1/4 伴轻度功能障碍;

12. 慢性轻度中毒性肝病伴轻度功能障碍;

13. 胆道损伤,需行胆肠吻合术;

14. 胰缺损 1/3 伴轻度功能障碍;

15. 小肠缺损 1/2 伴轻度功能障碍;

16. 结肠大部分缺损;

17. 永久性膀胱造瘘;

18. 未育妇女单侧乳腺缺失;

19. 未育妇女单侧卵巢缺失;

20. 育龄已育妇女双侧输卵管缺失;

21. 育龄已育妇女子宫缺失或部分缺损;

22. 阴道狭窄不能通过二横指;

23. 颈部或腰部活动度丧失 50% 以上;

24. 腕、肘、肩、踝、膝、髋关节之一丧失功能 50% 以上;

25. 截瘫或偏瘫,肌力Ⅳ级(四级),临床判定不能恢复;

26. 单肢两个大关节(肩、肘、腕、髋、膝、踝)功能部分丧失,能行关节置换;

27. 一侧肘上缺失或肘、腕、手功能部分丧失,可以手术重建功能或装配假肢;

28. 一手缺失或功能部分丧失,另一手功能丧失 50% 以上,可以手术重建功能或装配假肢;

29. 一手腕上缺失,另一手拇指缺失,可以手术重建功能或装配假肢;

30. 利手全肌瘫,肌力Ⅳ级(四级),临床判定不能恢复;

31. 单手部分肌瘫,肌力Ⅲ级(三级),临床判定不能恢复;

32. 除拇指外 3 指缺失或功能完全丧失;

33. 双下肢长度相差 4 cm 以上;

34. 双侧膝关节或者髋关节功能部分丧失,可以行关节置换;

35. 单侧下肢膝上缺失,可以装配假肢;

36. 双足部分肌瘫,肌力Ⅲ级(三级),临床判定不能恢复;

37. 单足全肌瘫,肌力Ⅲ级(三级),临床判定不能恢复。

(四) 三级丁等医疗事故

器官部分缺损或畸形,有轻度功能障碍,无医疗依赖,生活能自理。例如造成患者下列情形之一的:

1. 边缘智能;

2. 发声及言语困难;

3. 双眼结构损伤,较好眼闪光视觉诱发电位(VEP)>130 毫秒,矫正视力 0.3~0.5,视野半径 <30º;

4. 双耳经客观检查证实听力损失大于 41dBHL(分贝)或单耳大于 91dBHL(分贝);

5. 耳郭缺损 2/3 以上;

6. 器械或异物误入呼吸道需行肺段切除术;

7. 甲状旁腺功能轻度损害;

8. 肺段缺损,轻度持续肺功能障碍;

9. 腹壁缺损小于1/4;

10. 一侧肾上腺缺失伴轻度功能障碍;

11. 一侧睾丸、附睾缺失伴轻度功能障碍;

12. 一侧输精管缺损,不能修复;

13. 一侧卵巢缺失,一侧输卵管缺失;

14. 一手缺失或功能完全丧失,另一手功能正常,可以手术重建功能及装配假肢;

15. 双大腿肌力近 V 级(五级),双小腿肌力 III 级(三级)以下,临床判定不能恢复。大、小便轻度失禁;

16. 双膝以下缺失或无功能,可以手术重建功能或装配假肢;

17. 单侧下肢膝上缺失,可以手术重建功能或装配假肢;

18. 一侧膝以下缺失,另一侧前足缺失,可以手术重建功能或装配假肢。

(五)三级戊等医疗事故

器官部分缺损或畸形,有轻微功能障碍,无医疗依赖,生活能自理。例如造成患者下列情形之一的:

1. 脑叶缺失后轻度智力障碍;

2. 发声或言语不畅;

3. 双眼结构损伤,较好眼闪光视觉诱发电位(VEP)>120毫秒,矫正视力 <0.6,视野半径 <50°;

4. 泪器损伤,手术无法改进溢泪;

5. 双耳经客观检查证实听力在原有基础上损失大于31dBHL(分贝)或一耳听力在原有基础上损失大于71dBHL(分贝);

6. 耳廓缺损大于 1/3 而小于 2/3;

7. 甲状腺功能低下;

8. 支气管损伤需行手术治疗;

9. 器械或异物误入消化道,需开腹取出;

10. 一拇指指关节功能不全;

11. 双小腿肌力 IV 级(四级),临床判定不能恢复。大、小便轻度失禁;

12. 手术后当时引起脊柱侧弯30°以上;

13. 手术后当时引起脊柱后凸成角(胸段大于60°,胸腰段大于30°,腰段大于20°以上);

14. 原有脊柱、躯干或肢体畸形又严重加重;

15. 损伤重要脏器,修补后功能有轻微障碍。

四、四级医疗事故

系指造成患者明显人身损害的其他后果的医疗事故。例如造成患者下列情形之一的:

1. 双侧轻度不完全性面瘫,无功能障碍;

2. 面部轻度色素沉着或脱失;

3. 一侧眼睑有明显缺损或外翻;

4. 拔除健康恒牙;

5. 器械或异物误入呼吸道或消化道,需全麻后内镜下取出;

6. 口周及颜面软组织轻度损伤;

7. 非解剖变异等因素,拔除上颌后牙时牙根或异物进入上颌窦需手术取出;

8. 组织、器官轻度损伤,行修补术后无功能障碍;

9. 一拇指末节1/2缺损;

10. 一手除拇指、食指外,有两指近侧指间关节无功能;

11. 一足跟趾末节缺失;

12. 软组织内异物滞留;

13. 体腔遗留异物已包裹,无需手术取出,无功能障碍;

14. 局部注射造成组织坏死,成人大于体表面积2%,儿童大于体表面积5%;

15. 剖宫产术引起胎儿损伤;

16. 产后胎盘残留引起大出血,无其他并发症。

【附录3】 医疗事故技术鉴定暂行办法

[来源:中华人民共和国卫生部令第30号《医疗事故技术鉴定暂行办法》已于2002年7月19日经卫生部部务会通过,现予以发布,自2002年9月1日起施行]

第一章 总则

第一条 为规范医疗事故技术鉴定工作,确保医疗事故技术鉴定工作有序进行,依据《医疗事故处理条例》的有关规定制定本办法。

第二条 医疗事故技术鉴定工作应当按照程序进行,坚持实事求是的科学态度,做到事实清楚、定性准确、责任明确。

第三条 医疗事故技术鉴定分为首次鉴定和再次鉴定。

设区的市级和省、自治区、直辖市直接管辖的县(市)级地方医学会负责组织专家鉴定组进行首次医疗事故技术鉴定。

省、自治区、直辖市地方医学会负责组织医疗事故争议的再次鉴定工作。

负责组织医疗事故技术鉴定工作的医学会(以下简称医学会)可以设立医疗事故技术鉴定工作办公室,具体负责有关医疗事故技术鉴定的组织和日常工作。

第四条 医学会组织专家鉴定组,依照医疗卫生管理法律、行政法规、部门规章和诊疗护理技术操作规范、常规,运用医学科学原理和专业知识,独立进行医疗事故技术鉴定。

第二章 专家库的建立

第五条 医学会应当建立专家库。专家库应当依据学科专业组名录设置学科专业组。

医学会可以根据本地区医疗工作和医疗事故技术鉴定实际,对本专家库学科专业组设立予以适当增减和调整。

第六条 具备下列条件的医疗卫生专业技术人员可以成为专家库候选人:

(一)有良好的业务素质和执业品德;

(二)受聘于医疗卫生机构或者医学教学、科研机构并担任相应专业高级技术职务3年以上;

(三)健康状况能够胜任医疗事故技术鉴定工作。

符合前款(一)、(三)项规定条件并具备高级技术职务任职资格的法医可以受聘进入专家库。

负责首次医疗事故技术鉴定工作的医学会原则上聘请本行政区域内的专家建立专家库；当本行政区域内的专家不能满足建立专家库需要时，可以聘请本省、自治区、直辖市范围内的专家进入本专家库。

负责再次医疗事故技术鉴定工作的医学会原则上聘请本省、自治区、直辖市范围内的专家建立专家库；当本省、自治区、直辖市范围内的专家不能满足建立专家库需要时，可以聘请其他省、自治区、直辖市的专家进入本专家库。

第七条 医疗卫生机构或医学教学、科研机构、同级的医药卫生专业学会应当按照医学会要求，推荐专家库成员候选人；符合条件的个人经所在单位同意后也可以直接向组建专家库的医学会申请。

医学会对专家库成员候选人进行审核。审核合格的，予以聘任，并发给中华医学会统一格式的聘书。

符合条件的医疗卫生专业技术人员和法医，有义务受聘进入专家库。

第八条 专家库成员聘用期为4年。在聘用期间出现下列情形之一的，应当由专家库成员所在单位及时报告医学会，医学会应根据实际情况及时进行调整。

（一）因健康原因不能胜任医疗事故技术鉴定的；

（二）变更受聘单位或被解聘的；

（三）不具备完全民事行为能力的；

（四）受刑事处罚的；

（五）省级以上卫生行政部门规定的其他情形。

聘用期满需继续聘用的，由医学会重新审核、聘用。

第三章 鉴定的提起

第九条 双方当事人协商解决医疗事故争议，需进行医疗事故技术鉴定的，应共同书面委托医疗机构所在地负责首次医疗事故技术鉴定工作的医学会进行医疗事故技术鉴定。

第十条 县级以上地方卫生行政部门接到医疗机构关于重大医疗过失行为的报告或者医疗事故争议当事人要求处理医疗事故争议的申请后，对需要进行医疗事故技术鉴定的，应当书面移交负责首次医疗事故技术鉴定工作的医学会组织鉴定。

第十一条 协商解决医疗事故争议涉及多个医疗机构的，应当由涉及的所有医疗机构与患者共同委托其中任何一所医疗机构所在地负责组织首次医疗事故技术鉴定工作的医学会进行医疗事故技术鉴定。

医疗事故争议涉及多个医疗机构，当事人申请卫生行政部门处理的，只可以向其中一所医疗机构所在地卫生行政部门提出处理申请。

第四章 鉴定的受理

第十二条 医学会应当自受理医疗事故技术鉴定之日起5日内，通知医疗事故争议双方当事人按照《医疗事故处理条例》第28条规定提交医疗事故技术鉴定所需的材料。

当事人应当自收到医学会的通知之日起10日内提交有关医疗事故技术鉴定的材料、书面陈述及答辩。

对不符合受理条件的，医学会不予受理。不予受理的，医学会应说明理由。

第十三条 有下列情形之一的，医学会不予受理医疗事故技术鉴定：

（一）当事人一方直接向医学会提出鉴定申请的；

（二）医疗事故争议涉及多个医疗机构,其中一所医疗机构所在地的医学会已经受理的;

（三）医疗事故争议已经人民法院调解达成协议或判决的;

（四）当事人已向人民法院提起民事诉讼的(司法机关委托的除外);

（五）非法行医造成患者身体健康损害的;

（六）卫生部规定的其他情形。

第十四条 委托医学会进行医疗事故技术鉴定,应当按规定缴纳鉴定费。

第十五条 双方当事人共同委托医疗事故技术鉴定的,由双方当事人协商预先缴纳鉴定费。

卫生行政部门移交进行医疗事故技术鉴定的,由提出医疗事故争议处理的当事人预先缴纳鉴定费。经鉴定属于医疗事故的,鉴定费由医疗机构支付;经鉴定不属于医疗事故的,鉴定费由提出医疗事故争议处理申请的当事人支付。

县级以上地方卫生行政部门接到医疗机构关于重大医疗过失行为的报告后,对需要移交医学会进行医疗事故技术鉴定的,鉴定费由医疗机构支付。

第十六条 有下列情形之一的,医学会终止组织医疗事故技术鉴定:

（一）当事人未按规定提交有关医疗事故技术鉴定材料的;

（二）提供的材料不真实的;

（三）拒绝缴纳鉴定费的;

（四）卫生部规定的其他情形。

第五章 专家鉴定组的组成

第十七条 医学会应当根据医疗事故争议所涉及的学科专业,确定专家鉴定组的构成和人数。

专家鉴定组组成人数应为3人以上单数。

医疗事故争议涉及多学科专业的,其中主要学科专业的专家不得少于专家鉴定组成员的二分之一。

第十八条 医学会应当提前通知双方当事人,在指定时间、指定地点,从专家库相关学科专业组中随机抽取专家鉴定组成员。

第十九条 医学会主持双方当事人抽取专家鉴定组成员前,应当将专家库相关学科专业组中专家姓名、专业、技术职务、工作单位告知双方当事人。

第二十条 当事人要求专家库成员回避的,应当说明理由。符合下列情形之一的,医学会应当将回避的专家名单撤出,并经当事人签字确认后记录在案:

（一）医疗事故争议当事人或者当事人的近亲属的;

（二）与医疗事故争议有利害关系的;

（三）与医疗事故争议当事人有其他关系,可能影响公正鉴定的。

第二十一条 医学会对当事人准备抽取的专家进行随机编号,并主持双方当事人随机抽取相同数量的专家编号,最后一个专家由医学会随机抽取。

双方当事人还应当按照上款规定的方法各自随机抽取一个专家作为候补。

涉及死因、伤残等级鉴定的,应当按照前款规定由双方当事人各自随机抽取一名法医参加鉴定组。

第二十二条 随机抽取结束后,医学会当场向双方当事人公布所抽取的专家鉴定组成员和候补成员的编号并记录在案。

第二十三条　现有专家库成员不能满足鉴定工作需要时,医学会应当向双方当事人说明,并经双方当事人同意,可以从本省、自治区、直辖市其他医学会专家库中抽取相关学科专业组的专家参加专家鉴定组;本省、自治区、直辖市医学会专家库成员不能满足鉴定工作需要时,可以从其他省、自治区、直辖市医学会专家库中抽取相关学科专业组的专家参加专家鉴定组。

第二十四条　从其他医学会建立的专家库中抽取的专家无法到场参加医疗事故技术鉴定,可以以函件的方式提出鉴定意见。

第二十五条　专家鉴定组成员确定后,在双方当事人共同在场的情况下,由医学会对封存的病历资料启封。

第二十六条　专家鉴定组应当认真审查双方当事人提交的材料,妥善保管鉴定材料,保护患者的隐私,保守有关秘密。

第六章　医疗事故技术鉴定

第二十七条　医学会应当自接到双方当事人提交的有关医疗事故技术鉴定的材料、书面陈述及答辩之日起 45 日内组织鉴定并出具医疗事故技术鉴定书。

第二十八条　医学会可以向双方当事人和其他相关组织、个人进行调查取证,进行调查取证时不得少于 2 人。调查取证结束后,调查人员和调查对象应当在有关文书上签字。如调查对象拒绝签字的,应当记录在案。

第二十九条　医学会应当在医疗事故技术鉴定 7 日前,将鉴定的时间、地点、要求等书面通知双方当事人。双方当事人应当按照通知的时间、地点、要求参加鉴定。

参加医疗事故技术鉴定的双方当事人每一方人数不超过 3 人。

任何一方当事人无故缺席、自行退席或拒绝参加鉴定的,不影响鉴定的进行。

第三十条　医学会应当在医疗事故技术鉴定 7 日前书面通知专家鉴定组成员。专家鉴定组成员接到医学会通知后认为自己应当回避的,应当于接到通知时及时提出书面回避申请,并说明理由;因其他原因无法参加医疗事故技术鉴定的,应当于接到通知时及时书面告知医学会。

第三十一条　专家鉴定组成员因回避或因其他原因无法参加医疗事故技术鉴定时,医学会应当通知相关学科专业组候补成员参加医疗事故技术鉴定。

专家鉴定组成员因不可抗力因素未能及时告知医学会不能参加鉴定或虽告知但医学会无法按规定组成专家鉴定组的,医疗事故技术鉴定可以延期进行。

第三十二条　专家鉴定组组长由专家鉴定组成员推选产生,也可以由医疗事故争议所涉及的主要学科专家中具有最高专业技术职务任职资格的专家担任。

第三十三条　鉴定由专家鉴定组组长主持,并按照以下程序进行:

(一)双方当事人在规定的时间内分别陈述意见和理由。陈述顺序先患方,后医疗机构;

(二)专家鉴定组成员根据需要可以提问,当事人应当如实回答。必要时,可以对患者进行现场医学检查;

(三)双方当事人退场;

(四)专家鉴定组对双方当事人提供的书面材料、陈述及答辩等进行讨论;

(五)经合议,根据半数以上专家鉴定组成员的一致意见形成鉴定结论。专家鉴定组成员在鉴定结论上签名。专家鉴定组成员对鉴定结论的不同意见,应当予以注明。

第三十四条　医疗事故技术鉴定书应当根据鉴定结论作出,其文稿由专家鉴定组组长签发。医疗事故技术鉴定书盖医学会医疗事故技术鉴定专用印章。

医学会应当及时将医疗事故技术鉴定书送达移交鉴定的卫生行政部门,经卫生行政部门审核,对符合规定作出的医疗事故技术鉴定结论,应当及时送达双方当事人;由双方当事人共同委托的,直接送达双方当事人。

第三十五条　医疗事故技术鉴定书应当包括下列主要内容:

(一)双方当事人的基本情况及要求;

(二)当事人提交的材料和医学会的调查材料;

(三)对鉴定过程的说明;

(四)医疗行为是否违反医疗卫生管理法律、行政法规、部门规章和诊疗护理规范、常规;

(五)医疗过失行为与人身损害后果之间是否存在因果关系;

(六)医疗过失行为在医疗事故损害后果中的责任程度;

(七)医疗事故等级;

(八)对医疗事故患者的医疗护理医学建议。

经鉴定为医疗事故的,鉴定结论应当包括上款(四)至(八)项内容;经鉴定不属于医疗事故的,应当在鉴定结论中说明理由。

医疗事故技术鉴定书格式由中华医学会统一制订。

第三十六条　专家鉴定组应当综合分析医疗过失行为在导致医疗事故损害后果中的作用、患者原有疾病状况等因素,判定医疗过失行为的责任程度。医疗事故中医疗过失行为责任程度分为:

(一)完全责任,指医疗事故损害后果完全由医疗过失行为造成。

(二)主要责任,指医疗事故损害后果主要由医疗过失行为造成,其他因素起次要作用。

(三)次要责任,指医疗事故损害后果主要由其他因素造成,医疗过失行为起次要作用。

(四)轻微责任,指医疗事故损害后果绝大部分由其他因素造成,医疗过失行为起轻微作用。

第三十七条　医学会参加医疗事故技术鉴定会的工作人员,应如实记录鉴定会过程和专家的意见。

第三十八条　当事人拒绝配合,无法进行医疗事故技术鉴定的,应当终止本次鉴定,由医学会告知移交鉴定的卫生行政部门或共同委托鉴定的双方当事人,说明不能鉴定的原因。

第三十九条　医学会对经卫生行政部门审核认为参加鉴定的人员资格和专业类别或者鉴定程序不符合规定,需要重新鉴定的,应当重新组织鉴定。重新鉴定时不得收取鉴定费。

如参加鉴定的人员资格和专业类别不符合规定的,应当重新抽取专家组织专家鉴定组进行重新鉴定。

如鉴定的程序不符合规定而参加鉴定的人员资格和专业类别符合规定的,可以由原专家鉴定组进行重新鉴定。

第四十条　任何一方当事人对首次医疗事故技术鉴定结论不服的,可以自收到首次医疗事故技术鉴定书之日起15日内,向原受理医疗事故争议处理申请的卫生行政部门提出再次鉴定的申请,或由双方当事人共同委托省、自治区、直辖市医学会组织再次鉴定。

第四十一条　县级以上地方卫生行政部门对发生医疗事故的医疗机构和医务人员进行行政处理时,应当以最后的医疗事故技术鉴定结论作为处理依据。

第四十二条　当事人对鉴定结论无异议,负责组织医疗事故技术鉴定的医学会应当及时将收到的鉴定材料中的病历资料原件等退还当事人,并保留有关复印件。

当事人提出再次鉴定申请的,负责组织首次医疗事故技术鉴定的医学会应当及时将收到的鉴定材料移送负责组织再次医疗事故技术鉴定的医学会。

第四十三条 医学会应当将专家鉴定组成员签名的鉴定结论、由专家鉴定组组长签发的医疗事故技术鉴定书文稿和复印或者复制的有关病历资料等存档,保存期限不得少于20年。

第四十四条 在受理医患双方共同委托医疗事故技术鉴定后至专家鉴定组作出鉴定结论前,双方当事人或者一方当事人提出停止鉴定的,医疗事故技术鉴定终止。

第四十五条 医学会应当于每年3月31日前将上一年度医疗事故技术鉴定情况报同级卫生行政部门。

第七章 附则

第四十六条 必要时,对疑难、复杂并在全国有重大影响的医疗事故争议,省级卫生行政部门可以商请中华医学会组织医疗事故技术鉴定。

第四十七条 本办法由卫生部负责解释。

第四十八条 本办法自2002年9月1日起施行。

第五节 防止医疗事故的对策

众多学科的科学研究已经很明确地得出下述结论:在复杂的体制中,能增加安全性的不是忠告本身,而是对设备、岗位设置、辅助体系和组织机构的合理设计。对此应引起口腔诊所足够重视,提高思想认识,自觉执行卫生行政部门的有关规定,遵守医护操作技术常规、强化医疗质量管理。根据诊所的客观条件、业务水平、诊疗项目,制定相应的防范措施,认真执行,是完全可以避免或减少医疗事故发生的。

口腔医师的执业风险是口腔医师必须面对的重要问题,因此,广大口腔医师要严格依法执业,严守职业道德和执业纪律,努力提高执业水平和自我保护能力,防止医疗事故。

1. 加强医疗法律意识

随着口腔医疗机构的改革呼声日高,其改革也是必然的,同时大量民营和外资口腔诊所等医疗机构的不断诞生和扩大,口腔医疗机构的性质和医疗从业人员地位的法律性质也必然发生变化,这也是大势所趋,更应该加强医疗服务中的法律和证据意识的提高,这也是医疗机构和医疗从业人员面临的一个重要的问题,是当务之急。

与其他医学专业的医学生相比,有较多的口腔医学生毕业后会在私人口腔诊所执业,这是口腔医学专业的医学生就业的一大特点,在私人口腔诊所中会遇

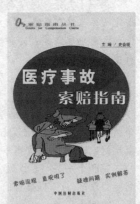

图3-2 《医疗事故索赔指南》出版

到其他医学生较少遇到的问题,例如:口腔诊所的性质及其法律责任的范围、一般从业人员与雇主的关系、医、患关系、执业的风险等。而另一方面,随着人们法律和权利意识的提高,对自己的生命健康权越来越关注,对口腔医疗服务业提供的服务水平要求越来越高,可以预测发生口腔医疗纠纷的几率会越来越多。因此,很有必要提高口腔医疗从业人员的法律和证据意识。

在广大医疗从业人员中普及法律基本知识和相关的卫生法规、行业规范、技术规范,特别是普及证据的概念,充分认识到《医疗事故处理条例》新规定的知情权等。

2. 建立健全规章制度

要建立健全岗位责任制、病例讨论制度、差错事故控制制度、首诊负责制度及各项常规技术操作等制度。明确各部门、个人的职责,防止无人负责,职责不清、互相扯皮的问题发生。同时要加强职业道德及质量安全教育,狠抓制度落实,坚决杜绝违章操作。例如:我国口腔医学界过去几十年来形成惯例,普鲁卡因局麻不做皮试,由于用量少,确实罕见过敏的,但的确有过敏致死的事件发生,而且不符合药典规定,一旦出现问题无疑是医生的责任。要加强医疗技术管理,提高技术作业的质量水平和效率。此外,关心职工生活,解除后顾之忧,减轻思想压力,在员工情绪异常时,采取暂缓或变更工作的办法给予及时调整。定期进行员工身体检查,发现健康情况不合岗位要求的要及时治疗或调换工作岗位。

3. 加强设备器械管理

新设备器械投入运营前要进行全面的安全性能评估,确保其性能、质量符合要求,杜绝使用伪劣假冒产品及配件。对关键设备要定期审验及维修保养,严禁超负荷、超龄运行。安装必要的自动报警及自动保护装置。加强对药品、医疗器械、牙科材料的卫生质量管理,严把采购、验收、保管、调配关,确保性能质量符合要求,同时应保证物资品种规格齐全,供应充足。由于口腔操作范围小,机器和器械的切割、破坏力强,根管挫、牙冠义齿个小易滑脱等,都是非常容易发生医疗差错事故的,所以必须尽其可能对其病人尽到高度的注意义务,极力避免差错事故的发生。

4. 改善口腔医疗环境

努力使口腔医疗环境符合卫生学要求,保证清洁区与传染区、无菌室与病区隔离,重点抓好供应室、手术室的无菌操作。对医院污水、污物和放射性物质,严格进行无害化处理。对节假日、上下班前后等事故多发期,应提高重视程度,防止因麻痹大意而造成事故。加强工作的计划性,尽量减少和避免临时性突击工作,力求准备工作充分,不打无准备之仗。通过测定和制作医务人员人体生物节律表,合理安排工作时间。

5. 建立医师职业保险

口腔医师职业保险是正常口腔医疗秩序和口腔医师正当权益的保障。在口腔医疗活动中人为的失误造成的口腔医疗责任事故是应当避免也是可以避免的。但是口腔医疗失误是口腔医疗中必然会出现的现象。因为口腔医疗是一种高技术、多环节的劳动,任何一个环节的小失误,都可能酿成口腔医疗事故。有些失误与口腔医学科技的发展水平有关。口腔医疗事故只能减少,不会消灭,再高明的口腔医师,再严格的管理也不能避免。如此说来,口腔医疗是一种高风险的职业,口腔医疗事故也是不可避免的,我们需要找到一条妥善处理口腔医疗事故的合理途径,既能保护医患双方的合法权利,同时也能维护口腔医疗活动的正常开展。而国外的口腔医师职业保险为我们解决口腔医疗事故提供了一条成功的经验。像乘飞机、坐火车买保险一样,在口腔医疗收费中预先收取适当比例的风险金,一旦发生口腔医疗意外、失误或事故时,对患者或家属给予经济赔偿,这是医患双方都愿意接受的解决途径。

6. 努力提高执业水平

口腔医师执业风险产生的一个根本原因是口腔医师执业水平低。因此,做一个执业口腔医师一定要谦虚谨慎,自己的知识不够,遇有不懂或不甚明了的专业问题一定要向有经验的医生请教,或请有经验的医生会诊,不要怕在患者面前丢面子,不要不懂装懂。不懂装懂会造成误诊,给患者和家属带来很大的悲哀。口腔诊所应加强技术人员培训考核工作,不达标者不得上岗。严格规定和执行各级口腔医疗技术人员的技术操作范围和标准。中华医学会 2004 年出版的《临床技术操作规范》使临床医疗工作有章可循,例如对拔牙的禁忌证等在检查的指标上有了明确的规定,也提出了更高的要求,需要我们认真对待,例如牙槽骨吸收超过 1/3 以上,邻牙松动一度能否做固定桥修复,学术上也有不同意见,有人认为有固定松牙作用,但本次的《临床技术操作规范》规定为禁忌证,如果没有告知患者,盲目进行修复后,基牙进一步松动就形成了我们医疗上的差错和损伤。

7. 准确完整病历记录

患者的病历记录绝对不仅仅是一种医疗知识资源,更是一种法律意义上的资料。简单一点说,在病历记录上的所有记录都将是法律意义上的有力证据。换句话说,只有在病历记录卡上有所记录的材料才是真的,而没有记录的所有种种与根本没有发生过毫无区别。因此,临床医生要详细而准确地记录完整的诊疗过程,而且必须保证记录的真实性。所以要求病历记录要简洁、明了、易懂。当记录医 - 患交谈记录时,应坚持将患者当时的实际意见、回答记录在案的原则,作为选择临床治疗方案的有利证据。注意,随着诊疗过程的进行所出现的种种情况的医生与患者之间的探讨、结论也都应做详细的记录,尤其是当患者不能完全配合临床医生的实际治疗时,更应将具体情况记录在案。并且一些辅助的检查材料,如 X 线片等,也应妥善记录备案。病历记录的用词要中肯而真实。另外,患者不能配合治疗的情况应在记录中做详细的记录。

在进行任何的治疗措施之前,治疗协议书都是必须签字的。在患者签订协议书之前,临床医生必须将治疗过程中可能出现的意外情况、危险因素都告知患者。这也是临床医生日常职业生活中必不可少的一部分。

口腔医疗从业人员多数是面对门诊病人,门诊病历的书写相对其他科室的住院病历要简单得多,在面临医疗诉讼时收集证据困难,例如一个简单的揭髓术也有可能引发患者的心脏病发作,但是在治疗前仅仅靠口腔医疗从业人员询问病史是不够的,因此很有必要在医疗卫生工作之中对医疗行为留有客观证据。这就要求特别注意门诊病历的书写。

【案例】 **德国牙医拔错牙的代价**
[来源:博览,时间:2008-08-13]

德国萨克森州第三牙科医院的伊万先生,是一位拥有牙科学硕士学位的资深牙科医生,从医十多年来,从没有出现过任何医患纠纷事故,很多患者都对伊万的技术赞赏有加。然而在上个月初,他却在阴沟里翻了船。

这天上午,伊万上班后所诊治的第一位患者,是一位年轻的日本女患者,这位日本女患者的左上颌一颗门牙被蛀得不成样子,因此她由同籍男友陪同乘飞机前来求诊,要求拔除该门牙,安装一颗烤瓷牙。这位舍近求远的日本女患者知道,德国的烤瓷牙质量在当今世界上算是最好的,安装的技术也是令人信服的。

伊万不知怎么的,在给这位日本女患者拔除病牙的时候,将另一颗好牙连同拔了出来。当发觉后却为时已晚。患者怨怒交加,立即向医院方提出措辞强烈的投诉,要求给个说法并给出个满意的解决方案。

院长出面安抚了患者的情绪后,主动向患者提出了三项赔偿方式给予选择:

一是给予最高上限 2.5 万欧元的精神痛苦补偿,同时负责将患者转给另一家牙科医院治疗,所有费用由本医院负责支付,同时,两人来去所有的交通费用也由本医院支付;

二是建议仍然在本医院疗养一段时间,院长本人负责适时免费给安装两颗烤瓷牙,安装完毕回国后,院长本人会按时飞抵至贵国,登临您的家门为您免费矫查,直至功能完全恢复到原来的状态;

三是如果以上两项都不同意接受,那只好由您诉诸法律,医院只能听从法院的判决,如果真是这样,医院将背上耻辱的沉重十字架,并遭到难以估量的声誉损失,还有可能一蹶不振,所有的医生将会很不情愿地领取政府发给的失业金。当然,我们最终会尊重您的考虑而作出的选择。

这位日本女患者和她男友的情绪渐渐地平静下来后,商量权衡了一番,选择了第二个方案。若干天后,院长亲自为这位患者安装了两颗烤瓷牙。这两颗烤瓷牙单价达到 5200 美元。

接下来是追究伊万的责任。伊万向医院监事会坦陈了事故的缘由:那天晚上,伊万和妻子几乎争吵了一个夜晚,因此没有睡好觉,早晨起床神志恍惚,再加上没有吃早餐,上班后心烦意乱,导致了这一医疗事故的发生。

　　医院监事会对伊万作出的处理是:从这位患者安装了烤瓷牙的当天始,伊万必须承担患者换了牙后所有相关的费用,当然还包括院长来回飞赴日本患者家矫查烤瓷牙的航班交通费,直至烤瓷牙的咀嚼功能完全恢复到理想满意的自然状态。同时给予伊万暂停一年行医而转调到药库分发药品的处分,并给予"最后警告"的惩罚。也就是说,如果再有类似的下一次,伊万就会被开除出院,并在德国医生从业网上注销伊万的医生资格,伊万从此再也做不了医生,即使另谋他就也会大打折扣。因为在德国,有任何"开小差"的从业者,不管是什么原因,都被视为"不受欢迎者"。

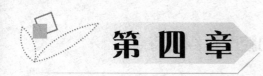

第四章

口腔医疗纠纷

医疗纠纷是指发生在医患之间的,因患者对医务人员或医疗机构的医疗服务不满意,与医方发生的争执,为双方利益冲突的表现形式。从经济学角度分析,导致纠纷不断的根本原因主要是信息不对称。在医患之间,病人由于缺乏口腔医疗知识,可能自愿选择的口腔医师和治疗方案,都不是治疗其病情的最佳方案和人选,而只是符合他自己的主观意愿和感觉。在现实中,我们经常可以看到,病人在选择就诊口腔医师和治疗方案的时候,更倾向于选择表面上态度好、治疗方案自己理解的口腔医师,病没治好也是命该如此。

导致医患纠纷大量出现的根本原因在于,医患双方对于口腔医疗事故或过失的经济赔付标准、数额难以达成统一,这就使口腔医疗纠纷近年来呈现上升的趋势。因此,对口腔诊所而言,口腔医疗纠纷不仅可能演变成口腔医疗诉讼,而且往往意味着口腔医疗责任赔款的攀升,实际上各地相继出现的几万、十几万至几十万元的口腔医疗赔款案件,正在使许多口腔诊所陷于前所未有的尴尬境地,并逐渐成为社会关注的热点。

目前,带有美容性质的口腔医疗服务合同到底适用何种标准现行法律没有作明确的规定。但是从近年的司法实践中我们看到一个趋势,就是对于没有达到美容效果的医疗纠纷,法律更多地是适用了类似消费者权益保护法里的规定,认为医院诊疗的效果应该达到诊疗前对病人的承诺,如果没有达到通常判决医院败诉并赔偿。

急剧增加的口腔医疗投诉提醒我们采取必要措施来预防和减少投诉的紧迫性。一方面,有必要对投诉进行分析,吸取教训,加强对有关责任人的监控;另一方面,应该广泛开展预防性教育。可以预计,21世纪的就诊病人将变得更有经验,在与口腔医师的交往中占据更主动的地位;社会变得更好争讼,牙科就诊病人也不例外。所以,认真分析口腔医疗纠纷的特点及探讨其对策,对口腔诊所自身建设及与社会协调发展都是十分有益的。

第一节 口腔医疗纠纷特点

随着社会经济的发展,人们自我保护意识的增强和观念的逐渐转变,医患关系的内涵和外延发生了变化。同时,病人把口腔医疗服务看成是一个消费市场,当他们对经治口腔诊所不满意时,会到有关部门投诉,甚至到上级卫生行政主管部门投诉为他们提供口腔医疗服务的口腔诊所,以求得到满意的答复和解决。

医疗纠纷绝大多数属于普通医患争议,一般由医疗缺陷或非医源性因素引起,医疗纠纷经由行政、司法机关调解或裁决处理的为极少数。

1. 医疗纠纷上升十分明显

医疗纠纷上升与社会大环境的变化相联系的,随着社会的发展,法律知识的普及,文化水平的提高,患者自我保护意识不断增强,人们的观念发生了很大的变化。同时存在人们对医疗工作,具有高科技、高风险、高奉献服务特点的认识不足,对医疗服务中出现的某些情况和不理解的行为,偏离医疗行业的科学性和特殊性。

曾经的"白衣天使"在人们的眼中失去了往日的辉煌,人们到口腔诊所看病不再是去求医生,而是在行使他们的权利——作为消费者要求口腔医生给他们提供高质量的服务,同时要求口腔医生要像神仙一样手到病除,服务要最好,价格要最低。近年来医疗纠纷的发生显著增加,据中国医师协会2008年举行的"医师执业风险与医患维权高层研讨会"获得的数据,中国内地平均每家医院年发生医疗纠纷66起;发生患者打砸医院事件5.42起,打伤医师5人,平均每起赔付额人民币十万多元。复旦大学校团委2012年公布了一份历时5个月完成的对上海部分在读医学生、实习医生等进行的调研访谈报告显示,医患纠纷让很多学生和家长对学医产生了迷茫、排斥,甚至畏惧的心理。

2. 医疗纠纷外延不断扩大

随着市场经济的发展,近年来人们在看待医患关系时,把口腔医疗服务活动视为单纯的经济交往,即商品关系。忽视了经济关系不能涵盖所有的社会关系,口腔诊所不是商品经营者,口腔医疗服务有自身的特点,是一种特殊的经济法律关系。另外,《医疗事故处理办法》中对医疗纠纷的接待时效、患方资格问题均无明确规定。由此势必扩大医患双方利益冲突的范围。"大闹大解决、小闹小解决、不闹不解决",这么一句俗语之所以流行起来,是因为它几乎已成为一段时间内解决医患纠纷的潜规则。

3. 医疗纠纷利益驱动突出

医疗纠纷总是伴随经济利益,患方在医疗纠纷处理过程中向口腔诊所提出经济补偿已成为主要目的。不仅发生在医疗事故案例中,要求经济补偿的数额巨大,使院方无力支付。而且在非医疗事故的医疗纠纷案例中也有不少患方穷追不舍,要求口腔诊所经济补偿或拒付医疗费用,甚至漫天要价,影响正常医疗秩序的情况也不少见(图 4-1)。

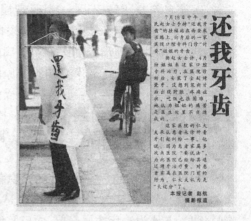

图 4-1　病人游街示威(来源:华商报 2005-07-19)

4. 医疗纠纷处理趋向复杂

医疗纠纷与人们的健康利益、经济利益密切相关,同时受大环境的影响,所以在处理上显得相当复杂,况且目前医疗事故处理法规不健全。随着改革开放的深刻变化,就其内容已感明显滞后,从而造成难以依法办案,经济索赔缺乏客观尺度,使许多医疗纠纷成为旷日持久、难以解决的问题,给处理医疗纠纷的难度不断加码。

5. 医疗纠纷范围逐渐增大

医疗纠纷的解决理应在医患双方范围内进行,但受经济利益的影响,使冲突不能协调解决。患方人员为了取得更高的经济补偿,往往以各种方法把纠纷带到社会上去。有的动员各方面力量和通过种种渠道;有的力图非正规地通过新闻媒体;有的反复在口腔诊所纠缠;有的利用他人对医务人员做出违规行为。目的是给口腔诊所施加压力,这样无疑使医疗纠纷波及的社会面越来越大,影响了社会安定。

第二节　口腔医疗纠纷原因

口腔医学专业由于①危及生命的疾病较少(社会重视程度较低);②专业体系划分逐渐独立(口腔医学与预防医学、临床医学、康复医学并存);③医疗机构逐渐社会化(各种形式的口腔诊所逐年增多);④需要治疗的患者众多(患者与医生的比例失调);⑤特殊医疗和自费医疗较多等特点。致使口腔医疗中"医患纠纷"的发生率居高不下,既影响了和谐的医患关系,也严重地阻碍了医学的发展。因此,最大限度地减少"医患纠纷"的发生,是口腔医疗界急需解决的问题。

医疗纠纷的原因可以归为两大类,即因医疗过失直接导致不良后果的纠纷和无医疗过失而发生不良后果的纠纷。工作中的失职和技术上的某些原因属于前者;医德素养差,服务不周,意外情况属于后者。例如:武汉大学口腔医院正畸科彭友俭等人选择近 5 年临床收治的来自新加坡、北京、新疆、河南、广西、广东、湖南、江西、湖北等地治疗的医疗纠纷病例 61 个(4 例诉讼),分析其产生纠纷的原因。结果引起口腔正畸医疗纠纷的原因主要为治疗方案选择不当、医患沟通不够和医师临床经验不足。还有医师操作失误、医师疏忽、适应证选择不当、病人配合不够、精神问题、生长发育影响、其他等原因。口腔治疗中容易产生医患纠纷而且不断增加的原因有以下七个方面:

1. 口腔疾病危害具有隐蔽性

许多口腔疾病的危害是慢性的、隐蔽的、不确定的,所以许多患者认为"牙病不是病",根本不认为采取治疗措施是迫切的,只有当疼痛难忍或者牙齿松动将脱落时,方认为治疗才属必要,而口腔治疗方法存在多种选择又往往使患者不知所措。例如,一位就诊病人前牙折断后来口腔诊所要求修复,口腔医师对这个残根拍片检查后认为无法保留,建议就诊病人拔除残根后再考虑修复。但由于残根的危害是慢性的,具有隐蔽性,就诊病人认为不痛就没有必要拔除,是口腔医师把问题搞复杂了,这时口腔医师如果不向就诊病人详细解释残根的危害而强调先拔除牙齿就会使双方陷入矛盾与纠纷。就诊病人拔除残根后来诊所要求修复,我们知道前牙单个缺失有三种可供选择的方法,即活动修复、固定修复、种植修复,三种方法的价格、操作程序、将来可能出现问题是完全不同的,如果口腔医师没有向就诊病人充分提供这三种治疗方法的有关信息并让就诊病人选择而武断地选择了活动修复,当就诊病人不满意活动修复效果并且知道了还存在另外两种修复方法时就可能与口腔医师产生矛盾与纠纷。

2. 口腔治疗方法存在多种选择

随着人们法律意识的增强,就诊病人维护个人权益的意识也增强了,他们想更多的知道自己病情与治疗方案,如果口腔医师忽略或者剥夺了他们的这种要求,他们就会认为口腔医师损害了他们的权益,产生纠纷。当发生了医患纠纷时,就诊病人就会坚持认为他有权知道三种可供选择的修复方法的所有信息并且有权确定自己选择哪一种治疗方法,否则,他就会认为口腔医师把某种方法强加在他身上是越权行为,甚至认为口腔医师这样做是由于图简单方便了事或者受经济利益的驱动。

许多纠纷中医师并不存在诊断错误与操作失当,仅仅因为在治疗前口腔医师没有向就诊病人充分解释有关事宜,征得就诊病人的同意与理解,从而导致在治疗中或治疗后与就诊病人产生了纠纷。

有许多牙科治疗手段和操作不适于在麻醉下完成,从而不可避免地给病人带来疼痛,病人将这种治疗中的疼痛和不适归咎于口腔医师的治疗水平,习惯性地进行抱怨甚至投诉。

3. 口腔医师传统式的家长作风

随着整个社会经济发展,文化水平提高,法制逐步健全,就诊病人的意识已与从前有着很大不同。表现在医患关系上,就是就诊病人自我保护意识、对疾病及诊疗过程需要了解的程度大大提高。而口腔医师在这方面却恰恰显得滞后,长期以来,口腔医师以权威自居,像对待小孩一样对待就诊病人,拒绝向就诊病人详细解释病情,拒绝向就诊病人提供选择治疗方法的机会。不管就诊病人是否同意就把自认为最好的方法强加给病人,从而激发病人的愤怒与不满,因为最好的治疗方法有时会由于价格偏高而使就诊病人无法承受。在临床上经常可以看到许多就诊病人不接受固定修复就是因为活动义齿价格低廉。

服务态度生硬或解答询问态度粗暴引起的纠纷。有的口腔医师不体谅病人的焦虑心情,对病人的询问很不耐烦,或出言不逊,恶语伤人,造成病人和家属的不信任。一旦病情复杂多变出现意外,如做根管充填后疼痛、修复义齿断折等,本来构不成医疗事故,但由于先前医患关系紧张而引起纠纷。

4. 口腔医师执业法制意识淡薄

口腔诊所执业审核过程不严,聘请无证照医疗技术人员上岗,或者非法与不具备执业资质的个人公司合作开发项目,即使没有出现医疗意外,其本身也构成违法行为。一些医技人员不清楚《执业医师法》、《执业药师法》、《执业护士法》等法律法规,对《专业技术人员权益保护》也不甚了解,缺乏在诊疗过程中的自我保护意识。

对事故不做实事求是的处理,激化成医疗纠纷。当发生了事故差错,如果采取实事求是的态度检讨错误,承担责任,获得对方谅解,就有可能使将要发生的纠纷消除。如果回避矛盾,推卸责任,蒙骗病人,推出不管;或怕家属无休止地纠缠,怕影响口腔诊所声誉,怕失去个人的尊严,而对应负责任遮遮掩掩,结果使事态扩大,矛盾激化。

5. 管理水平低下,质量控制不严

部分口腔诊所没有严格的管理意识,或者在管理过程中监督不严,放任自由,员工工作松散,环节、终末质量不过关,自然容易在诊疗过程中出现差错,直接导致医疗事故的发生。其他诸如"点名手术"效果不尽人意,诊所间协作专家会诊、手术发生失误责任不清,"优质优价"服务不能到位等引起患者及家属的不满,都可引发医疗纠纷。部分口腔医生素质下降,或追逐利益或责任心不强,或缺乏职业道德和奉献精神,具体表现为:病历资料书写马虎、不到位,处置治疗不及时,工作散漫,态度生硬等,这些一旦被患者觉察往往直接升级为冲突,且容易并发医疗事故(纠纷);当着病人的面议论以前的诊治过程,诱发成医疗纠纷。口腔生理功能复杂,口腔疾病是一个渐进过程,某些病人在发病初期典型症状往往不明显,口腔医生根据当时的症状进行治疗,过几天不见好转又去另一口腔诊所就诊,此时典型症状已趋明显,口腔医生改变原来的治疗是完全正常的。例如:如果接诊医师说:"症状很明显怎么治疗错了?"或"你来晚了!"等,听者留心,一旦病人出现问题,家属就会追究初诊口腔诊所的责任,最终导致口腔医疗纠纷。

6. 口腔容貌没有固定的标准

口腔颌面是人体十分独特的一个部位,不但承载着生理功能,而且还有美观的功能,影响人与人的交往。如果病人存在口腔颌面问题是因为美观而引起的,往往不像其他口腔疾病如牙髓病、根尖周病那样急迫,医生所做的治疗也不像其他治疗那样"雪中送炭"。通常需要通过修复、正畸、正颌、种植等手段来改善美观问题,这些治疗方式更多的可以理解为"锦上添花"。就目前而言,医生采取的治疗手段往往需要花费较多的金钱和时间。此外,多数病人不认为自己的症状是一种疾病,临床上有时也很难把这些症状诊断为"疾病",因此,病人来就诊的目的和期望值就和普通口腔急症的病人不太一样。更重要的一点是容貌是没有固定标准的,人们对美丑的看法是非常主观的,也因人而异,所以一旦没有达到病人期望值的时候,病人又认为花费了大量的时间和金钱,纠纷一触即发,而且此类纠纷比一般的纠纷更难处理,成为非常棘手的问题。

7. 口腔医疗市场调节杠杆失衡

口腔医疗市场是个巨大的蛋糕,随着市场经济的发展,很多人看到了其中的商机,口腔医疗领域集中了来自各方的大量投资。为了谋求利益,追逐利润,很多投资方偏离了办诊所"治病救人"的宗旨,采取了一些损害患者利益的做法,恶化了医患关系。新闻媒介对口腔医疗纠纷的特别关注、不断曝光,使医疗事故责任举证倒置、医疗纠纷成为社会热点话题,潜移默化到了每一位患者心里。

在医患之间拨弄是非挑起医疗纠纷。例如:有少数口腔医务人员为了抬高自己,压制别人,恶意竞争;利用某些同行出现失误,有意歪曲事实,妄加评估;或为病人及家属出谋划策,传递信息,甚至将病人病历私自窃走或复制,造成假象借以挑起事端。在遇到的部分难处理的医患纠纷中,一定程度上与这些不负责任的行为有关。

病人及家属不尊重口腔医务人员人格,或寻衅要挟引起的纠纷。少数病人及家属把口腔医务人员置于佣人地位,稍有怠慢,就指责、挑剔、刁难;稍不随心,轻则训斥,重则谩骂、殴打,严重损害口腔医务人员的人格和人身安全。对口腔医疗效果不满意,但并未造成不良后果,却得理不让人,揪住不放,想达到某种目的,乘机要挟口腔医务人员,提出无法满足的苛刻条件,破坏正常的医患关系而引起纠纷。

【调查报告】 引起口腔医疗纠纷的原因

[来源:谢喜模,杨勇.口腔医院医疗纠纷的分析及处理.医学信息:药品营销采购,2003,(2):46]

湖北医科大学口腔医院谢喜模等从近10年来武汉大学口腔医学院医疗缺陷登记本和信访登记本记载的资料统计,引起口腔医疗纠纷的原因有5种。

(1)医疗缺陷导致的医源性纠纷38例:其中牙体牙髓科治疗后患者疼痛加剧8例、填补后患牙破裂2例;光固化材料做前牙修补后脱落6例;门诊外科误拔乳牙1例、误拔病牙3例、误拔健康牙3例、牙挺刺伤软腭致牙龈撕裂各1例、拔牙遗留残根1例等。

(2)医务人员医德医风和服务态度差引起纠纷17例:其中医务人员向患者索要钱物者2例,接诊分号护士大声呵斥患者4例,熟人插队或医师不给患者作解释、态度冷漠导致医患之间发生争吵6例等。

(3)医疗收费发生争议引起医患纠纷9例:其中有收费过多、患者中途不愿继续治疗而要求退还余款等引起医患争议等。

(4)麻醉意外和术后并发症导致了伤与亡,引起医疗纠纷各1例。

(5)患者缺乏医学知识和无理取闹引起医疗纠纷2例:其中1例因已做6次整形手术仍纠缠医院为其继续做手术。

【调查报告】 口腔门诊医患纠纷原因分析

[来源:赵英利,杨学文.口腔门诊医患纠纷原因分析及防范.口腔医学研究,2006,22(3):326-327]

武汉大学口腔医学院赵英利等人通过查阅武汉大学口腔医学院投诉登记册,2003年至2005年纠纷例数分别是124例、102例和41例,呈现逐年减少的趋势,见表4-1。投诉对象有点名投诉医生98起,投诉窗口收费人员22例,投诉挂号人员16例,投诉医技人员39例,投诉临床实习生32例,投诉护士17例,投诉院感方面9起,其他14例。

表4-1 每年投诉量占总门诊量的比

年度	总门诊量	投诉数	百分比/%
2003	301 991	114	0.038
2004	354 469	92	0.026
2005	362 366	41	0.011

【调查报告】 口腔医疗中医患纠纷原因分析

[来源:王津惠,王建国,马健.口腔医疗中医患纠纷原因分析.中华老年口腔医学杂志,2006,4(1):43-45]

天津市口腔医院王津惠等人收集2001年6月至2004年6月,来天津市口腔医院接受口腔病治疗后出现不满意、不理解、而反映到院方的非医疗事故186例。其中男性74例,女性

112例。将186例按服务质量、医疗质量、医疗价格、其他因素等进行分类,其医患纠纷情况见表4-2。

表4-2　186例医患纠纷情况

纠纷因素	病例数	%
医疗质量	52	28
服务态度	84	45
医疗价格	33	18
其他原因	17	9
合计	186	100

第三节　口腔医疗纠纷解决

目前医疗纠纷处理主要有卫生行政部门处理、法院诉讼和双方协商(或第三方调解)三种解决方式(图4-2),主要法律法规依据是《医疗事故处理条例》、《民法通则》、《关于参照〈医疗事故处理条例〉审理医疗纠纷民事案件的通知》、《关于审理人身损害赔偿案件适用法律若干问题的解释》等。

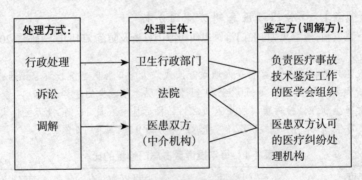

图4-2　医疗纠纷解决方式

通常口腔医疗纠纷的解决途径是多方面的,可以由行政机关出面解决,可以由司法部门解决,也可以双方协商解决或者由第三方进行调解解决,法律法规并没有规定医疗纠纷一定要经过行政的或法律的裁决。总的原则是坚持实事求是,以理服人,相互理解和尊重,公平公正地解决纠纷。

一、行政协调

口腔诊所与就诊病人之间的协商解决。

（1）对于因医疗缺陷和医德医风差引起的医患纠纷，我们应主动承担责任，向患者及家属赔礼道歉，认真听取患者意见和要求，按照规定当补偿的要补偿，当免费治疗的要免费治疗，以求得患者及家属谅解。还要组织全体医务人员仔细分析纠纷原因，及时总结经验教训，制订出整改措施，并对有关责任人按规定给予处罚。

（2）对因收费引起的医疗纠纷，我们首先尊重和欢迎患者及家属提出质疑，因这类纠纷多为患者及家属对收费标准和有关医疗知识不理解造成。然后我们与患者或家属一同仔细核查上级物价、卫生行政机关颁布的收费标准，使其理解，达成共识。

（3）对因医疗意外遭受不幸者，耐心解释医疗过程中意外事件的不可预见性和不可抗拒性等特点，以及上级医疗主管部门制定的政策法规，心平气和、晓之以理，消除患者或家属思想上的疑虑和误解，在达成共识的基础上，口腔诊所从人道主义精神出发，对医疗意外蒙受损失或有特殊经济困难者给予适当减免费用，经济资助或一定的补偿。

（4）对因患者心理期望过高、无理取闹引起纠纷，我们要采取说服劝导、诚恳耐心地做思想工作的方法，同时主动及时与患者亲属及单位领导取得联系，征得他们理解和支持。在患者继续无理取闹情况下，我们要果断拿起法律武器，求得公安、司法机关的保护。

二、依法诉讼

民事纠纷以医疗事故起诉者必须先行医疗鉴定；对人身损害要求赔偿者可直接起诉；医患双方均可向法院起诉、上诉、申诉。医疗事故涉嫌职务犯罪则为刑事案件，应由检察机关立案向人民法院提起公诉。人民法院对医疗纠纷案件的审判，不仅依法保护了医患双方的合法权益，而且促进了医疗卫生事业的健康发展。

按章办事是解决医疗纠纷的根本途径。医疗纠纷的善后处理是一项政策性很强的工作，但由于我国目前卫生法律体系还不完善，除依照《办法》外，其他法律法规也被参照运用。因此，我们必须认真学法，理顺它们之间的关系，了解法律法规及司法解释的效力。以事实为依据，正确运用法律法规，力求定性准确，处理恰当，补偿合法合理，迅速结案，保护医患双方的合法利益。

1. 适用法律规范

（1）基本法：民法通则、民事诉讼法、刑事诉讼法、行政诉讼法。

（2）行业法规：执业医师法、医疗机构管理条例、消费者权益保护法、护士管理办法。

（3）行政法规及行政规章：国务院《医疗事故处理办法》、卫生部《关于医疗事故处理办法若干问题的说明》。

(4) 地方性法规及规章:各省、直辖市、自治区《医疗事故处理办法》及《医疗事故处理办法实施细则》。

(5) 各级各类医疗规章制度、技术规范、操作标准。

2. 赔偿构成

(1) 构成人身损害均应给予赔偿。

(2) 赔偿费用构成:医药费、误工费、护理费、营养费、交通费、残疾生活补助费、抚养费、丧葬费、就医的伙食费及住宿费等。

(3) 伤残指数的确定及与赔偿的关系。

(4) 精神损失费目前无法律规定。

最后,在处理医疗纠纷时,要善于抓住主要矛盾,促进医患之间相互沟通、相互理解,控制矛盾转化,要善于运用技巧,具体情况具体分析,这是唯物辩证法的基本原则,也是医疗纠纷处理应遵循的基本原则。

【案例】 北京医疗纠纷调解成功率达九成

[来源:记者李子君.北京商报,时间:2012-02-17]

北京市于 2011 年 5 月 30 日成立了由市司法局、市卫生局等多部门组成的"北京市医疗纠纷处理协调指导委员会",并组建了专门化解医患纠纷的人民调解组织——"北京市医疗纠纷人民调解委员会"。市卫生局副局长雷海潮昨日透露,北京医疗纠纷人民调解委员会自去年 5 月底成立之后,已调解成功医疗纠纷 513 例,调解成功率为 90%。

依据相关规定,医疗机构发生的医疗纠纷,患方索赔金额 1 万元以下的,可以通过医患双方协商解决;索赔金额 1 万元以上的,应当通过人民调解或诉讼方式予以解决。符合受理条件的,医疗纠纷调解委员会在当事人材料提交齐全之日起 45 个工作日内结案;经延长仍不能结案的,可以告知当事人向人民法院起诉或由其他部门处理。

雷海潮告诉记者,截至 2011 年 12 月 31 日,医疗纠纷调解委员会共接待来电来访 1490 例,接到调解申请 1118 例,受理 994 例。其中,正在调解案件 423 例,已结案件 571 例,调解成功 513 例,调解成功率为 90%。

据不完全统计,北京医患纠纷每年以 35% 的速度递增,72% 的医院出现过"医闹"。医疗纠纷人民调解委员会的出现,意在有效缓解医患矛盾。

第四节 口腔医疗纠纷预防

口腔医务人员必须有高度的责任感,严格按照医疗常规操作。不要为图省事而引起医疗纠纷。诊疗的程序、手术过程、病历记录必须认真书写。往往医疗纠纷发生后原始病历记载就是衡量的依据。因此对有保留价值的牙,病人要求拔除或进行口腔手术前,对手术过程可能发生的问题记录在病历里,病人或其亲属同意签名后再做手术。严格要求实习生、进修生遵守临床操作规程,并配备一定资历及负责任的医生带教。保存原始病历的完整性,为判断是非医疗差错、事故提供依据。中华医院管理学会通过调查发现,加强医院管理,提高医护人员的责任心和风险意识,提高医疗技术水平,避免医疗过失的产生,是减少医疗纠纷的关键。

一、保证患者在治疗中的安全

随着经济的转型发展,人们对医疗的需求标准和要求越来越高,人们的法律意识、自我保护意识增强。从口腔诊所和口腔医师主观方面来说,要站在救死扶伤的人道主义、促进国家和社会的稳定等高度正视现实,竭尽自己的努力去避免和化解矛盾。一是牢固树立全心全意为病人的思想,自觉遵守医德规范,不断改善服务态度。二是必须努力学习,在口腔医疗技术上做到精益求精。严格执行各类技术操作规程,时时刻刻替患者着想,切实加强医疗安全管理,避免医疗缺陷。三是对现有医疗技术水平不能夸大宣传,特别是涉及正畸美容、颌面外科整形治疗、修复科种植牙及光固化治疗等,都要在事先向患者及家属详细说明和交代清楚。

1. 治疗前谈话要严格谨慎

治疗前谈话更是要严格谨慎,让患者及家属有一个思考选择过程,做好充分的思想准备,这既是对患者和家属负责,也是对医务人员自身负责。对因现有医疗技术条件限制或年幼体弱、老年患者、晚期癌症患者等不能做的手术或术后效果不理想的修复手术应坚持不做。对心理期望值过高、有纠缠倾向的患者应坚持心理疏导,绝不要一次又一次做手术,一味迁就患者。

切勿强行动员患者接受高价的治疗,患者花费的越多,期望值越大,尤其是那些舍不得花钱,被反复动员以后接受治疗的,出现不满意的可能性很高,而且不满意以后的心情态度都会变得更差。

2. 注重诊治工作的全神贯注

注重诊治工作的全神贯注,保证患者在治疗中的安全。口腔医师在工作时需要对工作对象投入其全部的注意力,在耐心细致的检查并做出大致的诊断后,开始进行治疗工作,此时需要对患牙投入高度的注意力,防止在治疗过程中发生医疗差错事故,保证患者在治疗中的安全,这是口腔诊所和口腔医师的共同宗旨,也是创立口腔诊所品牌的基本原则。口腔医生对患者诉说病情时的不耐烦情绪,中断了治疗去接听电话,工作人员在诊治患者时谈论与患者病情无关的事情,口腔诊所的拥挤嘈杂环境等都有可能导致对患者的误查误治,导致差错事故的发生,甚至可使我们精心创立的品牌毁于一旦。

3. 完善口腔医疗行业的自身建设

完善口腔医疗行业的自身建设,强练内功,防微杜渐是防范医疗纠纷发生的根本所在。搞好口腔医疗行业作风建设,防止思想政治工作弱化,使口腔医务人员的"角色观念"发生根本的变化,转到"服务"上来,建立正确的医患关系。重视医疗、护理质量的管理,强化优质服务意识,避免口腔诊所对医疗、护理质量管理缺乏科学分析。抓好口腔诊所规章制度及诊疗常规的建立和实施,提高医务人员业务素质和自觉性,保证医疗工作的规范化,消除有章不循或执行不力的现象,使诊治过程逐步达到新的水准。树立正确的医疗经营思想,避免片面强调医疗工作的经济利益,提高口腔医疗收费的透明度,使得口腔医疗服务产生的社会效益与经济效益相匹配。

4. 建立健全口腔诊所的医疗常规

建立健全口腔诊所的医疗常规,努力提高口腔医疗质量。严格口腔医疗的无菌观念,杜绝口腔医疗中感染的发生;将微创理念和最小损伤牙科学作为口腔医疗的基础,最大限度地减少患者的医源性创伤;科学、合理、恰当的向患者推荐口腔治疗项目,客观地解释医疗效果和口腔疾病的转归,对口腔医学所不能及的领域应向患者说清楚,以求得患者的理解;切忌以经济创收为目的而盲目扩大治疗项目的适应证、夸大治疗效果,对口腔疾病的转归应有科学的前瞻性的预见,并做好预防和处理。对高风险的治疗项目如复杂阻生齿拔除、牙槽外科及种植修复,应在术前认真与患者及家属签订协议,履行向患者告知义务,以达到互相理解和合作的目的;治疗后向患者逐一发放质量信誉卡,对龋齿充填、义齿修复、烤瓷美容、窝沟封闭等治疗项目应进行保质期的承诺。努力降低口腔医疗成本,使每一个就诊者都能享受基本医疗。

二、特殊患者群的医疗纠纷的预防

1. 对待高干、高知病人　这类人群的特点是长期在单位、家庭中处于领导位置或"说的算"的地位,所以对待他们首先应该是敬重对方,并请优秀的、资深的医生给他们进行治疗,诊治过程中要严格遵守临床操作常规,并交代好治疗的方案或结果,让他们明白并取得合作。同时对他们提出的要求,在不违反原则的情况下尽量满足。对他们提出的一些特殊要求,我们办不到时,要耐心地、婉转地向他们解释,切记不要简单地说一句"不行"而了事。

2. 对提不合理要求的病人　有些患者来口腔诊所就医,以自己对医学知识的微薄的了解,向主治医生提出各种自认为正确的要求,有时还会指导医生的治疗方案。首先,医生应了解病人提出的这些要求的原因是什么,或者说明这些要求的不合理性的原因,以理服人;其次,在向病人或家人解答时,要态度诚恳,语言表达清楚,要让病人自己明白或者意识到他提出的要求是不现实或不符合诊疗过程的。还有,我们可以在交谈中让病人感受到医生就像他的朋友,是他可以信任的人。

3. **对患有多种口腔疾病的病人**　这类人群极少知道自己患有口腔的多科疾病,对于就诊科室医生的解释存在不信任感。所以,对这样的患者群最好不以个人的力量去解决,积极邀请会诊小组的人员给予及时的会诊及诊断,这样会大大提高诊疗效率,提高患者的信任与满意度。并且要将会诊意见、诊断及治疗结果详细的在病例手册中记录准确。

4. **对经济拮据或老年病人**　这类患者对于物质及情感都有较为强烈的需要,如果其主治医生未能从这两方面满足他们,则极可能造成患者的错误印象:该医生根本不关心自己,随之产生强烈的不信任感,从而很容易与医生产生纠纷。所以,一定要将整个的治疗方案详细的解释给患者,无论这需要多少时间与精力,并且要有足够的耐心与关心对待这类患者。

5. **对于那些问题较多的病人**　这种患者更应耐心对待,因为这种患者往往是那种缺乏信任感的患者。如果该类患者难以建立对主治医生的信心,建议您将整个的诊疗计划解释给患者之后,再请一位上级医师进行一次会诊,让上级医师再进行一次诊治交代,以加强其信任感,这样更有利于提高其配合治疗的积极性,从而得到良好的治疗效果。

6. **对熟人病人**　不能因为认识而缩短或减少治疗前的沟通与交代。不能为了省钱,擅自简化医疗程序,减少检查项目或收费项目。因是熟人,医院里经常会出现不做详细的交代,更有甚者不签协议书,以致漏诊、误诊,留下纠纷的隐患。

7. **对从未看过口腔疾病的病人**　这种病人从小到大从未看过口腔疾病,所以他们对口腔疾病的了解一无所知。同时他们认为口腔疾病根本就不算病,到诊所医生就应该在最短的时间里,花费最少的钱就应该可以解决。对待这种患者最重要的就是治疗前的交代与沟通,必要时要签订同意书。治疗后的注意事项要详细地记录在病历手册中,切记不能单单做口头交代。

8. **对有一些不切实际希望的病人**　经常有患者对治疗有一些不切实际的希望,过去的患者治疗后不满意,你还可以跟他解释:"治疗只能达到这样的效果",今后可能就是打官司。所以我们要了解患者在想什么,我们能否满足他们的要求。例如:某女患者来做烤瓷牙,通过口腔检查和谈话,我们看到她是因为恋爱问题不顺利,产生心理障碍,认为是她长得不好,也包括牙齿不齐,我们花两个小时动员她不要做,让她明白不是因为自己的牙齿不好,做十几颗烤瓷牙不能解决她的问题,从医疗道德角度给予她帮助,也避免有可能产生的纠纷。

【案例】　牙科医生在问病史和治疗方面的责任

[来源:张海东　摘译　Medical malpractice reports,1999;12(9):541]

　　一女性病人因一磨牙的疼痛到被告处就诊。由于很多年没有给她看病,被告让她填一张调查表。在这个表中病人填写了近两年住过院,她的牙龈还出血、疼痛,但是在既往病史(如贫血、肝炎)栏中则是空白的。被告询问住院的原因时,病人则含糊地回答6个月前住院进行了一些检查,结果是正常的。被告问及她牙龈出血和疼痛的问题时,她则说不知道自己为什么写了"流血",她只是因为牙疼才来看病的。被告又问她割伤后流血是不是很长时间时,她说不是。在此情况下被告拔除了那颗牙齿。然而,不论病人说些什么,住院实际上提示有一些潜在的疾病,包括血液和肝的疾病,都可能有凝血障碍。拔牙后,病人流血不止,家属发现病人昏迷在床上后,再次送她到抢救室,给她咬纱布和茶袋止血并让她找牙科医生。家属又去找牙科医生,但被告的妻子和医院都没找到被告。几天后,病人由于不断流血,经输液(血)抢救无效而死亡。病人的丈夫,认为是牙科医生、医院的低水平的治疗导致病人死亡,而诉至法院,并要求赔偿三百万元。法院通过调查,认为被告没有详细追问病史,同时也没有进行及时恰当的治疗,是造成病人死亡的直接原因,专家证言也证实了上述情况,而且在急诊室也应该发现病人有黄疸病。被告也承认自己有责任,牙科医生对病人的死亡有不可推卸的法律责任。

【案例】 上虞法院被告医院赔偿案

[来源:记者余春红,通讯员孙奇杰.浙江法制报,时间:2005-07-04]

2001年7月15日,原告周某因身体不适到上虞市区某医院就诊,医院诊断为:混合性结缔组织病。在住院治疗期间周某感到牙齿不适,该院第七病区医师医嘱"口腔科会诊",并出具了会诊单。口腔科随后对周的口腔进行了检查、诊治,却没有对诊疗情况进行记录,也没有将会诊单交回第七病区。该院口腔科医师任某某建议周某做全口覆盖义齿,并介绍周到其子任某开设的口腔诊所做覆盖义齿。

周某出院后多次去口腔科任某某处检查和拔牙,未按挂号就诊规定诊治,口腔科也没有门诊日志记录。此后由于没有会诊结果、门诊日志记录,导致法医无法确定周的误工时间。周为此多次向上虞市消费者协会投诉。期间,任某某出具关于周的"镶牙过程说明"书面材料一份,经绍兴市医学会鉴定,不属于医疗事故。

交涉无果后,周将医院告上了上虞法院。在调解不成的情况下,上虞法院依照《执业医师法》、《医疗事故处理条例》、《民事诉讼证据的若干规定》,一审判决被告医院赔偿给原告医疗费、误工费、精神损害抚慰金、医疗事故技术鉴定费共计9543.6元。

[评论]

为了镶牙,上虞的周某跑了很多趟医院,但医院对整个镶牙过程居然没有作任何记录,导致周某无法确定误工的时间。虽然医学会鉴定认为这不属于医疗事故,但该医院还是被上虞法院判决承担败诉责任。

任某某出具的"镶牙过程说明"的书面材料,不是在医疗活动过程中形成的资料,缺乏病历在医疗活动过程中形成的基本要求。绍兴市医学会出具的医疗事故技术鉴定书,未对该医院提供的住院病历和陈述材料是否具备医学文书的合法性进行审查,也未对陈述材料作为重要证据予以使用和认定,违反《医疗事故处理条例》的有关规定。且该鉴定书没有将该医院口腔科无会诊记录和任某某介绍病人到其子的诊所做覆盖义齿、事后多次为周某拔牙而又无门诊日志记录等违法违规行为记载在该鉴定书上,故该医疗事故技术鉴定书缺乏证据的真实性、合法性,依法不予认定。

第五节 医疗纠纷处理模式

医疗纠纷的发生,是一件很不幸的事。医疗纠纷发生的原因,错综复杂;医疗纠纷处理的模式,应有尽有。万一发生了纠纷,就要依个案的实际情况,选择最适合的方法,合法、合情、合理、迅速地处理,以使伤害减到最低限度,而避免第二度伤害。在医疗纠纷的案件中,医疗人员的处理方式,琳琅满目,应有尽有。其中有的处理模式,不太理想,值得警惕;有的处理模式,非常的好,值得借鉴。整理归纳起来,可分为八种模式。现在分别举例说明如下:

1. 抢先自首型

自首是指犯罪后自动投案,向公安、司法机关或其他有关机关如实供述自己的罪行的行为。自动投案说明其有认罪悔改,愿意接受惩处,我国刑法规定,自首的可以从轻或减轻处罚。其中,犯罪较轻的可以免除处罚。自首的本质,在于出于自己的意志而将自己交付国家追诉。自首以后,常常有被提起公诉的可能。但是医疗过失致死,不但须有过失,又须有因果关系,而且更须有证据加以证明。业务过失致死罪虽然为公诉罪,但是民事上如果和解了,纵使有过失,刑事上可以从轻量刑或宣告缓刑。有些案件从自首起,到判决无罪确定止,已超过五年。因此,自首以前,要慎重斟酌考虑。

2. 不加理会型

有部分医疗人员对于病人或家属的抗议或伤害不大的举动,不加理会。例如曾有病人死于口腔诊所后,家属认为口腔诊所处理失当,而前往口腔诊所抗议,并烧冥纸或哭泣。口腔诊所只报警处理,不久也就没事了。又如患者死后,家属不但提出医疗过失的刑事告诉,而且指责口腔诊所的不对。口腔诊所只有静待地检署的侦查。等到不起诉处分确定后,也就渐渐平静下来。

3. 马上和解型

有部分医疗人员发生医疗纠纷后,很快就赔偿。曾有一家口腔诊所,为患者作拔牙手术,造成下颌骨骨折。口腔诊所当天就与患者的家属以1万元和治疗费达成和解。又如有一妇女因拔错牙,医师很快的赔偿患者的家属5千元而了事。

这种很快达成和解,虽然不会曝光,不被纠缠,不必打官司,但是不探讨有无因果关系或有无过失,就先赔偿,在法律上不一定妥当。最好先研究案情后,再妥善处理。

4. 先提诉讼型

这里所讲的"先提诉讼型",是指发生医疗纠纷后,病家还没有起诉,医疗人员就先提起诉讼。发生医疗纠纷后,如果先提出诉讼,就很难达成和解。因此,最好不要先提出诉讼。即使对方有诬告,等医疗纠纷的本案确定后,再提出诉讼也不晚。口腔医疗纠纷发生后,已想尽办法要和解,如果还不能达成和解的话,就应采取有利自己的诉讼。

1993 年,有一家口腔诊所,发生"磨牙纠纷"案件。口腔医师竟先向法院自诉患者三大罪名。大意如下:被告明知身无分文,要求自诉人为她治疗牙病。言明定金 1500 元,骗称要回家拿钱支付。结果除未付上述的医疗费用外,还向当地卫生局及各大报社陈情投书,加以散布说:自诉人未经她的同意,就擅自为她做磨牙处理,使自诉人名誉受损,无法营业。又说:自诉人涉嫌诈欺及重伤害,恐吓自诉人赔偿 40 万元,使自诉人心生畏惧。因此认为:被告涉犯诈欺得利、诽谤及恐吓取财罪嫌。法官审理结果,认为没有证据可以证明患者犯罪,因而判决无罪。

在审理中,不但该患者提出医疗过失伤害及诈欺罪的诉讼,而且另有其他二十个患者也提起自诉,其中被磨掉真牙最多的患者,共有十六颗。当地卫生局并以该医师的病历不详实,先处以一万元罚款。

不管是业务过失伤害罪或者是业务过失重伤害罪,都是告诉乃论之罪。若和解而撤回起诉,检察官就应为不起诉处分,法官就应为公诉不受理判决。

5. 先硬后软型

这里所讲的"先硬后软型",是指医疗人员对于医疗纠纷的发生,开始时的态度非常强硬,后来就过于软弱,就连诉讼也半途而停。

6. 先礼后兵型

有一家口腔诊所,发生医疗纠纷以后,家属抬棺抗议,把棺材放在诊所门口,不管诊所如何劝导,家属都不理会,要诊所先赔偿再说,诊所只好报警处理。警察搜证并作笔录后,诊所起诉病家强制罪。按刑法规定,以强暴、胁迫使人行无义务之事或妨害人行使权利者,处三年以下有期徒刑、拘役或三百元以下罚金。患者或其家属可以依和解或诉讼手段要求医师赔偿,但不能以胁迫行为抬棺抗议。因此,该患者家属被判处有期徒刑三个月,可以易科罚金。这家诊所忍无可忍才提出诉讼,这是属于先礼后兵型的案例。

7. 周旋到底型

自知本身无过错,就应提出证据,以为辩护。有一家省立医院的院长,为一位上了年纪的患者施行牙科手术,患者还在住院中就提出诉讼,他写了十几张起诉状,检察官看不懂,问他到底要告什么? 他回答是要告院长不该替他手术。检察官问清他手术后已有改善,为什么要告? 他说:是医院有一位医师叫他告。查明后原来是该医师与院长素有间隙,后来院长提出证据,检察官送医疗审议委员会鉴定结果,院长无过失,因而获不起诉处分。

可见,发生医疗纠纷后,应先了解案情,并提出人证及物证作为辩解,周旋到底,可以保护自己。

8. 力求和解型

在口腔医疗业务上,若有过失,应该想尽办法和解,不但可以免除民事诉讼;就是在刑事上,过失伤害罪及过失重伤害罪,都是告诉乃论,撤回以后,检察官应为不起诉处分,法院应为不受理判决;纵使是业务过失致死罪,法官可以从轻量刑或宣告缓刑。这对双方当事人都是有益的。

【附录】 医疗纠纷处理程序(试行)

[来源:中国医院协会制订,发布时间:2008-09-26]

医疗纠纷是各级各类医疗机构目前难以解决的痼疾,其产生的原因是多方面的,其中有着深刻的社会、经济等多层次的背景,难以靠医疗机构自身解决。处理医疗纠纷过程中,医疗机构如何在法律规定的框架内,在相关环节中引导医疗纠纷正确、及时有效地解决处理,各级各类医疗机构有着各自的经验和处理技巧。

中国医院协会为指导帮助各级各类医疗机构妥善处理医疗纠纷,依法维护患者、医疗机构及其医务人员的合法权益,规范医疗纠纷的处理程序,根据国家有关卫生管理法律、行政法规、部门规章,在综合多家医疗机构具体实践的基础上,制订了《医疗纠纷处理指南》(试行)草案,供各级各类医疗机构参考使用。

一、患方投诉程序

1. 投诉渠道

患者及其家属(以下简称为"患方")对医疗过程、结果有异议时,可以与临床医师及科室领导沟通,也可以向门诊部、医务处(科、部)、医患关系办公室、社会工作部、院办、党办等职能部门,以及院领导投诉。临床科室或职能部门接到患方投诉后,根据患方投诉内容可进行相关简单处理。复杂或索赔金额争议较大的医疗纠纷,应及时向主管医疗纠纷处理工作的职能部门(以下简称为"职能部门")移转相关材料和投诉信息,使医疗纠纷进入规范的处理程序中。

2. 投诉方式

患方的投诉方式可以是口头或者书面,如:面谈、电话、信访以及电子邮件等。

3. 投诉接待时间

患方投诉一般应当在工作时间内,由相关职能部门接待,特殊情况在工作时间外,由医疗机构指定部门或总值班接待。

二、职能部门接待程序

1. 患方来访时,应做好接待服务工作,做好投诉接待记录,其中包括:患者基本情况(患者姓名、就诊科室、投诉人姓名及其与患者的关系、联系地址、联系电话等)、反映相关科室和个人的主要问题等情况、事实经过及投诉要求等。投诉接待记录要有投诉人签名,注明时间。妥善保存患方提供的相关证明资料(如门诊病历、处方、收费单据、其他医疗机构病历、诊断证明、病理报告、X线片等),可以应患方要求向其出具签收证明。

初次接待工作所获信息对医疗纠纷处理十分重要,应予高度重视。

2. 根据患方提出的主要问题,和其对有关病情及诊断治疗情况的认识,安排临床科室的有关负责人和当事医务人员,在职能部门工作人员的陪同下,与患方进行沟通、说明解释有关诊疗情况。

3. 向患方履行知情告知义务,应当向患方提供《医疗纠纷告知书》,说明医疗纠纷的解决途径和流程(包括复印病历、尸检建议等)及医疗机构答复时间。

4. 负责安排保管医疗纠纷所涉及的证据(病历、护理记录、实物、X光片、病理片及蜡块等)。

应患方要求或主动向患方建议封存病历,封存病历可以是复印件,也可以是原件。如果患方坚持要求封存病历原件,应当在封存之前,将全部病历材料予以复印。

职能部门工作人员应当在患方代表、相关科室医务人员在场的情况,在医疗机构病案管理部门场所或处理医疗纠纷职能部门复印病历,将复印件装入"封存病历专用档案袋",粘封档案袋后,在该袋上的骑缝处由患方代表签署姓名及封存日期后,使用透明胶带在各骑缝处粘贴封存。封存件由职能部门负责保存,以备医疗事故鉴定组织和公检法等机构使用。职能部门应当向患方出具一式两份的封存证明,由医、患双方签字盖章。

患方要求复印或封存病历时,医疗机构应按国家规定审核患方身份,核对签名的患方代表身份,留存患方代表身份证复印件。

患方按规定要求复印、复制有关病历资料,应当支付相应的复印病历资料的费用。

5. 患者死亡的医疗纠纷,职能部门应当向患者近亲属提出尸检建议,告知其有要求尸检的权利。

患者死亡后家属提出异议,医疗机构应当向患者近亲属提出尸检建议。尸检应当经死者近亲属填写尸检申请书并签字,患方未填写尸检申请书,视作其不同意尸检。也可邀请非医疗机构人员在场证明告知尸检的相关过程,或采取录音录像等方式留取告知证据。尸检应当在患者死亡后四十八小时以内进行,具备尸体冻存条件,尸检可以延长至七日。按照《医疗事故处理条例》规定,医、患任何一方拒绝进行尸检,或拖延尸检时间超过法定时限,影响对死因的判定,由拒绝或拖延的一方负责。

尸检费用可由医疗机构先行垫付,但患者家属要求患者所在医疗机构回避,联系其他医疗机构进行尸检,可作为例外情况。尸体运送费、保管费的支付可根据生效的医疗事故技术鉴定结果或者是法律诉讼判决而定。

按照《医疗事故处理条例》规定,尸体存放的时间一般不得超过十五日。逾期不处理尸体的,医疗机构向患方进行告知,经医疗机构所在地卫生行政部门批准,并报经同级公安部门备案后,医疗机构可按照有关规定予以处理。

三、医疗机构内部调查程序

1. 科室调查

职能部门接到患方投诉后,应尽快将患方的投诉材料转交涉及的有关科室主任;科室领导应尽快组织调查、分析讨论工作。

(1) 当事医务人员或相关人员,整理有关事件经过,书写病历摘要或诊疗经过。涉及多个科室,应当由各科室分别书写,再由主要诊疗科室负责根据各科书面材料整理完成一份反映整个诊疗经过的病历摘要或诊疗经过。

(2) 组织全科医生或相关人员就患方投诉所涉及问题,进行科学、客观、认真的分析讨论,针对本科诊疗过程中存在问题,以及问题的性质、科室的处理意见归纳总结为书面材料,经科主任签名认可后上交职能部门。(签名后上交职能部门,便于档案管理)。

科室调查工作原则上应在七日内完成。遇特殊情况不能按时完成的,科室应提前告知职能部门并书面说明原因。职能部门负责督促科室、个人完成调查工作,并对其进度、完成情况及时向院领导汇报,向患方进行沟通说明。

(3) 职能部门可安排适当的时间,由科室负责人与患方代表进行沟通,就有关医疗纠纷涉及主要问题,本着实事求是的态度做出说明、解释,完成首次答复,原则上不超过七日。患方可以进行记录。患方代表在与科室沟通后,仍存有异议或提出新的问题和要求(可以根据患方意见进行书面汇总),继续向职能部门反映。

2. 职能部门提请医疗管理委员会讨论

职能部门对医疗纠纷可以进行必要调查,包括咨询相关临床专家、法律顾问(律师等)。组织临床科室与患方进行沟通后,仍不能达成共识时,应及时提请医疗质量管理委员会讨论分析、做出医疗行为是否存在过错的结论性意见。结论性意见一般在患者投诉书提出之日起三十~六十日内做出,送达患方,一式两份请患方签收(或者留取患方收到结论的相关证明资料),患方和医疗机构各保存一份。

医疗质量管理委员会讨论分析的结论性意见,只代表医疗机构一方的结论或观点,不是医疗事故技术鉴定。患方仍有权利依照相关法律规定程序申请医疗事故技术鉴定。

四、医患双方的和解

1. 医患沟通

医疗机构及医务人员有尊重患方知情权的义务,应当就患者病情及诊断治疗经过做出专业性的说明解释,加强与患方的沟通,消除误会、化解矛盾。部分医疗纠纷中,患方情绪比较激动、难以沟通,应避免患方与当事医务人员直接接触,相关沟通程序可由职能部门及临床科室主任或指定负责人完成。

2. 和解

医患双方通过沟通,遵循合法、合理的原则,互谅互让,达成一致和解意见。应当签订一式两份的协议书,由医、患双方签字盖章。(建议:和解协议书最好经法院出具调解书)。

医方应当由法定代表人或其授权委托人签字,并加盖医疗机构公章;患方应当是由患者本人或者是其法定监护人、患者授权委托人。死者近亲属(应当是依《继承法》规定死者全体第一顺序继承人授权的代表人)签字,并留存相关人员身份证明材料。

部分医疗纠纷争议不大,经沟通、协商,由临床科室或医务人员自行向患方做出数额较小的补偿,达成的和解,应当有职能部门参与,签订协议书,并加盖医疗机构公章。

法院诉讼的庭审过程中也可以经"法庭主持调解"。

3. 第三方调解

目前社会有多种第三方的调解机构,由政府联合机构、司法局、各种学会、协会、保险公司、保险经纪代理公司等,成立医疗纠纷调解中心,作为第三方进行医疗纠纷调解工作,缓和医、患双方"非此即彼"的尖锐矛盾,医疗机构可以根据医疗机构具体情况分析、研讨,选择相应方式实施。

五、医疗纠纷鉴定

医疗纠纷鉴定有利查清医疗行为是否存在过错、与患者损害后果之间是否存在因果关系,有利于解决医疗纠纷,医疗机构应当积极主张。

1. 医疗事故技术鉴定

(1) 鉴定的提起

按照《医疗事故处理条例》、《民事诉讼法》的相关规定，以下三种情况可以向医学会提起鉴定：医、患双方当事人共同委托、县级以上地方卫生行政部门交由、人民法院委托。医疗机构首先应当申请地区、市级医学会鉴定。法院委托可不受《条例》限制，也可以直接向省、直辖市级医学会委托。鉴定费由申请鉴定一方预先缴纳，或医、患双方各自预先缴纳一份。

(2) 鉴定的受理和材料准备

医学会自受理医疗事故技术鉴定之日起五日内，通知医疗机构和患方提交鉴定所需材料，医疗机构自收到通知之日起十日内提交材料，材料包括病历摘要(一式十份)、书面陈述及答辩意见(一式十份)、病历原件及相关资料(各种影像片子、病理切片等)，以及医务人员认为有必要向鉴定专家提交的文献、教科书相关资料。

(3) 鉴定专家的抽取

《医疗事故处理条例》规定专家鉴定组组成人数应为三人以上单数，医学会根据案情复杂程度和涉及学科来决定鉴定专家人数，多数情况下是三至五人，也有七至十一人的情况。涉及多学科专业的，参加鉴定的主要学科专业的专家不得少于全体专家鉴定组成员的二分之一，医疗机构可以在申请鉴定时，或者在医学会通知抽取鉴定专家时，提出主要学科的专业。

根据法律规定，医疗机构在有下列情形之一的可以向医学会申请鉴定专家回避：

鉴定专家是本案医疗事故争议的医疗机构当事人或者患方的近亲属；

鉴定专家与本案医疗事故争议有利害关系的；

鉴定专家与本案医疗事故争议医、患双方有其他关系，可能影响公正鉴定的。

(4) 鉴定会的准备

参加医疗事故技术鉴定的医、患双方当事人每一方人数不超过三人，医疗纠纷相关科室应安排科室主任或当事医务人员(主管医生、责任护士等)，以及负责医疗纠纷处理工作的职能部门工作人员准备参加鉴定会。如果涉及多个科室和当事人超过三人时，当事医务人员可以到鉴定现场，在鉴定会场外等待专家提问，在鉴定会召开之前，职能部门应组织临床科室及法律顾问认真讨论，准备答辩陈述材料及参加鉴定会发言和回答专家的提问。

(5) 参加医疗事故技术鉴定会

进入会场的顺序为先患方后医方，在鉴定会场上医方遇到认识的鉴定专家请勿打招呼、致意。

鉴定会开始后，患方先陈述十五分钟，医方再陈述十五分钟。医疗机构陈述中，由主管医生先向鉴定专家汇报病情简介(诊治过程)，科室主任做补充，职能部门或律师进行答辩，注意时间分配不要超过时限。

医、患双方陈述后，进入专家提问环节。最后，医、患双方还有各自五分钟的最后陈诉时间，医方可以将专家提问的问题进行整理，尤其是对医疗机构不利的问题，做出答辩回答。

鉴定会不是法庭，也不是辩论会，医、患双方在鉴定会上不能直接对话，所以对患方提出的问题可以不予回答。鉴定专家的提问，则必须回答。对鉴定专家提出的问题，仅做客观回答，不需进行过多的解释，更不要向鉴定专家反问。

鉴定会结束后，医方先退场，患方再退场，以免患方产生误会。

(6) 医疗事故鉴定结论

医学会自收到医、患双方当事人提交的有关鉴定材料之日起四十五日内组织鉴定并出具医疗事故技术鉴定书。鉴定书按照委托或交由单位，分别送达医、患双方、卫生局、法院。医患双方任何一方对首次医疗事故技术鉴定结论不服的，可以自收到首次医疗事故技术鉴定书之日起十五日内,向原受理医疗事故争议处理申请的卫生行政部门或法院提出再次鉴定的申请,或由医、患双方当事人共同委托省、自治区、直辖市医学会组织再次鉴定。

2. 司法鉴定

2003年1月6日,最高法院发布《关于参照〈医疗事故处理条例〉审理医疗纠纷民事案件的通知》以后,在法院诉讼过程中,对不构成医疗事故的医疗纠纷,患方大多提出要求再次进行司法鉴定,法院一般也予以支持。

法医进行临床医学的鉴定,目前法律尚没有明确规定,按照现有《医疗事故处理条例》规定,应当由临床医学专家和法医结合进行,医疗机构可以在法庭审理中,抗辩其缺少法律明确授权。但在目前的司法实践中,医疗机构还要积极应对,加强与法医的沟通,争取对医疗过程的正确认识和理解。

(1) 司法鉴定的提起:在法院诉讼中,法院一般应当事人的申请委托进行。非诉讼时,根据《司法鉴定程序通则》规定,司法鉴定机构接受司法机关、仲裁案件当事人的司法鉴定委托。在诉讼案件中,在当事人负有举证责任的情况下,司法鉴定机构也可以接受当事人的司法鉴定委托,一般情况下是通过律师事务所。

(2) 鉴定会的准备:司法鉴定不需要抽取专家,司法鉴定人主持鉴定。部分鉴定过程中,可邀请临床专家参加听证会,对此法律没有明确规定。司法鉴定对当事人双方出席鉴定的人数没有强制性规定,司法鉴定机构内部规定中通常是不超过三人。如果需要多人参加,当事人可提前与司法鉴定机构联系。鉴定会的发言及资料准备同医疗事故鉴定。

(3) 参加鉴定会:司法鉴定法医更注重从医务人员的法律注意义务角度去分析、考虑问题,并且对医疗诊治过程中的细节更加注意。医疗机构应根据患方起诉理由认真准备,熟悉掌握诊疗过程的情况,做好答辩准备。

(4) 司法鉴定结论:根据司法部2007年10月1日实施《司法鉴定程序通则》规定,司法鉴定机构应当在与委托人签订司法鉴定协议书之日起三十个工作日内完成委托事项的鉴定

六、法律诉讼

1. 诉讼准备工作

医疗机构接到人民法院的通知、起诉传票及患方起诉书后,职能部门应当组织当事科室相关人员与律师进行开庭的准备,针对原告的起诉要点讨论、分析医疗机构是否存在问题,准备答辩状,提交相关证据(病历、相关教科书、文献)、医疗事故鉴定申请书等。

2. 证据交换

在法院主持下进行证据交换时,需将准备好的证据(一般一式三份,法院及当事人双方各一份)交给法院,注意仔细清点页数并签好收条,提交病历原件时,一定要索取收取证明,避免由于其他原因导致证据的遗失,影响诉讼,同时接受患方提交的证据,交给医疗机构案件的代理人,作质证意见准备。

3. 庭审

进入法律诉讼程序后主要由律师进行代理,但诉讼代理人一般应由相关科室的专业专家和律师共同担任并一起出庭,专家对专业问题进行答辩,有利于帮助法官和律师了解医学专业问题,同时向法官提供相关的资料(教科书、文献等)。任何一方当事人对一审法院判决不服的,可以自收到判决书之日起十五日内,向原受理法院的上级法院提出上诉。可向原受理法院递交上诉状,缴纳上诉费,如在上诉期满后七日内未交纳上诉费的,按自动撤回上诉处理。上诉期间原一审判决不生效。

按照《民事诉讼法》的规定,上诉期满未上诉或两审终审后,判决即发生法律效力。

任何一方对判决不服的,在发生效力后的二年内都可以提出申诉申请再审,但不影响执行。

七、信息管理

医疗纠纷处理过程所产生的各种文件及相关材料,应及时整理归档,并做好信息上报工作。

1. 建档

医疗纠纷档案管理的原则,一般是按时间、个案编号归档。

医疗纠纷处理材料的档案目录顺序:

(1) 首次接待来访的工作记录(患方的基本情况、投诉的主要意见等);

(2) 患方书面投诉材料;

(3) 有关科室的病历摘要及对医疗纠纷争议问题的认识(科室讨论意见);

(4) 医疗机构医疗管理委员会的结论性意见;

(5) 医、患双方签署的和解协议;

(6) 进入民事诉讼程序的相关起诉状、答辩状、医、患双方提交的诉讼证据(复印件、目录清单等)、一审判决或裁定、患方或医方民事诉讼上诉状、医、患双方对应的上诉答辩状、法院二审判决或裁定,以及可能涉及再审的相关材料;

(7) 医疗事故技术鉴定的相关材料;

(8) 医疗机构内部处理决定及整改的措施等(体现医疗质量的持续改进)。

2. 归档

医疗纠纷处理材料,是医疗机构宝贵的管理资源。资料归档,可以长期保留,作为资料有利于医疗机构总结经验、教训,为医疗质量的持续改进提出重要的数据支持。其价值不亚于病历资料,须加强管理和保管。

医疗纠纷的处理周期,经常出现跨超年度的现象,归案的原则以医疗纠纷处理终结为标准,以年度总结,将相关材料整理,移交档案室。

3. 工作统计

在日常工作中,将患者递交的投诉书、当事科室的病历摘要、科室意见、鉴定材料及诉讼材料等信息及时录入数据库,做好日常工作数据登记及统计,可以按季度、年度制作小结,报相关部门。

4. 按照相关规定做好医疗事故上报工作

八、医疗机构内部处理和整改提高

1. 职能部门可根据医疗管理委员会意见或医疗事故技术鉴定结论,或者是生效的法律诉讼判决,向主管院领导提交整改方案或建议。以及对相关责任人的经济和行政方面的处理建议,报院长办公会形成决议,在医疗机构内部进行通报。

2. 职能部门负责敦促相关科室针对有关医疗纠纷在医疗技术、医疗管理方面存在的问题,制订出切合实际的整改措施,并形成文字材料汇报相关领导和职能部门备案。

九、相关工作程序

1. "医闹"事件的内部安全保卫

针对医疗纠纷的"医闹"事件,在充分尊重患方知情权的基础上,妥善做好接待工作,同时，也要做好自身安全的保卫工作。有条件的情况下，可以在接待室安装录音、录像监视设备。也可以联系第三人在场、或有保安人员进行必要的常规巡视。重大事件及时通知保卫处等内部安全保卫部门，尽快赶到现场，防止事态扩大，必要时报警。

针对患方采取的极端措施(诸如，患者家属拒不同意将死者遗体移送太平间；在医疗机构内外张贴大小字报、抬棺游行、搭设灵堂等；威胁医务人员人身安全，等)，医疗机构应当有专人负责进行劝说，保安人员到场维持秩序，同时留取相关影像等证据，并立即报警，由警方对涉嫌治安管理、刑事犯罪的情况及时进行控制和必要的笔录取证，书面告知患方正确的处理程序。

医疗机构可以与当地公安部门共同建立医院"警务工作站"，在处理医疗纠纷的过程中，尽量使医患双方保持冷静，避免暴力事件的发生。

医疗纠纷处理人员所持态度立场应当中立、避免将自己处在对立面状况，谈话的语言应温和、中肯、防止矛盾激化。坚持依法处理，双方调解自愿的原则。

2. 接待新闻媒体

医疗机构应当重视和加强与新闻媒体的沟通。强化"危机公关"意识，引导正确的舆论导向，客观、公正地报道医疗纠纷处理情况。医疗机构应有专人负责(新闻发言人)记者的接待工作，事先准备介绍案件，阐明医疗机构观点，进行鉴定分清责任，依法处理，维护医、患双方合法权益。

医疗机构日常工作中，也要充分利用媒体的宣传引导作用，促进医、患沟通，缓解紧张的医患关系，促进医疗机构工作的良性发展。

3. 医务人员法制意识的培训和教育

(1) 每年组织新分配的医务人员进行法规培训，对全院医务人员采取定期培训，开展法律讲座、案例分析，有针对性地邀请专业人员对科室进行培训、座谈等活动，作好医疗纠纷的防范工作。

(2) 重点科室、项目的"事前干预"(或"事前控制")临床科室做好对患者的术前病情评估工作，当评估出某患者危险系数高于普通患者的情况下，应向职能部门主动提出申请，职能部门提前进行干预，在手术之前组织多科会诊，同患者进行深入细致的术前谈话，并要求临床科室在病历中做好术前会诊及谈话记录，对患者的知情同意书、患者病历书写、术前检查及相关诊疗过程进行严格规范与核查。

职能部门还应针对术中难点的问题，重点帮助和监督临床科室及手术医生的技术准入等环节，同时还要对患者的术后恢复情况进行跟踪管理，及时了解术后病程记录等情况。

(3) 加强医疗机构内部的"风险管理"

多数患者与医务人员有着良好的医患关系，极个别患者或家属对医疗行为服务过程不理解或难以接受，有时也混杂其他社会因素，发生医疗纠纷。医务人员在实际工作中应善于总结，及时发现纠纷苗头，尽可能地将医疗纠纷早期发现，及时干预，正确引导，消灭在萌芽中。

医疗纠纷中存在"证据瑕疵"，病历管理中"涂改、补加、丢失"现象较严重，导致在诉讼中对医疗机构不利因素，也反映医务人员"风险和法律意识"淡薄，医疗机构职能部门应当检查、监督医务人员，严格依据卫生部《病历书写基本规范》试行中的规定书写和修改。

4. 医疗机构应有相对固定的法律工作者参与医疗纠纷的调解工作，如果有条件可以聘请专业的律师团队,保证医疗纠纷在法律的基础上得以解决。

鸣谢:

在起草《医疗纠纷处理流程》过程中,得到北京大学第三医院、中日友好医院、北京安贞医院、积水潭医院等相关单位的支持,在此一并致以谢意。我们期待着全体医疗机构与全社会共同努力,为医疗纠纷的妥善处理,减少相应的社会矛盾而做出我们应有的贡献。

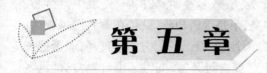

第 五 章

医疗纠纷高危人群

我们在临床上常常见到一些性格固执或性格暴躁的病人很不容易接受口腔医生的建议和防治指导，偏执人格性质的人常常是口腔医疗纠纷的高危人群，因为这类患者常会对医师的治疗不满，常见的有义齿戴得"不舒服"、矫正时间"过久"、牙周病的"延误治疗"、治疗过的牙齿会"痛"、牙缝有"异味"等，无论我们怎么做，他(她)们总是有一点点"不满意"，而且她们很注意医护人员的态度，医护人员的态度稍有一点松懈或带有一丝开玩笑的口气，他(她)们就会当真，而且把我们记住，等到哪一天火山爆发时，这些事情就会从他(她)们的记忆中全部宣泄出来，把我们淹埋。在某些情况下，口腔医生也会碰到不讲理的、提出各种非分要求的病人。这时，口腔医生要尽量保持态度冷静，耐心解释，同时也要注意保护自己。最好说话的和最难说话的病人易出问题。

我们不是刻意要把某些病人贴标签，虽然医者父母心，但平时对这类病人能够多注意一下且多付出一些关怀，或许能化解导致她们偏执的心态，而如果我们所作所为都无法令他(她)们"满意"，逆向思考来说，或许转给别的口腔诊所或转至口腔医院治疗反而是对病人的一种仁慈，更符合医者父母心的精神。

第一节　偏执型人格表现特征

人格偏执者常表现为固执、偏激、看问题极端、夸大缺点、暴躁、情绪起伏大。医生由于缺乏精神心理临床经验，无法确认。术后这种人常表现为对效果挑剔，稍不理想，便全盘否定效果，提出使人难以理解的看法与无法接受的要求，矢口否认术前自己所作的承诺，有时甚至以死威胁。这种情况，在40岁以上的女性中多见。

偏执型人格又叫妄想型人格。其行为特点常常表现为：极度的感觉过敏，对侮辱和伤害耿耿于怀；思想行为固执死板，敏感多疑、心胸狭隘；爱嫉妒，对别人获得成就或荣誉感到紧张不安，妒火中烧，不是寻衅争吵，就是在背后说风凉话，或公开抱怨和指责别人；自以为是，自命不凡，对自己的能力估计过高，惯于把失败和责任归咎于他人，在工作和学习上往往言过其实；同时又很自卑，总是过多过高地要求别人，但从来不信任别人的动机和愿望，认为别人存心不良；不能正确、客观地分析形势，有问题易从个人感情出发，主观片面性大；如果建立家庭，常怀疑自己的配偶不忠等。

持这种人格的人在家不能和睦，在外不能与朋友、同事相处融洽，别人只好对他敬而远之。这种病态人格的特点是性格固执、多疑、过分敏感、心胸狭窄，常认为别人在跟她过不去，因而造成许多误解与冲突；自我评价过高，自负且好嫉妒，同时又很容易自卑；常固执己见，言行易冲动，好诡辩。

为了便于诊断，《中国精神疾病分类方案与诊断标准》中将偏执型人格的特征描述为：

(1) 广泛猜疑，常将他人无意的、非恶意的甚至友好的行为误解为敌意或歧视，或无足够根据，怀疑会被人利用或伤害，因此过分警惕与防卫。

(2) 将周围事物解释为不符合实际情况的"阴谋"。

(3) 易产生病态嫉妒。

(4) 过分自负，若有挫折或失败则归咎于人，总认为自己正确。

(5) 好嫉恨别人，对他人过错不能宽容。

(6) 脱离实际地好争辩与敌对，固执地追求个人不够合理的"权利"或利益。

(7) 忽视或不相信与病人想法不相符合的客观证据。因而很难以说理或事实来改变患者的想法。

病人的症状至少要符合上述项目中的三项，方可诊断为偏执型人格障碍。

偏执型人格的人很少有自知之明，对自己的偏执行为持否认态度，因此在社会上人数和比例确实不详。据1988年上海市青少年心理卫生调查资料表明，这种人格障碍的人数占心理障碍总人数的5.8%，实际情况可能要超过这个比例。在调查研究中还发现，偏执型人格障碍患者中以男性较多见，且以胆汁质或外向型性格的人居多。

偏执型病态人格大都形成于青少年时期，其主要原因是某些儿童受到家长无原则的迁就与宠爱。他们在百依百顺的家庭环境中听惯了家长的肯定与客人们的颂扬，习惯于以自我中心主义的眼光来看待周围的人与事，缺乏正确的自我评价和社会评价，不愿或缺乏改正缺点的勇气。但社会环境根本不可能像娇生惯养他的家庭环境那样使他随心所欲，于是不可避免地会遇到很多不顺心的事或挫折,这些性格弱点就很容易发展成为偏执型人格。

这种偏执型人格障碍的人本身活得很累,如常为邻里一点鸡毛蒜皮小事斤斤计较,闹得不可开交,到了说理的地方,还非得听他摆布不可,稍不依他就耿耿于怀,甚至发展到对裁判者人身攻击,对仲裁机构诬蔑诋毁,还偷录工作人员讲话。殊不知自己的行为已经违法。精神病患者在发作时不负法律责任的,但是有人格障碍的人并不包括在内,该承担法律责任的还是要承担法律责任。

第二节　偏执型人格治疗方法

对偏执型人格障碍的治疗应采用心理治疗为主,以克服多疑敏感、固执、不安全感和自我中心的人格缺陷。主要有以下几种方法。

1. 认知提高法

由于病人对别人不信任、敏感多疑,不会接受任何善意忠告,所以首先要与他们建立信任关系,在相互信任的基础上交流情感,向他们全面介绍其自身人格障碍的性质、特点、危害性及纠正方法,使其对自己有一正确、客观的认识,并自觉自愿产生要求改变自身人格缺陷的愿望。这是进一步进行心理治疗的先决条件。

接诊这种病人,适当的多表现出一些关注他感受、情绪和意见的样子,偶尔捧他二句,然后再继续按照专业医疗原则去做,也获得了患者更深一步的信任,也会相应的配合后续的治疗,就算出现了返工和时间长等问题,他也能容忍。

2. 交友训练法

鼓励他们积极主动地进行交友活动,在交友中学会信任别人,消除不安感。交友训练的原则和要领是:

(1) 真诚相见,以诚交心。本人必须采取诚心诚意、肝胆相照的态度积极地交友。要相信大多数人是友好的和比较好的,可以信赖的,不应该对朋友,尤其是知心朋友存在偏见和不信任态度。必须明确,交友的目的在于克服偏执心理,寻求友谊和帮助,交流思想感情,消除心理障碍。

(2) 交往中尽量主动给予知心朋友各种帮助。这有助于以心换心,取得对方的信任和巩固友谊。尤其当别人有困难时,更应鼎力相助,患难中知真情,这样才能取得朋友的信赖和增进友谊。

(3) 注意交友的心理相容原则,性格、脾气的相似和一致,有助于心理相容,搞好朋友关系。另外,性别、年龄、职业、文化修养、经济水平、社会地位和兴趣爱好等亦存在"心理相容"的问题。但是最基本的心理相容的条件是思想意识和人生观价值观的相似和一致,所谓"志同道合"。这是发展合作、巩固友谊的心理基础。

3. 自我疗法

具有偏执型人格的人喜欢走极端,这与其头脑里的非理性观念相关联。因此,要改变偏执行为,偏执型人格患者首先必须分析自己的非理性观念。如:我不能容忍别人一丝一毫的不忠;世上没有好人,我只相信自己;对别人的进攻,我必须立刻予以强烈反击,要让他知道我比他更强;我不能表现出温柔,这会给人一种不强健的感觉。

现在对这些观念加以改造,以除去其中极端偏激的成分。

(1) 我不是说一不二的君王,别人偶尔的不忠应该原谅。

(2) 世上好人和坏人都存在,我应该相信那些好人。

(3) 对别人的进攻,马上反击未必是上策,而且我必须首先辨清是否真的受到了攻击。

(4) 我不敢表示真实的情感,这本身就是虚弱的表现。

每当故态复萌时,就应该把改造过的合理化观念默念一遍,以此来阻止自己的偏激行为。有时自己不知不觉表现出了偏激行为、事后应重新分析当时的想法,找出当时的非理性观念,然后加以改造,以防下次再犯。

4. 敌意纠正训练法

偏执型人格障碍患者易对他人和周围环境充满敌意和不信任感,采取以下训练方法,有助于克服敌意对抗心理。

(1) 经常提醒自己不要陷于"敌对心理"的漩涡中。事先自我提醒和警告,处世待人时注意纠正,这样会明显减轻敌意心理和强烈的情绪反应。

(2) 要懂得只有尊重别人,才能得到别人尊重的基本道理。要学会对那些帮助过你的人说感谢的话,而不要不疼不痒地说一声"谢谢",更不能不理不睬。

(3) 要学会向你认识的所有人微笑。可能开始时你很不习惯,做得不自然,但必须这样做,而且努力去做好。

(4) 要在生活中学会忍让和有耐心。生活在复杂的大千世界中,冲突纠纷和摩擦是难免的,这时必须忍让和克制,不能让敌对的怒火烧得自己晕头转向。

有人格障碍的人可以通过学习及心理咨询的途径来得到消除,一般不需要服药。当然需要心理咨询的人有个前提,就是自己主动要求咨询,而不是别人硬要拖他来咨询,硬是被拖来咨询的人心理咨询师是不愿接受的,也是没有效果的。故自己认识人格偏差从而尽快纠偏是十分重要的。

【案例】 保险公司和解偏执型病人医疗纠纷案

[来源:新光产物保险公司. 陈国明]

患者的身份是一个中年上班族的女子。2004年6月因右上牙齿疼痛,遂求诊于台北市某牙科诊所。当时,病人告知牙科医师她本身对青霉素与氨苄西林过敏,后来牙科医师判断第5颗牙齿牙周病动摇且疼痛,于患者同意后,便拔了患者该颗牙齿,术后牙科医师给了阿莫西林(抗生素),患者就拿药回家了。

在描述后续的发展前,我们先要讨论这个中年上班族的女子个人外形。据我们观察及从诊所的医师及医护人员得知,患者身高约158cm,50多岁,已离婚20年,讲话速度很快且音调很高,个性也很急躁,对于政治、社会(如治安、交通⋯⋯)及生活有强烈不满的情绪,有点抑郁症,整体来说,有偏执的人格性质。

不过这个实际的案例,患者并非单纯不满意,而是医师真的有过失,所以让整个案例显得更复杂。隔天,这位女性患者带着全身起疹的皮肤泪眼汪汪的来到牙科诊所大声哭闹,明明已告知对青霉素与氨苄西林过敏,牙科医师为什么还开阿莫西林导致她过敏,患者还说诊所护士没穿护士装,是不是没牌的医护人员、护士对患者的服务态度很差,常常一个挂号就要等10分钟等,最后这位女性还要一份病历表复印件,可是当护士小姐要求100元费用时,这位患者更是火冒三丈,怒骂诊所唯利是图,牙科医师虽然于治疗牙齿中,也不得不放下手上的工作出面解释说100元的费用不用了,可是患者的脾气反而更大了,说她也不是乞丐,100元她付得起,她只是觉得诊所的心态有问题,并且要牙科医师当场为此事道歉,牙科医师面对这位患者一时哑口无言,碍于牙科诊所还有3位患者,牙科医师随口说了些不好意思的话以聊表歉意,并请患者稍坐一下,等他手上的工作完成后会立即处理她所面对的问题。话一完,牙科医师走进另一小房间打电话问我们说面对这种情况怎么应付?

我们了解整个情形与患者的特质后,我们建议牙科医师采取以下原则:

(1) 手上工作拖延个15分钟,这15分钟足够让我们2位人员赶到现场来协助处理。

(2) 这类患者不太喜欢与保险公司谈判,她们喜欢直接找医师,给医师压力,得到她们想要的结果。

(3) 基于第二理由,请医师记得我们是医师的旧患者及好朋友,15分钟后我们将要回诊,到时候会演一出戏。

(4) 这出戏就是请医师到时候以患者的健康为主要关心,请患者好好地把身体过敏问题治疗好,后续的责任会完全负责,不会逃避,我们这些假病人则会在一旁敲边鼓来呼应医师处理的态度很好、很负责,并以聊天方式告知患者态度不应该这么不理性及激烈。

(5) 在等待期间,请护士小姐特别要提高注意力,努力招呼这位患者。

事情就如我们所预见的进行且效果良好,一般而言,这类患者对外在社会的压力是很敏感的,藉由我们也是患者的立场于大庭广众对她进行道德劝说,这便会对她造成一定的社会压力及社会规范要求,而她们往往也因此会暂时性的面对现实。

后来,患者就照牙科医师的嘱咐,到内科诊所治疗出疹过敏及发热,但症状并不见缓和,隔日至某大教学医院治疗,整个症状才控制下来。一星期后,患者出疹的现象也产生脱皮而后渐渐好转。

患者身体康复的时候却是牙科医师问题的开始。

康复的患者无预约地来到牙科诊所,带了4个人,一个是她先生,一个是她朋友,一个是律师,一个是妹妹,如同前次一样,拖延了15分钟,我们也赶到现场,由于当事人请了律师,所以我们也表明自己除了是医师的病人外,自己也是保险公司的人员,为了避免影响牙科诊所业务,大家同意到附近的咖啡厅来谈这件事情。谈判过程中,律师并无太多发言,反而是患者及其丈夫讲得比较多,除了千篇一律的情绪语言及肢体动作(她丈夫作势要打人,其实根本不

会打,因为律师在旁边)外,重点如下:

(1) 要精神损失 20 万。

(2) 要负担后续的美容治疗费用约 10 万。

(3) 工作金钱的损失计 1 万多元。

面对这样的要求,我们当场应允会考虑,不过还是要和牙科医师本人讨论后才能回复,是否能约 3 天后,大家再谈一次把整个事情做个了结。其实我们的原意是要拒绝对方的要求,不过对方乃颇为偏执的人,所以在沟通上要用积极的回复方式如"我会考虑"、"我和某某某商量一下",而不能用消极的回复方式如"我无法接受"、"我不同意"或刺激的方式"你去告好了"。

这个案例,平心而论从法律的观点来看,对方可以要求的有治疗费用、工作损失及精神损失,仔细算起来,大概赔偿金额如下:

(1) 医疗费用为 NT$600(挂号费等),放宽加上健保给付约为 NT$2500。

(2) 工作损失约为 NT$6000。

(3) 精神损失约为 NT$4000,计算方式为整体损失的 1/3。

所以合理的赔偿为 NT$12 500,读者可能认为怎么会和患者提出的要求差这么多? 事实上,这样的计算方式是根据法院对医疗纠纷的最高金额判例而沿用此计算方式,不过,这会儿我们是尽量与对方达成和解,所以并无法按照法院判例的计算方式,可是我们也不能应患者要求的部分照单全收,所以现在的问题是如何说服患者接受我们的想法? 我们建议以下列方式来试试看患者的反应:

(1) 举出实际判例及该判例文章来向患者说明赔偿金额的理算。

(2) 以成本比较方式来说服患者放弃诉讼的打算:照法院判决计算方式本案金额为 NT$12 500,如果患者采取诉讼的话,光律师费用起码就要 4 万 ~5 万以上,诉讼对患者根本划不来。

(3) 患者放弃诉讼后,再以拖延游击战术来逼患者就范。所谓拖延游击战术是笔者处理医疗纠纷多年的经验之一(一般而言这个战略对于这样的患者还颇具效果),就是对于患者的诉求不拒绝,但对于赔款金额很坚决,三五不时主动诚意的联络患者要解决,化被动为主动,将压力慢慢地转回患者身上,这类型的患者喜欢事情赶快解决且又不喜欢压力,所以在旷日费时及压力渐增的情形下,这类型的患者便会退让。

(4) 这个策略的唯一缺点就是患者在接受相当的压力后,她们一般就会直接找牙科医师,给牙科医师压力,所以于运用此策略时必须先和牙科医师沟通并增强其抗压性,如果牙科医师无法承受该压力,建议将压力移转至我们这里。

后来如我们所预期,这个患者到牙科诊所骚扰数次,牙科医师将压力移转到我们,所以我们前后与该患者喝了几次咖啡,最后我们双方各退一步以 NT$20 000 和解,整个时间约花 4 个多月时间。

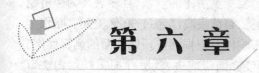

第六章

医疗纠纷诉讼处理

近年来,随着我国医疗卫生事业的发展和人民生活水平的不断提高,医疗卫生保健已经成为人民生活中不可缺少的主要组成部分,人们对生命权、健康权的认识逐步加强,医疗方面的纠纷也呈现出逐年增多的上升趋势,医疗纠纷的索赔额的标的已经突破千万元,实际获赔额高达几百万元,引起了社会各界对医疗纠纷的广泛关注,成为当前社会的一个热点问题。据悉,2010 年,司法行政部门共调解医疗纠纷 5.8 万起,全国法院一审受理的医疗纠纷损害赔偿案件也逐年上升,2008 年受理 13 875 起,2009 年受理 16 448 起,2010 年受理 17 243 起。中央综合治理办公室主任陈训秋在 2011 年江西省景德镇市召开全国医患纠纷调处工作经验交流会会上指出,医患纠纷直接涉及群众的生命权和健康权,已成为影响社会和谐稳定的突出问题。

医疗事故是医生和患者都不愿意遇到的事情,医患之间的纠纷和矛盾也是国际上普遍存在的问题。不仅中国医生以"一只脚在医院,一只脚在法院"自嘲,就连美国医生也在职业生涯中面临着巨大的被投诉和索赔的风险。美国哈佛大学医学院及马萨诸塞州总医院的 Anupam B. Jena 等学者对此问题进行了深入分析和探讨,其研究结果显示:美国每年有 7.4% 的临床医生被投诉,最终有 1.6% 的医生进行了医疗事故赔付。每年有 78% 的医疗事故投诉最终没有获得理赔。

法院是专门解决纠纷的机关,定纷止争为其义不容辞的任务。作为居中裁判医疗纠纷的机关,法院应当严格依法审理与裁判医疗纠纷案件,将医疗纠纷的解决纳入法治化渠道,只有如此,才能妥善地化解医疗纠纷,使审判的法律效果与社会效果相统一。人民法院对医疗纠纷案件的审判,不仅依法保护了医患双方的合法权益,而且促进了医疗卫生事业的健康发展。

自 20 世纪 70 年代以来,美国在强烈宣传个人人权的背景下,增强了救济患者和追究医生责任的观念,医务人员被控告的案件越来越多。据 James 报告,1975 年美国大约有 2.5 万条新的法律条款是针对医生的。在医疗实践中,超越了自己的权限和能力造成了不良后果,都要受到法律的制裁,且多表现为经济赔偿。医生的医疗事故保险金额有上升趋势,目前最高已超过 30 亿美元。赔偿金额根据机体迫害程度、对职业和生活的影响以及根据病员预期生命的测算而定。

时代前进了,作为医疗事故处理制度亦同步前进,就医疗损害赔偿司法审判具体实践而言,目前医疗损害赔偿实行双轨制,这种现状刺激了医患双方不同的诉讼追求。医方为追求最低限度的赔偿,无论其医疗过错行为是否构成医疗事故,均会极力主张医疗事故技术鉴定,并要求适用《医疗事故处理条例》进行实体处理,因为按条例规定,不构成医疗事故则医疗单位不承担赔偿责任,即使构成医疗事故,按条例赔偿的数额也远远低于一般人身损害赔偿标准。而患方为避免医疗事故技术鉴定中诸多人为因素的干扰,往往力求医疗过错司法鉴定,并要求按最高人民法院《关于审理人身损害赔偿案件适用法律若干问题的解释》确定的赔偿标准承担医疗侵权赔偿责任。医疗机构、患方、司法、律师界都必须正视上述医疗损害赔偿双轨制的现实,保护医患双方的合法权益。

第一节　医疗纠纷案件特点

医疗纠纷绝大多数属于普通医患争议,一般由医疗缺陷或非医源性因素引起,医疗纠纷经由诉讼人民法院裁决处理的为极少数。医患之间对疾病的治疗应达到何种程度才算公平交易?对此,并没有也不可能有一个明确量化的标准,这是由医学事业目前尚处在不断探索的过程而不同的病员病情又千变万化决定的。此外,我国特殊的国情也决定不可能有一个统一的标准。

1. 诉讼案件数量逐年上升

2005 年东营市两级法院共受理医疗纠纷案件 148 件,而 2001 年全年仅受理该类案件 14 件,2002 年最高人民法院颁行《关于民事诉讼证据的若干规定》(以下简称《证据规定》),国务院也于同年公布实施《医疗事故处理条例》,从统计的案件数量情况可以看出,最高法院《证据规定》与国务院《医疗事故处理条例》的颁行对该类案件数量的较快增长起到了很大的影响。

2. 诉讼案件表现形式多样

当前医疗纠纷案件,基本上涉及医疗行为的各个阶段,在护理、诊疗、手术、康复的各个环节均出现了原因各异的纠纷。医疗纠纷起因于医院的诊疗行为,从法院审理的案件中发现,医疗行为不规范,病历记载不全的情况非常突出,甚至出现因病历不全而无法鉴定的案例,这极易引发医疗纠纷。为减少和避免医疗纠纷的发生,医院也要重视医疗行为的规范性,建立健全法律认可的医疗诊治规程,对病例进行详细记载,从而才能减少和避免医疗纠纷的发生。

3. 纠纷案件处理难度较大

由于医患双方地位的特殊性、医患之间也不存在等价有偿的特征、医疗服务行业的专业技术性、法律法规的不健全等原因,这无疑加大了该类纠纷的处理难度。从东营市两级法院统计资料看,在所审结的医疗纠纷案件中,判决占60%,且在判决的案件中又有90%的案件提起了上诉。而同期一般民事案件判决仅占30%左右。医疗纠纷案件同一般民事案件相比,判决所占的比例大,调解的数量很小。这说明此类案件处理比一般民事案件的难度要大。

4. 纠纷案件审理难度很大

在医疗纠纷案件中,医方因涉及对医生的责任追究和对医院的年度考核,医疗机构不主动申请进行医疗事故鉴定,一般在鉴定结论作出前不愿让步;患方认为自己遭受了巨大的身心伤害,情绪激动,更是寸步不让,双方矛盾点突出,不易调解。医疗纠纷案件审理工作的重点是对医疗行为的过错与患者损害结果之间的因果关系进行审查和认定,而以上问题的认定涉及专门性问题,往往需要通过鉴定加以证明,同时,由于法官缺乏专业知识,对证据的判断存在一定的困难,因此,医疗损害赔偿纠纷审理难度很大。

第二节　医疗纠纷诉讼的原因

从统计资料看,医疗纠纷诉讼的发生原因均在疾病的诊疗过程之中,并与疾病的诊疗活动有直接关联。

1. 医疗纠纷处置不及时

目前医疗纠纷处理主要有卫生行政部门处理、法院诉讼和双方协商(或第三方调解)三种解决方式,主要法律法规依据是《医疗事故处理条例》、《民法通则》、《关于参照〈医疗事故处理条例〉审理医疗纠纷民事案件的通知》、《关于审理人身损害赔偿案件适用法律若干问题的解释》等。医疗纠纷处置不及时,导致医疗纠纷诉讼。

2. 欺诈性医疗纠纷

因患者或其家属的不健康心态,导致产生欺诈性医疗纠纷诉讼。有的损害后果本不属于医疗机构的过错责任范围,但有些患者或其家属因医疗结果达不到自己的理想要求,便产生欺诈的心态,采取虚构事实或隐瞒真相的方法,企图借此达到索要医院钱财的目的。例如,一对父母带其女在一非法行医机构中进行肌内注射导致其女肌肉硬结坏死,旋即又入某医院诊治,这对父母隐瞒了前面治疗事实,后因治疗未果而向法院起诉,要求医院给予赔偿。

第三节　医疗纠纷案件审理特点

1. 举证责任分配

在民事诉讼中,"谁主张、谁举证"是分担证明责任的一般原则,当事人对自己提出的主张有义务举出证据加以证明,否则将承担举证不能的不利法律后果。

从统计资料看,在医疗损害赔偿证明责任履行上,大多数诉至法院的患者虽然具有维权意识,但却缺乏证据观念,加之受新闻媒体各种相关报道的影响,往往开口便漫天要价,而与有证据能够证明的损失额相去甚远。医院方虽然具有证据优势,但自2002年4月1日开始实施的《关于民事诉讼证据的若干规定》规定医患纠纷举证责任倒置,加重了院方的举证责任,一些医院对病历资料管理混乱也容易造成医院举证不能的风险。

在审判实践中,医疗纠纷案件的证明责任分担情况不一:一是根据"谁主张,谁举证"的原则,由原告方(一般为患者方)承担举证责任,如举证不能则承担败诉的诉讼风险;二是因患者为弱势群体一方,为保护其利益,让医疗机构承担案件的证明责任,如举证不能,则推定患者的诉讼主张成立,判决医疗单位败诉;三是由患者承担初步证明责任,只要患者能够证明其在医疗机构有诊疗的事实存在、有损害后果的发生,那么患者的证明责任就完成了,其余证明责任均由医疗机构承担。四是没有统一标准,根据个案具体情况,由法官自由灵活地分配证明责任。可见,在目前的审判实践中,医疗纠纷案件在举证责任的分配方面较为混乱,由此造成了执法标准不统一的不良后果。

自2002年4月1日,《证据规定》司法解释开始施行。该《证据规定》第四条第一款第八项规定:"因医疗行为引起的侵权诉讼,由医疗机构就医疗行为与损害结果之间不存在因果关系及不存在医疗过错承担举证责任",此条规定将在侵权责任中一般的"谁主张,谁举证"的患方的举证责任转移到由医疗机构承担举证责任,这是我国第一次以司法解释的形式把医疗机构的侵权行为纳入推定过错的范畴,只要患者在诉讼过程中提出侵权事实和理由,医疗机构必须承担举证责任,证明其医疗行为与损害结果之间不存在因果关系及不存在医疗过错,否则就要承担不利的法律后果。显然,《证据规定》第四条第一款第八项确立了医疗侵权纠纷案件中实行举证责任倒置原则,因医疗行为引起的侵权诉讼,实行因果关系推定和过错推定两个推定。首先,实行因果关系推定,受害人在因果关系的要件上不负举证责任。受害人只要证明其在医院就医期间受到损害,就可以向法院起诉,不必证明医院的医疗行为与损害后果有因果关系。实行因果关系推定以后,如果医疗机构认为自己的医疗行为与受害人的损害事实之间没有因果关系,可以举证证明自己的主张。证明成立的,推翻因果关系推定,免除医疗机构的责任;能证明的,因果关系推定成立。其次,受害人不承担证明医疗机构存在医疗过错的责任,直接推定医疗机构有过错。如果医疗机构主张自己无过错,则须举证证明。证明成立的,免除其责任;不能证明的,则过错推定成立。

可见,在医疗侵权案件中由医疗机构来证明医疗行为与损害结果之间不存在因果关系及不存在医疗过错,这无疑加重了医疗机构的举证责任。当然,举证责任倒置原则的采用是有其立法初衷的,一方面,引入举证责任倒置原则能够促使医疗机构积极预防和控制医疗损害事实的发生,尽量减少医疗损害;另一方面,则降低了患者提起医疗纠纷的诉讼门槛,解决了作为弱势群体的患方在提供证据能力上存在的困难,充分保护了患者的合法权益。

2. 医疗纠纷鉴定

医疗纠纷案件的鉴定结论是审理医疗纠纷的关键。由于医疗纠纷中的事故认定、责任划分等具有很强的专业性,审判者难以判定,必须委托鉴定后才能得出结论,故这类案件依据《民事诉讼法》第七十二条之规定,交由法定鉴定机构进行鉴定,并以此鉴定结论作为定案依据。

长期以来,患方一直认为医学会工作人员、鉴定委员会成员隶属医疗卫生系统、鉴定专家与被鉴定医院是同行近邻,存在相互包庇、徇私舞弊的现象,出具的医疗鉴定不公,对鉴定的公正性存在极大的怀疑,导致一次纠纷重复鉴定、多次鉴定,并且出现重复鉴定、多个鉴定之间相互矛盾的现象。同时,鉴定程序的启动,往往基于患者的申请,由此加重了患者的举证负担。

医学会制作的鉴定书过于格式化,将鉴定重点放在是否属于医疗事故上,而对患者的损害结果的形成原因,医疗行为有无过错,医疗行为与损害结果的因果关系,医疗机构承担责任程度等问题分析简略,致使医患双方都难以真正信服,而由于参加医疗事故鉴定的专家鉴定委员会的成员不能走上法庭接受质询,致使新的医疗事故鉴定体系在实质上并未与旧体制脱离,其鉴定结论在作为证据的效力和证明力在程序上和实体上的公正性也将无从谈起。

3. 因果关系认定

因果关系作为医疗侵权行为责任中的重要构成要件,是医疗侵权行为归责的基础和前提。在审判实践中,对因果关系的审查和认定有简单的倾向,有时过分依赖于医疗事故的鉴定,或完全不信任和采用鉴定结论,这些倾向均不利于案件的公正审判,不利于及时化解医患双方的矛盾。

在医疗纠纷中,医方因医疗过失而造成对患者的损害所必须承担的侵权责任属过错责任,即必须是医方有过失且过失与损害之间有因果关系,医方才承担责任。判断医方过失的标准就是医师的注意义务,医师违反其应尽的注意义务即为有过失。所以,只有医师违反其注意义务并造成损害后果,才能认定医方的行为构成侵权。

在医疗侵权纠纷中对事实上因果关系和法律上因果关系的分析认定,要依据不同的个案事实进行具体的分析。审判实践中,法官对于医疗侵权纠纷的因果关系判断,大多依赖于医学鉴定,但是,医学鉴定并非为每一个案件所必需,有些案件以常人的智识经验,足可以认为无合理之可能的,可以直接否认因果关系的存在,亦无需进行医学鉴定,有些特殊的案件,必须依赖专家组的鉴定意见,法官本身不可能具备医学常识的专业素质和资格,医学鉴定的主要目的是由医学专家对事实上的因果关系进行认定,同时分析医方行为是否存在过失,从而为法官进行法律上因果关系的判定提供依据。在医疗侵权案件的审理中进行因果关系的判定,首先查明"果"之所在,"因"之所在,其次对因果关系进行事实上和法律上两个层面的分析,在寻求医学鉴定结论对事实上因果关系支持的同时,最终由法官依据社会公共利益的普遍要求进行价值判断,作出合乎法律规定和当代医学现状的公平裁判。例如2004年10月份审结的何某诉某医院人身损害赔偿纠纷一案,何某双侧锁骨骨折,经山东省医学会鉴定不属于医疗事故,但是在案件的审理过程中查明,何某的双侧锁骨骨折与医院的医疗行为存在因果关系,虽然不属于医疗事故,该医疗机构仍就对何某造成的损害承担过错赔偿责任。

第四节　医疗纠纷的适用法律

民事纠纷以医疗事故起诉者必须先行医疗鉴定;对人身损害要求赔偿者可直接起诉;医患双方均可向法院起诉、上诉、申诉。医疗事故涉嫌职务犯罪则为刑事案件,应由检察机关立案向人民法院提起公诉。人民法院对医疗纠纷案件的审判,不仅依法保护了医患双方的合法权益,而且促进了医疗卫生事业的健康发展。

按章办事是解决医疗纠纷的根本途径。医疗纠纷的善后处理是一项政策性很强的工作,但由于我国目前卫生法律体系还不完善,除依照《办法》外,其他法律法规也被参照运用。因此,我们必须认真学法,理顺它们之间的关系,了解法律法规及司法解释的效力。以事实为依据,正确运用法律法规,力求定性准确,处理恰当,补偿合法合理,迅速结案,保护医患双方的合法利益。

1. 适用法律规范

(1) 基本法:民法通则、民事诉讼法、刑事诉讼法、行政诉讼法。

(2) 行业法规:执业医师法、医疗机构管理条例、消费者权益保护法、护士管理办法。

（3）行政法规及行政规章：国务院《医疗事故处理办法》、卫生部《关于医疗事故处理办法若干问题的说明》。

（4）地方性法规及规章：各省、直辖市、自治区《医疗事故处理办法》及《医疗事故处理办法实施细则》。

（5）各级各类医疗规章制度、技术规范、操作标准。

2. 赔偿构成

（1）构成人身损害均应给予赔偿。

（2）赔偿费用构成：医药费、误工费、护理费、营养费、交通费、残疾生活补助费、抚养费、丧葬费、就医的伙食费及住宿费等。

（3）伤残指数的确定及与赔偿的关系。

（4）精神损失费目前无法律规定。

最后，在处理医疗纠纷时，要善于抓住主要矛盾，促进医患之间相互沟通、相互理解，控制矛盾转化，要善于运用技巧，具体情况具体分析，这是唯物辩证法的基本原则，也是医疗纠纷处理应遵循的基本原则。

第五节　医疗纠纷的案件辩护

法庭上没有绝对输赢的官司。诉讼策略对诉讼的胜败具有举足轻重的作用。一般来讲，在医疗侵权诉讼中，口腔诊所可以从三个层面上设定防线进行抗辩。第一个层面为"是否应承担责任"，即医疗行为是否存在过失，需分清过失的程度，即一般过失（ordinary），轻度过失（slight），严重过失（gross）。如果存在过失，是否与损害后果具有因果关系。这是抗辩的第一道防线，也是最重要的防线，应当"严防死守"。

如果经过鉴定等程序，第一道防线"失守"，口腔诊所则可退守第二道防线。第二个层面为"责任程序"。根据《医疗事故处理条例》的规定，医疗事故中医疗行为责任程序分为完全责任、主要责任、次要责任和轻微责任。可以从责任程度和赔偿要求是否具有事实和法律依据的层面进行抗辩。尽可能降低责任程度是该层面抗辩的主要目的。

口腔诊所进行抗辩的第三个层面是"赔偿数额的大小"。在医疗纠纷的诉讼中，患方往往会提出高额的赔偿要求。对此，口腔诊所应当严格依据相关的法律规定，对患方提出的赔偿要求是否具有充分的事实，是否具有法律依据进行抗辩。即使在自认为不存在医疗过失的情况下，也不能忽视进行抗辩，否则可能会被法院视为口腔诊所放弃抗辩权利，而直接支持患方的赔偿要求。

医疗结果不理想不全是口腔医疗方有问题，因为口腔疾病本身发展就可能是无法控制的。"医源性伤害"不一定全都是口腔医疗方负有责任,因为很多口腔医疗措施本身就带有一定伤害性,之所以要接受这种有一定伤害性的医疗措施,也是有治疗疾病的需要,权衡利弊后才作出决定的。有些伤害性是可以预测和加以控制的,有些是难以预测和难以控制的,后者即为"医疗风险",又称为"医疗意外"。

【案例】 洗牙后持续不适,患者状告门诊部赔偿

[来源:李媛.中国法院国际互联网,时间:2008-12-02]

2008年,北京市西城区人民法院审结了原告王某与被告北京某口腔诊所医疗损害赔偿纠纷案。

原告王某诉称,2008年1月9日,到被告单位洗牙,牙龈洗破,至今发炎、疼痛,影响吃饭,同时有几颗牙不同程度受损,出现缺口,隐裂等,影响正常生活、工作。被告在治疗时未尽到告知的义务,夸大药物药效,洗牙操作不得当。被告行为侵害了原告的权利,故要求被告赔偿精神损害抚慰金5000元,后续治疗费3000元。

被告口腔诊所辩称:2008年1月9日,原告到诊所洗牙,当时诊断是慢性牙周炎。原告牙齿的隐裂与洗牙没有关系,治疗过程没有违反常规,并且在治疗之前,已经告知相应的治疗方法。对医疗鉴定结论认可,我方无任何责任,不同意原告诉讼请求,原告应负担我诊所垫付的鉴定费用。

法院经审理认为:根据《医疗事故技术鉴定书》鉴定结论的分析意见,原告的牙齿病症系因自身牙齿咬合状态、发育不良等先天因素所致。被告在为原告洁治过程中,履行了告知的义务并且在治疗过程、用药等方面没有违规行为。被告已经完成了相应的举证义务。原告此后所支付费用仍系治疗其原发牙周疾病所致,故被告的医疗行为并不存在损害后果,原告要求被告赔付各项损失,缺乏相应证据,法院不予支持。被告要求原告负担鉴定费用,符合举证责任的规定,法院予以支持。

最终,法院判决驳回原告王某的诉讼请求,案件受理费3025元由原告负担。

第七章

口腔医疗事故与纠纷案件分析

口腔医疗引起事故与纠纷案件的几率不高,容易被业人员忽视。大多数口腔医疗事故与纠纷案件的发生与责任心不强、操作经验不足、缺乏预见性、预防措施不力有关。口腔医学专业同仁在繁忙的门诊工作中,在预防口腔医疗事故与纠纷上,要保持警惕,服务态度周到热情,遵守医疗规范,操作胆大心细,严防意外发生。

第一节 拔 牙 手 术

拔牙是口腔诊所最常用的治疗技术。因拔牙可造成局部组织的损伤,引起出血、肿胀、疼痛等反应,也可导致血压、体温、脉搏的波动,所以必须慎重对待。能拍片最好拍 X 线片,保护自己,一旦纠纷是最有力证据。拔牙手术虽小,如若不加注意,会惹出很大的麻烦,甚至有生命危险。对冠心病、糖尿病、高血压、血液病患者尤应注意,否则会带来严重后果。

拔牙对病人有一定刺激,加之患者紧张,恐惧,血压升高,可能引起心血管意外的发生。所以拔牙前,即便看起来身体很健康的患者,医生也必须对患者进行全面评估,尤其是心血管系统。此外,有其他疾病的患者拔牙后,均应对其原有疾病进行复查,如发现原有疾病加重的情况,应由相关科室的医师会诊和给予治疗。做口腔医生,拔牙最容易出事。

【案例】 丹东市中级法院审理拔牙损害案

[来源:丹东日报,日期:2006-06-20]

2003年3月8日,饱受好几天牙痛之苦的王某终于忍耐不住了,她来到位于另外一个镇的牙科诊所求治。牙医赵某平检查一番后,说王某上牙齿有两颗腐牙需要拔掉,并为王某实施了牙齿拔除术,还给王某出具了一份拔牙证明。术后,王某的左鼻腔总是流脓,并伴有头痛,王某打了几针消炎针也未见好转。王某说:自己的身体一向很好,连个头痛脑热都少有,这突如其来的病,让王某很懊恼,可她一点也没往拔牙上想。治疗了一段时间没见好转,2003年底,王某来到东港市内的两家医院检查,结果CT报告单和X射线摄片检查报告单均证明她的左上颌窦内有异物残留。这次,王某没敢怠慢,她在2004年1月5日来到丹东市内一家医院就诊。经诊断,王某患的是慢性上颌窦炎和左上颌窦异物,病因是拔牙导致牙根进入上颌窦内导致发炎,出现鼻腔流脓伴头痛等症状。王某住了9天院,共花掉医疗费2794.90元。

不过是拔颗牙齿,牙根不仅没有拔出来,还进入上颌窦内,使自己又添新病,平白地遭了10个多月的罪。王某越想越气愤,于是,她将这家牙科诊所告上法庭,要求对方赔偿医疗费、误工费、护理费、营养补助费等费用共计5708.82元。

让人想不到的是,本案的被告——牙科诊所接到法院传票后大呼冤枉,牙医赵某平更是叫屈。他说:"我从来没给王某拔过牙,也没有给她治疗过牙齿。王某手里证明我给其拔牙的证据是骗取来的"。

这一方有医院证明慢性上颌窦炎是拔牙时牙根进入上颌窦内造成的,又有牙医开的拔牙证明,明明是铁证如山。另一方却直喊冤枉,坚持不肯承认自己给对方拔过牙。那么,哪一方会赢得法院的支持呢?

一审法院经过审理认为,牙科诊所的拔牙术行为与王某的损害存在因果关系,所以,牙科诊所对给王某造成的损害应当承担民事赔偿责任。故判决牙科诊所赔偿给王某医疗费、误工费等损失3237.62元。

接到一审法院的判决,牙科诊所不服,又提起上诉。这次,赵某平向法院提供了一份证明材料,称其就给王某出具假收据一事咨询过一名于姓警察。对于这一点,于姓警察予以证实。难道王某手里的拔牙证据真是假的?

二审法庭上,王某对赵某平提供的证明材料是这样解释的:"2003年底,我做CT检查后,医生说我的病恐怕是拔牙所致,考虑到自己没有任何证据维权,就让赵某平给出具一份拔牙证明材料。不过,可以肯定地说,我的确在赵某平的诊所里拔过牙,不然的话,他也不会给我出具这份证明"。

这王某的证据证明赵某平曾经给王某施行过拔牙术,而赵某平又有曾向警察咨询过出具假收据的情况,二人好像都很有理。二审法院是怎样看的呢?

二审法院经过严密审理认为,一审法院量刑准确,维持原判。

[分析]

本案的焦点是赵某平是否给王某拔过牙,虽然双方各说各的理,但赵某平提供的曾向警察咨询过出具假收据的证据属于间接证据,而王某向法庭提供的拔牙证据作为原始直接证据,其证明力大于间接证据的证明力。而且,赵某平只是向警察陈述过自己出具假收据的情况,不是正式向公安机关报案,所以,法院对王某提供的证据予以采信。

另外,法律规定因医疗行为引起的侵权诉讼,由医疗机构就医疗行为与损害结果之间不存在因果关系及不存在医疗过错承担举证责任。王某在丹东市内某医院的住院病历已经证明,引起其慢性上颌窦炎的损伤原因是因拔牙导致牙根进入上颌窦内所致,王某已经完成了举证责任。牙科诊所不能举证证明其医疗行为与王某的损害结果不存在因果关系。本着公民依法享有健康权,侵害公民身体造成伤害的,应当赔偿医疗费、误工费的规定,两审法院均判决牙科诊所承担民事赔偿责任。

【案例】 北京市石景山区人民法院受理因拔坏牙而引起的医疗服务合同纠纷案

[来源:施舟骏.中国法院国际互联网,发布时间:2008-11-12]

由于医师的操作不当,将患者坏牙拔除的同时,也损伤了旁边的好牙,近日,北京市石景山区人民法院受理了这起在治疗过程中因拔坏牙而引起的医疗服务合同纠纷。

今年5月份,刘女士前往某医院,要求拔除自己已经开裂无法进食的左边第六颗牙齿。在治疗过程中,由于医师的操作问题,将旁边的牙齿也给损害,无法保留,造成被迫拔出。在与某医院医患处经过2个月协商而未达到患者所希望的赔偿要求的情况下,患者将某医院一纸诉状告上法庭,要求赔偿各项损失共计一万五千元。

在庭审过程中,被告辩称在诊断之后,发现原告左五牙齿也受到了损伤,经与原告沟通,在得到原告同意后,在这种情况下才将左五牙齿拔除,其医疗操作和常规都没有过错。经审理,法官认为医师在拔除原告左五牙齿的操作过程中只是经过了原告口头同意的观点没有充分证据加以证明,而且医师在治疗过程中也没有尽到全面告知的义务。但是考虑到医师并没有明显操作失误,最终调解被告一次性赔偿原告6000元,得到了双方一致同意,此案得以圆满解决。

【案例】 宝安区人民法院诉讼请求已超过诉讼时效期案

[来源:记者唐洁.南方都市报,发布时间:2003-02-22]

汪爱凤是江西景德镇人,1992年来深圳打工。1993年8月,她因牙痛之苦,到宝安区某医院牙科拔掉了3颗槽牙。据她回忆,在拔除第三颗牙齿前,打麻药时出现了异常,针插进去的地方和以往不同,痛得她眼泪都掉下来了。三个月后,汪爱凤发现自己的右脸小了点,她第一个反应就是想起三个月前的那次拔牙手术,是不是拔牙让自己变成了这样?但是因为没有什么肉体上的痛苦,最初的凹陷对容貌也没有太大影响,汪爱凤没有再去找医生,每天忙忙碌碌打工养家,没再顾得上面部的问题。但面部的凹陷却依然一天天缓慢而持续地发展着。到了1997年,许多人见到汪就说,你的右脸怎么凹陷得越来越深了?汪从别人的面孔上和镜子里,发现凹陷已经开始影响自己的容貌,丑陋已经显而易见了。

为了弄个明白,汪爱凤到处找医院给自己右脸做检查。她在法庭上气愤地说,医生当面都说肯定与拔牙有关,但一写到纸上就只有现象而没有原因了。1999年,汪爱凤先后5次到广州去做检查,中山医科大学附属第一医院神经科做的肌电图检查结果显示:"右口轮匝肌肌电图所示神经性损害……"一句"神经性损害"让汪爱凤找到了原因,她知道很多人拔牙拔歪了脸就是因为神经受到伤害。知道了这个检查结果,汪爱凤决定以法律手段来解决问题。

1999年4月,汪爱凤向宝安区人民法院提起诉讼,状告宝安区某医院×医生,要求赔偿5万元。法院开庭审理后,认为证据不足,建议汪爱凤先撤诉,待进一步的鉴定做出后再行起诉。为此,汪爱凤赴北京、上海等大城市再做鉴定。2001年1月,汪到上海华东医院检查,医生终于在病历中明确写道:"根据日前病史,可以考虑的起始原因为:局部麻醉、拔牙所造成的后遗症"。有了这样的病历内容,汪像看到一线曙光,再次向宝安法院提起诉讼,但她被判定败诉。法院认为,原告于1993年8月到被告处接受拔牙手术,1997年夏季开始出现右侧面部明显萎缩,就医的事实存在,但原告未能在法律规定的诉讼时效期间内向人民法院请求主张其民事权利,故原告的诉讼请求已超过我国法律规定的诉讼时效期间,依法不予保护。

[分析]

根据民法规定,诉讼时效应从当事人知道或者应当知道权利被侵害时计算。而汪爱凤是在2001年1月到上海做过检查后才知道病因是拔牙所致。所以,汪提起诉讼并未超过诉讼时效。医院方则坚持认为,自己在整个拔牙过程中,严格执行了医疗操作程序,采用方法正确。而且,多家医院开出的只是病情记录,不是病因的结论性意见。

【案例】 青岛市李沧区法院依法判决医院赔损失案

[来源:半岛都市报,日期:2005-04-30]

因拔牙时没有考虑到病人特殊的病理状况,青岛某医院一位没有医师资格的"牙医"在未给病人打麻醉药的情况下,将一位有高血压病史的68岁老人"拔"出脑出血,并导致该老人长时间昏迷,病人家属将该院和该"牙医"告上法庭。近日,李沧法院开庭审结该案,青岛第三人民医院被判赔16万元。

法院经审理认为,由于被告医疗行为中存在的过错,给病人的身体健康带来了巨大损害,造成了严重后果,被告应当在其承担责任的范围内以最大的比例承担赔偿责任,即承担责任的40%。法院依法判决青岛某医院赔偿受害人医疗费、今后的治疗费、护理费等共计161 150.09元。

【案例】 宁德市两级法院判决拔牙感染致命案

[来源:人民网福州,发布时间:2001-05-26]

1998年2月8日,福安市溪柄镇某村农民马某因牙痛到镇上的张某开办的一家个体诊所治病,张某为马某施行了拔牙手术,术后马某感到牙痛不适,就到张某处复诊。随后,马某先后数次到宁德市第一医院等多家医院就诊,但无明显的效果。同年3月24日,马某被转至福建省立医院治疗,但无法抢救,当天下午回家后死亡。经宁德市医疗事故技术鉴定委员会鉴定认为,张某未掌握好拔牙禁忌证与适应证及违反治疗操作常规,是造成马某死亡的直接原因,为一级医疗事故。

2001年5月26日,福建省闽东一个体牙医拔牙拔出人命,历时三年,后经两级法院二审终审,牙医张某被判应在判决生效之日起10日内一次性赔偿马某家属温某等人死亡补偿费、丧葬费5.7万元,生活费等2.2万元,以及精神损害赔偿费3万元,合计赔偿经济损失10.9万元。

[分析]

本病例发病前病牙处于炎症期而行拔牙术,术后未及时用抗生素预防感染,致细菌入血,经下牙槽静脉→翼丛→海绵窦而入颅,引起化脓性脑膜炎。故拔牙一定要严格掌握手术适应证及实行术后预防措施,对于拔牙后出现高热,头痛呕吐时,要尽早检查,警惕化脓性脑膜炎的可能。

【案例】　上海市杨浦区法院调解拔错牙案
[来源:东方早报,日期:2005-08-18]

因为医生拔错牙齿,祁先生的牙病越来越重。近日,杨浦区法院调解了一起因拔牙手术不规范引发的医患纠纷,医院赔偿祁先生各类损失共计 36 000 元。

2004 年 3 月,祁先生因牙病到本市某医院求诊。3 月 22 日,医生为祁先生诊断后拔除他口腔上部右侧的第三颗牙齿。但术后祁先生患处依然肿痛,在多次复诊、吃药、输液无效的情况下,医院又为祁先生在局麻下用电钻去除了创口内的部分死骨。4 月初,祁先生复诊时发现旁边一颗牙也松动了,并且原来拔牙的创口内有一异物的阴影。在医院建议下,祁先生于 4 月 15 日入院治疗。

4 月 20 日,医院又拔除了祁先生上次被拔牙齿两侧的另外两颗牙齿。但出院后,祁先生还是觉得有异物感,并且患上了心理疾患。2004 年 8 月,祁先生将医院告上法庭,认为在整个医疗过程中,医院不仅没有把患牙根治,还拔掉了没有患病的牙齿,存在过失,要求医院赔偿医疗费、精神损害抚慰金等共计人民币 37 000 元。

审理中,法院委托上海市医学会医疗事故技术鉴定中心进行鉴定,鉴定认为,第一次拔牙后 X 线片显示有异物,但医方却无任何相关病历记录,违反医疗常规。第二次所拔的牙之前没有任何病历记录。鉴定专家组认为:祁先生目前存在牙槽骨内异物滞留及左上侧切牙的损害后果完全由医院的医疗过失造成,构成了四级医疗事故,医方应承担完全责任,祁先生还需做缺失牙的修复。双方当事人在法院的主持下达成调解:医院一次性赔偿祁先生各类损失共计人民币 36 000 元。

【案例】　北京市海淀区法院开审医疗纠纷侵权案
[来源:吴冲、李东民、李海波.生活时报,日期:2002-09-12]

2002 年 9 月 11 日上午,北京市海淀区人民法院公开开庭审理了一起医疗纠纷侵权案。山西省万荣县人牛同俊、董蕊莲状告北京某医院,认为医院在给儿子牛肖龙医治牙病的时候,因为该院医生的误诊、误疗,没有采取正确的态度和方法对待牛肖龙的病症,最终导致牛肖龙因化脓性脑膜炎、颅内感染、中枢性呼吸循环衰竭,在拔牙 20 天后不治身亡。牛同俊要求法院依法判决医院支付儿子死亡赔偿金、医疗费、丧葬费等共计近 30 万元。

法庭上,原告牛同俊称,今年 1 月 9 日,儿子牛肖龙来到该医院口腔科,拔除了右上第六牙残根,拔牙后医生并没有给开止痛药。此后,牛肖龙反复出现拔牙处感染和上颌窦感染,并伴有拔牙处和头部疼痛。他曾先后于 2002 年 1 月 13 日至 1 月 23 日四次到该医院口腔、耳鼻喉、神经内科等科室就诊,但是医生并没有作出正确的诊断。因该医生的误诊、误疗,最终导致了牛肖龙于 1 月 30 日在另一家医院突然死亡。

牛肖龙是家中的长子,刚刚大学毕业,找到一份好工作,对于儿子的暴病而亡,牛同俊万分地悲痛,牛肖龙的母亲董蕊莲也因思虑过度而患上了心因性神经病,妹妹的学业也因此受到了巨大的影响。为此,牛同俊向法院提出请求,要求医院支付牛肖龙死亡赔偿金 15 万元;医疗费 17 779.14 元;丧葬费 1971 元;住院伙食补助费 140 元;父子二人的误工费 4645 元;住宿费 585 元;复印费 300 元;交通费 1222 元;牛肖龙之母董蕊莲生活费 52 800 元;董蕊莲治疗费 698.5 元以及精神损失费 6 万元,共计近 30 万元。

而该医院对此提出了异议。代理人当庭辩论说,今年 1 月 9 日,牛同俊的儿子到该院口腔科拔牙后,并没有不适症状,口腔检查,牙龈未见异常。诊断为"右上6残根"有拔牙适应证。因病人没有拔牙禁忌,故同意患者的拔牙要求,在局部消毒、局部麻醉后,分别挺松三个牙根并顺利拔除,搔刮牙槽窝,渗血少量,未见脓性渗出。压迫止血后,医院交代了医嘱,并给患者《拔牙后注意事项》一份。患者后来到该院几次诊治,根据患者的症状表现和检查给予使用抗感染等对症治疗。医院同时认为,牛肖龙最后死亡于其他医院,其在该院的诊治情况和死亡原因不详,医院在给患者的治疗期间并无过错,不应该承担责任。

海淀法院法官表示,此案适用新的《医疗事故处理条理》,将由医学会组织专家鉴定医院是否存在医疗过失。

【案例】 新西兰马大哈牙医害惨美女案

[来源:江南晚报,日期:2004-07-23]

据新西兰媒体22日报道,日前,新西兰一名白领丽人前往牙科诊所,希望拔掉4颗下排牙齿,不料偏偏遇上一名马大哈医生,将她所说的"4(four)"错听成"全部(all)",结果全部14颗下排牙齿竟被后者一口气统统拔光。一怒之下,该美女将马大哈医生告进政府专门负责医疗纠纷的新西兰健康和残疾委员会。7月21日,该委员会对这起令人啼笑皆非的医疗事故进行了最终裁决。

据报道,这位不幸被拔掉14颗下牙的病人化名A女士,除了牙齿不太好之外,身为白领的她基本算得上是美女一名。2年来,她一直在B医生开设的牙医诊所中接受治疗。不久前,A女士再次与该牙医诊所取得联系,要求将其4颗烂掉的下排牙齿拔掉后装上义齿。数天之后,A女士接到诊所打来的电话,称她定做的义齿牙床已经做好,于是前往诊所拔牙。

拔牙当天,当A女士坐上诊疗椅、一切就绪后,B医生按照惯例问她是否知道治疗的内容:"你知道接下来我们将要进行的是什么操作吗?"据A小姐称。

她当时的回答很明确:"清洗所有牙齿,然后拔掉4(four)颗下排的牙齿,并安上义齿"。但要命的是,马大哈B医生却听成是要他拔掉下排全部(all)的牙齿。于是,B医生给A女士打上麻药,然后动作麻利地将她嘴里全部14颗下排牙齿统统拔光。

等到麻醉醒来以后,A小姐惊讶地发现自己不仅嘴部和下巴多处淤血,而且整排牙齿都已经不见,吓得差一点没晕过去。当A小姐向B医生指出她只想拔4颗牙时,后者却理直气壮地回答称:"当时你可不是这么说的!"双方各执一词,一怒之下,没了下牙的A小姐将B医生告进政府专门负责医疗纠纷的新西兰健康和残疾委员会。

【案例】 横县人民法院判决横县某医院医疗事故人身损害赔偿纠纷案

[来源:广西壮族自治区横县人民法院(2005)横民一初字第318号]

原告黄本明与被告横县某医院医疗事故人身损害赔偿纠纷一案,横县人民法院于2005年4月6日立案受理。依法由审判员邓志初适用简易程序公开开庭进行了审理。原告黄本明及其委托代理人闲道访、被告横县某医院委托代理人谭立新、梁文坚到庭参加诉讼。本案现已审理终结。

到被告口腔门诊就诊,治疗过程中,因被告的严重过错行为,造成该牙疼痛加剧,经被告反复治疗未见好转。2004年10月30日,被告又错误地拔除该牙,且因操作不当,将原告的左上第二磨牙凿断,导致原告终生残缺两个磨牙。故原、被告双方发生医疗事故争议。对该医疗事故,经南宁市医学会于2005年2月11日组织专家鉴定,作出南宁市医鉴[2004]25号《医疗事故技术鉴定书》,鉴定结论为:"本病例属于四级医疗事故,医方承担主要责任"。由于被告的过错,导致原告无端痛失两个磨牙,使原告在精神上受到伤害,生活和工作带来诸多不便,经济上蒙受损失,为讨回公道,不得不委托律师帮助,依照《医疗事故处理条例》等相关规定,请求法院判令被告赔偿原告的相关费用共30 000元,其中:1.医疗费150元,包括:(1)在被告口腔科就诊医疗费56.5元;(2)2004年10月30日,即发生本案医疗事故当天,被告收取的费用20.2元;(3)2004年11月3日至2004年12月12日在横县人民医院对缺损的左上第一、第二磨牙治疗费23.3元;(4)以后拔除左上第二磨牙残根需要支出费用50元。2.继续治疗费10 800元。因需对4颗牙齿进行烤瓷牙修复,每颗450元,质量保证期五年,按我国人均寿命71年计算,需修复6次,共需继续治疗费10 800元(4×450×6);3.误工费5636元(2004年6月7日至2005年2月11日共244天,每天按横县2003年全县职工日平均工资23.4元计算)。4.交通费710元;5.住宿费60元;6.鉴定费2735元;7.律师服务费2000元;8.精神抚慰金7909元。

被告横县某医院辩称:由于被告操作不当,在对原告的诊治中构成四级医疗事故。对原告受到的损害表示同情和歉意,并愿从道义上给予原告适当的补偿。但原告诉请的赔偿金额明显偏高,且无法律依据。其中:(1)医疗费,原告主张的150元是原发病医疗费,不属赔偿范围。(2)继续治疗费,原告主张于法无据,但从道义上,我们愿意按照南宁市物价局、南宁市卫生局南价[2004]66号文件第1405项标准,给付原告修复义齿的相关费用,烤瓷全冠修复应为290元/个,其中二甲医院按80%收费。原告主张每五年必须镶牙一次,毫无科学依据,相反,根据医学临床经验及相关医学学术,均确认义齿安装后能终生维持使用。需拔除第二磨牙残根的费用按照原南宁地区医疗收费标准应为3元。(3)误工费,原告的主张与事实不符,原告的实际误工应为10天,我县上年度全县职工日平均工资为23.10元,赔偿金额应是231元;(4)交通费,原告的主张明显超出合理范围,原告未丧失行动能力,无需他人陪护,另又以出租车代步,租车费用应按公交车费用计算,原告的合理交通费应是349元。(5)住宿费应按一人计算,费用30元。(6)2735元鉴定费我方认可2700元,其余35元票据不属鉴定支出费用,不属赔偿范围。(7)律师服务费的支出,完全是原告滥用诉权造成,该费用应由原告承担。(8)精神抚慰金,事实上,被告虽然给原告造成损害,但并未构成伤残等级,原告的请求于法无据。

经审理查明:2004年6月7日,原告因左上第一磨牙不适到被告口腔科门诊就诊,被告对该牙予以开髓并抗感染治疗,原告又于16日、26日到被告处复诊,被告均给予抗感染治疗,同年10月30日,被告拔除原告左上第一磨牙,由于操作不当,造成原告左上第二磨牙冠根折。因此,原、被告双方发生医疗事故争议,遂由横县卫生局委托南宁市医学会对原、被告医疗事故争议事件进行医疗事故技术鉴定。2005年2月11日,南宁市医学会经组织专家鉴定,作出南宁医鉴[2004]25号《医疗事故技术鉴定书》,认为:(1)被告对原告左上第一磨牙的治疗过程中存在过失,左上第一磨牙的拔除不符合拔牙适应证,并且被告未能说明原告主动要求拔除;(2)左上第二磨牙的冠根折,是由于左上第一磨牙拔除过程中操作不当造成。鉴定结论为:"本病例属于四级医疗事故,医方承担主要责任"。医疗护理医学建议:左上第一、二磨牙行义齿修复。

另查明,2004年10月30日,即发生医疗事故当天,被告收取原告医疗费20.2元;2004

年 11 月 3 日至 2004 年 12 月 12 日,原告在横县人民医院对缺损的左上第一、二磨牙进行治疗,支出医疗费用 23.3 元。

本院认为:由于被告对原告左上第一磨牙的治疗过程中存在过失,将不符合拔牙适应证的左上第一磨牙拔除,且在拔除过程中因操作不当造成左上第二磨牙冠根折,已造成原告左上第一、二磨牙缺损的客观事实。原、被告双方对南宁市医学会作出南宁医鉴[2004]25号《医疗事故技术鉴定书》均无异议,因此,本院对该《医疗事故技术鉴定书》予以认定。被告应对其医疗过失行为给原告造成的损害承担赔偿责任。对原告损失金额的认定:1.医疗费。(1)原告主张其在被告口腔科就诊医疗费 56.6 元,因其未能提供任何证据加以证明,依照最高人民法院《关于民事诉讼证据的若干规定》第二条第一、第二款之规定,对原告该主张本院不予采信。(2)原告主张其于 2004 年 10 月 30 日支出医疗费用 20.2 元,有被告出具的收费收据证明,且该费用是处理本案医疗事故的治疗费等费用,不属于原发病的医疗费用,故本院予以认定。被告以该费用是原发病医疗费为由,主张不属赔偿范围,其理由与事实不符,本院不予采信,对被告该主张不予支持。原告主张其于 2004 年 11 月 3 日至 2004 年 12 月 12 日在横县人民医院对缺损的左上第一、二磨牙进行治疗支出的医疗费 23.3 元,有横县人民医院出具的收费收据证明,本院予以确认。被告以原告所提供的票据是拔除第一磨牙后发生的为由,不认可该 23.3 元医疗费,其理由没有法律依据,本院不予采纳。原告支出医疗费合计 43.5 元。2.继续治疗费。(1)原告主张其左上第二磨牙残根拔除费用为 50 元过高,按照广西壮族自治区医疗收费标准应为 5 元。被告主张按照原南宁地区医疗收费标准应为 3 元,因其所依据的原南宁地区医疗收费标准已不再适用,故本院对被告该主张不予采信。(2)根据南宁市医学会作出南宁医鉴[2004]25号《医疗事故技术鉴定书》提出的医疗护理医学建议,应对原告左上第一、二磨牙行义齿修复。被告亦同意对原告缺损的牙齿进行烤瓷(全称烤瓷熔附金属修复体)全冠修复。在医学上,固定局部义齿的修复一般情况要选择双端缺失牙的两侧牙做基牙,因此,对原告缺损的左上第一、第二磨牙修复,需要位于左上第一、第二磨牙两侧的左上第二前磨牙、左上第三磨牙作为基牙,即应实际修复共四个牙齿,对此,被告在庭审中表示无异议,故本院予以确认。(3)烤瓷牙修复体的更换问题。原告主张每五年更换一次,其提供的横县人民医院出具的疾病证明书证明烤瓷牙修复体的保质期为五年,被告提供的致美雅齿科技术有限公司保修单也证明烤瓷牙修复的保修期为五年,且被告在平时对其他患者进行烤瓷牙修复时,承诺对烤瓷牙修复体的保修期是五年。据此,本院确认烤瓷牙修复体为每 5 年更换一次。被告主张义齿安装后能终生维持使用,与客观事实不符,本院不予采信。(4)修复每个牙齿的费用及总额的问题。被告愿意给付原告进行烤瓷全冠修复的费用为 290 元 / 个,符合南宁市物价局、南宁市卫生局南价[2004]66号文件第 1405 项标准,本院予以确认。但被告以二甲医院按 80% 收费为由,主张按该项标准的 80% 支付费用,由于法律并不规定原告应到具体哪个医院治疗,所以,被告该主张没有法律依据,本院不予采纳。原告主张修复每个牙齿的费用为 450 元过高,超出 290 元的部分本院不予支持。原告现在 41 周岁,按照应赔偿至 70 岁的原则,原告共需进行 5 次烤瓷牙修复,修复费用总额为 5800 元(290 元 / 个×4 个×5=5800 元)。原告主张应赔偿至 71 岁,共应赔偿 6 次烤瓷牙修复费用过高,超出部分本院不予支持。综上,继续治疗费总额为 5805 元。3.误工费。根据原告提供的证据,原告实际误工应为 10 天,其中 3 天发生在 2004 年,7 天发生在 2005 年,因原告未提供证据证明其有固定收入,参照《医疗事故处理条例》第五十条第(二)项之规定,误工费应按照医疗事故发生地上一年度职工年平均工资计算,而横县 2003 年度全县职工日平均工资为 23.10 元,2004 年度全县职工日平均工资为 26.90 元,故原告误工费应为 257.6 元。原告主张误工 244 天,因未能提供充足证据加以证明,本院不予采信。原告主张误工费 5636 元过高,超出部分本院不予支持。4.交通费。原告主张 2 人的交通费不当,应以 1 人为宜。根据原告提供的证据,原告 7 次往返南宁的班车费为 375 元,其主张出租车费 10 元/次×12 次=120 元过高,应折算为公共汽车费 1 元/次×12 次=12 元,交通费共计 387 元。5.住宿费。原告主张 2 人住宿费 60 元不当,应以 1 人为宜,住宿费应为 30 元。6.鉴定费。原告主张鉴定费用共 2735 元,其中 2700 元有相应鉴定机构出具的收据和发票证明,本院予以确认;其余 35 元票据是用于购买照相胶卷及冲扩照片,因原告未能提供充足证据证明该 35 元属于鉴定费支出,且被告也不予认可,所以,本院不予采信。7.律师服务费。原告主张被告赔偿律师服务费 2000 元,由于该费用并非本案所必需支出的费用,因此,本院对原告该主张不予支持。以上认定原告损失金额合计 9223.1 元。参照《医疗事故处理条例》第四十九条第一款之规定,医疗事故赔偿,应当考虑医疗事故等级、医疗过失行为在医疗事故损害后果中的责任程度、医疗事故损害后果与患者原有疾病状况之间的关系来确定具体赔偿数额。南宁市医学会作出南宁医鉴[2004]25 号《医疗事故技术鉴定书》认定被告对本案医疗事故承担主要责任,原、被告对此均无异议,故本院予以认定。至于原告对本案责任的分担,主要是考虑其原有疾病状况与医疗事故损害后果之间的关系,但其责任相对被告来说显著轻微。原、被告双方应根据各自责任程度对原告的损失进行分担,其中,原告自行承担 223.1 元,被告赔偿 9000 元。另外,由于被告的医疗过失行为,造成原告左上第一、二磨牙缺损,左上第一、二磨牙作为主要功能牙,其缺损给原告的生活带来不便,且持续的时间较长,造成了原告精神上的痛苦,因此,被告应赔偿原告精神抚慰金 2700 元。被告以原告未构成伤残等级为由,不同意赔偿精神抚慰金,与公平、合理的原则不相符合,对被告该主张本院不予支持。依照《中华人民共和国民事诉讼法》第六十四条第一款、最高人民法院《关于确定民事侵权精神损害赔偿责任若干问题的解释》第十条第一款第(一)项、《中华人民共和国民法通则》第一百零八条之规定,判决如下:

一、原告黄本明损失的医疗费 43.5 元、继续治疗费 5805 元、误工费 257.6 元、交通费 387元、住宿费 30 元、医疗事故鉴定费 2700 元,共计 9223.1 元,由原告黄本明自行负担 223.1 元,由被告横县某医院赔偿原告黄本明 9000 元。

二、被告横县某医院赔偿原告黄本明精神抚慰金 2000 元。

案件受理费 1210 元,其他诉讼费 847 元,合计 2057 元(原告黄本明已预交),由原告黄本明负担 1105 元,被告横县某医院负担 952 元。被告横县某医院欠交的 952 元,由其在履行本案债务时一并支付给原告黄本明。

上述债务,义务人应于本案判决生效之日起十日内履行完毕,逾期则应加倍支付延迟履行期间的债务利息。权利人可在本案生效判决规定的履行期限最后一日起一年内,向本院申请执行。

如不服本判决,可在判决书送达之日起十五日内,向本院或南宁市中级人民法院递交上诉状,并按对方当事人的人数提出上诉状副本,上诉于南宁市中级人民法院。

【案例】 青岛市市北法院判决青岛市某医院拔牙致邻牙髓坏死案

[来源:青岛新闻网-青岛早报,日期:2003-01-04]

前年 2 月,中学生张某在父亲的带领下去某医院做牙齿矫形。医生发现他有一颗埋伏牙后拔掉了它。这一手术带来了并发症:左上门牙牙髓坏死。经鉴定,这一手术不构成医疗事故,但是张家还是获得了3000多元的赔偿。原因在于,市北法院昨天判决医院侵犯了患者的知情权。

去年9月1日实施的《医疗事故条例》,明确了对患者知情权的界定。据了解,这是青岛市首起患者因知情权状告医院获赔偿的医患官司。

相邻牙被"株连"

2001年2月,14岁的张某到青岛市某医院口腔科做牙齿矫形美容治疗。大夫诊断张某为上颌埋伏牙,将其埋伏的牙齿拔掉。手术半个月后,与手术相邻的上前牙开始变色,而且经常疼痛,经诊断为牙髓坏死。

不是医疗事故

张某及其父母认为,主刀医生在不明确病情的情况下实施手术,伤及正常的血管神经,才导致张某的正常牙髓坏死。他们起诉到法院,要求医院赔偿医疗费、误工费、精神损失费等共计近7000元。

这起医患纠纷经过青岛市医疗事故鉴定委员会鉴定,结论是不构成医疗事故。那么,患者张某关于知情权的主张是否会得到法院的支持呢?

知情权"很值钱"

市北法院昨天对此案作出一审判决,根据《医疗事故处理条例》第11条规定:"在医疗活动中,医疗机构及其医务人员应当将患者的病情、医疗措施、医疗风险等如实告知患者,及时解答其咨询"。本案虽不构成医疗事故,但由于医院在给患者实施的医疗服务中存有过错,判令赔偿张某医疗费、精神损失费共计3043元。

张某父亲:牙没美成反变丑了,我的儿子当时14岁,因为牙齿不整齐,我便带着儿子到医院美容科去矫形。大夫给照了片子后,说孩子上面门牙的腭侧有一颗埋伏牙,必须拔掉。于是大夫领着我和儿子到了牙科,牙科大夫看了看片子,让我交上手续费后出去等着。

手术做了一个多小时,大夫从孩子唇侧切了个口却拔不出埋伏牙来。后来又从腭侧切了口,才将埋伏牙拔了出来。过了10多天,我发现孩子左上门牙变黑了,到医院检查是牙髓坏死。"原本做美容矫形不知道会有这样的后果,早知道这样,我就不做矫形了"。张某的父亲说,做手术不管大小,都有知情权,医院说这属于手术的并发症,既然是并发症,就应该提前告知患者可能造成的损害。

这起医患纠纷经过青岛市医疗事故鉴定委员会鉴定,结论是不构成医疗事故。青岛市市北法院近日根据《医疗事故处理条例》有关患者知情权的规定对此案作出一审判决,本案虽不构成医疗事故,但由于医院在给患者实施的医疗服务中存有过错,侵犯了患者的知情权,判令赔偿张某医疗费、精神损失费共计3043元。

[分析]

患者在就诊时的知情权一直是社会关注的重要问题。2002年9月1日起施行的《医疗事故处理条例》第十一条规定:在医疗活动中,医疗机构及其医务人员应当将患者的病情、医疗措施、医疗风险等如实告知患者,及时解答其咨询。这明确说明了患者对其疾病以及疾病的诊断、治疗具有知情权,医疗机构及其医务人员有告知的义务。本案中的拔牙不是大手术,虽然痛苦不大,通常是安全的,但是只要进行手术就可能存在危险,医院应当将医疗风险即有可能产生并发症这一情况明确告知患者张某,但是却没有履行自己的义务。由于医院在提供医疗服务中存在过错,侵犯了患者的合法权益,应当承担相应的赔偿责任。

【案例】 法院二审直接判决职工医院牙科赔偿案

[来源:星海丽影]

1997年12月12日上午10时许,陈××带领7岁儿子叶××,到某公司职工医院看牙病。职工医院牙科大夫程某接诊,程大夫问明病因后,决定为叶××实施拔牙。程某在给叶××牙龈周围麻醉后,用手术钳将叶××左下颌中切乳牙顺利拔除。拔牙后有血渗出,用消毒棉球压迫止血,留观约30分钟后,未见异常,陈××将其子叶××领回家中。在叶××就诊过程中,程大夫未给患者书写病历,对拔牙手术过程及用药情况未作记载,未开具消炎药,未对患者病史作详细询问。对叶××就诊未写病历未开药问题,某公司称,因陈××与程医生较熟,应挂号、买病历本的费用均免了,用药的费用也未收,医生未给开药,是陈××说家里有头孢消炎药。陈××否认某公司的陈述。叶××随其母亲到家后,出现面部抽搐及点头现象,陈××即与某公司职工医院打电话联系,被告知程医生不在。陈××带儿子叶××到郑州市第四人民医院(中心医院)就诊。第四人民医院检查后表示病因诊断不了,可能是抽动秽语综合征,给予门诊输液治疗后回家。后仍有间歇性点头发作,继之左侧口角及面部抽动。12月14日晚,叶××出现发作性四肢抽搐,牙关紧闭,经郑大一附院急诊科治疗病情无好转,于12月15日以"癫痫频发"收住院部治疗。因呼吸阻塞,行气管切开人工呼吸。住院当日,做颅脑CT检查,未见异常。12月30日复查CT,报告为:左侧小脑幕外侧缘小脓肿。叶××在郑大一附院住院36天,因治疗效果不佳,出现失语、双眼失明、病情严重,陈××要求转往上海治疗。1998年1月21日办理出院手续,郑大一附院开出转院证明,但以患方未结账为由,未作病历小结。原告认为出院未结账责任在郑大一附院,因其把应交款数额搞错了,故不予结账;另郑大一附院将其子的两次CT片弄丢了,是故意的,应承担责任。郑大一附院承认当时工作人员把医疗费的小数点看错了,但复核时就发现更正了;对CT片问题,按规定应由患方保存,不认可丢失患方的CT片。1998年1月22日,叶××入住上海医科大学附属华山医院,1月25日在该院死亡。经上海医科大学病理解剖教研室于死亡次日解剖,病理解剖诊断:一、大脑皮质神经元和小脑细胞广泛坏死(可符合中枢神经系统缺血、缺氧的形态改变,结合临床病史符合癫痫的后果);二、小叶性肺炎;三、肝、肾实质细胞变性;四、内脏器官淤血。死亡原因:大脑神经元广泛坏死合并小叶性肺炎。叶××在上海市火化。1998年5月初,原告向三棉公司职工医院申请医疗纠纷鉴定。5月24日鉴定结论为,拔牙时局部无感染,操作严格按无菌原则,麻醉所用利多卡因按医疗常规不做过敏试验,患儿死亡与麻醉药无关,故该医疗纠纷构不成医疗事故。1998年8月初,原告向郑州市医疗事故鉴定委员会申请医疗纠纷鉴定。同年8月18日,市鉴定委员会下达郑鉴字(1998)第7号文件,对本案医疗纠纷结论为,该医疗纠纷构不成医疗事故。原告不服此鉴定,向河南省医疗事故技术鉴定委员会申请鉴定。1999年2月23日下达豫医鉴(1999)4号文件,该文件支持了郑州市医疗鉴定委员的不构成医疗事故的意见。两原告不接受省医疗事故鉴定委员会的鉴定意见,向其申请重新鉴定。1999年10月19日,省医疗事故鉴定委员会组织召开由各科医疗专家及法医参加的鉴定委员会会议,并由省人大、政协派代表参加了听证会监督。重新鉴定意见于1999年11月11日豫医鉴(1999)25号文作出,意见认为:与会专家在审阅鉴定申请书、省医疗事故鉴定委员会对叶××医疗纠纷鉴定意见、患者在河医一附院住院病历、郑州中心医院门诊病历、上海医科大学附属华山医院病历及医患双方提供的其他资料,并听取患、医双方陈述意见后,结合调查情况进行了认真讨论分析,一致认为原鉴定程序合法,"构不成医疗事故"的鉴定结论正确。具体分析如下:(一)诊断:1.左下颌中切乳牙滞留;2.癫痫频发;3.颅内感染、脑炎;

(二)具有拔牙治疗适应证,其操作符合拔牙技术常规;(三)病理解剖结果证实癫痫致中枢神经系统缺血、缺氧的形态改变,二者存在因果关系,拔牙引起中枢神经系统感染证据不足,死亡原因:大脑神经元广泛坏死合并小叶性肺炎、多脏器功能衰竭;(四)某公司职工医院在对患者拔牙治疗过程中违反制度,未书写门诊医疗文书,对患者病史询问不详,建议该院加强医院管理,总结经验教训,并妥善处理该医疗纠纷案。叶健康、陈××对上述重新鉴定仍不能接受。遂诉至法院。在诉讼中,原告曾提出司法鉴定,但后来又提出,如两被告不能提供客观、全面的医疗档案,仅凭医疗方陈述,则反对鉴定。根据原告上述意见,结合本案原始拔牙病历没有填写的事实,没有再行鉴定。两原告向一审法院请求赔偿的事项及金额为:1.叶××医疗费38 641元;2.陈××、叶健康医疗费9596.20元;3.复印费、住宿费、电话费、鉴定费、律师费16 590.26元。

一审法院认为:叶××在某公司职工医院拔牙前,身体健康,未见异常。拔牙后当日出现抽搐等症状,后被郑大一附院及上海华山医院确诊为癫痫病。叶××经郑大一附院及上海华山医院治疗无效死亡。死亡原因经上海医科大学解剖,诊断为大脑神经元广泛坏死合并小叶性肺炎,结合临床病史符合癫痫的后果。叶××的死亡与拔牙时的用药、用量不能确认有必然联系,故原告诉称其子是拔牙不当致死,证据不足,不予支持。某公司职工医院违反制度,未填写病历,对患者病史询问不详,医院疏于管理,给叶××拔牙后的就诊带来不便,对纠纷责任认定造成一定困难,对引起本案医疗纠纷,应给予原告适当的经济补偿。郑大一附院对患者叶××诊断正确,治疗并无不当,对本案不应承担责任。依照《中华人民共和国民法通则》第一百零六条第一款之规定,经原审法院审判委员会研究决定,判决:(一)河南嵩岳集团郑州某有限公司于判决生效后十日内补偿叶健康、陈××损失共计50 000元。(二)驳回叶健康、陈××的其他诉讼请求。案件受理费20 015元,应由原告承担,鉴定原告经济困难,经批准予以免交。

叶健康、陈××不服一审法院判决向二审法院上诉称,本案应适用举证责任倒置原则和过错推定的归责原则,原审适用谁主张、谁举证的原则不当;三次医疗事故鉴定均以某公司职工医院单方陈述为基础,不能作为证据使用;一审认定某公司有过错却判其"补偿"不当,请求撤销原判,判赔2 037 360元。某公司上诉称,三次医疗事故鉴定均未认定其存在医疗事故,不存在经济补偿问题,应驳回二上诉人的上诉请求。郑大一附院答辩称,其在救治叶××过程中无任何过错,不应承担赔偿责任。

二审法院经审理另查明,河医大一附院在二审中已改名为郑州大学一附院;二审中本院委托司法部鉴定科学技术研究所重新鉴定,该所以没有CT片为由拒绝鉴定。其他事实与原审认定事实基本一致。

二审法院认为,从目前证据显示,无法证明郑大一附院存在具体诊治上的过错,且叶健康主张郑大一附院的两项过错与叶××的死亡无相当因果关系,叶健康二人称郑大一附院承担责任的证据不足,不予支持。综上所述,叶健康、陈××及某公司的上诉理由均不成立;原判认定事实清楚,适用法律正确,应予维持。依照《中华人民共和国民事诉讼法》第一百五十三条第一款第(一)项之规定,经二审法院审判委员会讨论决定,判决如下:

驳回各方上诉,维持原判。

[分析]

关于某公司是否应对叶××的死亡后果承担责任问题,两级鉴定机关的三次鉴定结论均不认为某公司职工医院对叶××的拔牙行为与叶××的死亡结果存在因果关系,叶健康、陈××虽上诉称三次鉴定的依据均为职工医院单方陈述,但从第三次豫医鉴(1999)25号鉴定书显示,该最终鉴定系"与会专家在认真审阅鉴定申请书、河南省医疗事故技术鉴定委员会《关于叶××医疗纠纷鉴定意见》、患者在河南医科大学第一附属医院住院治疗病历、郑州市中心医院门诊病历(复印件)、上海医科大学附属华山医院病历(复印件)及医患双方提供的其他资料,并听取患医双方陈述意见后,结合调查情况进行了认真讨论分析"的基础上产生的,因此,该终局鉴定结论可以作为定案依据,从而确认某公司职工医院的拔牙行为与叶××的死亡无因果关系。在缺少因果关系要件的前提下,某公司本可不承担责任,但鉴于其职工医院在管理过程中存在疏漏,未对叶××的救治作病历记录,两级鉴定结论均认为其有一定管理的责任,一审判决三棉公司补偿二人5万元并非基于公平责任原则而系基于职工医院管理不严造成叶健康、陈××鉴定的困难及一定诉累而对二人进行的一定补偿,并无不当,可予维持。关于郑大一附院是否应承担责任问题,两级三次鉴定结论均不涉及该院,叶健康主张其承担责任的理由主要是该院未对叶××作病历小结、并丢失CT片,郑大一附院则以未作病历小结系叶健康未交费、CT片应由患方保管作抗辩。

【案例】 商丘市人民法院审理拔错案

[来源:商丘市人民法院.时间:2004-9-26]

1995年12月26日上午,河南商丘地区××县女青年杨××因患牙疾到商丘市个体医生左××开的牙科诊所就医,想拔去右上后侧牙的残留牙根,还未等杨陈述完病情,左就让儿子给杨检查,并很快注射了麻药,随手用牙钳费了很大劲儿将牙拔了出来。

杨××心里很纳闷:自己那颗残牙早已松动,怎么会用这么大的劲儿才拔下? 她用手一摸,禁不住大吃一惊,原来要拔的那颗病牙安然无恙,而右上侧的好牙却被拔了下来。她急忙向左××说明情况。左××看了一阵后,说:"你那颗右上后牙已被虫蚀,拔掉也是迟早的事"。杨××认为自己的那颗牙没有毛病,即使有毛病,拔牙也应征求本人的意见,不能随便拔掉。在多次与左××协商未果的情况下,杨××依法提起诉讼,要求左××赔偿医疗费、误工费、精神损失费等。商丘市人民法院审理后认定,左××因工作失误将原告杨××的健康牙齿被拔掉,应负全部责任。经法院主持调解,双方当事人自愿达成协议:左××一次性赔偿杨××医疗费、误工费及精神损失费1500元。

[分析]

按《医疗事故处理办法》第5条的规定,医务人员因违反规章制度、诊疗护理常规等失职行为所致的事故是医疗责任事故。很显然,左××将杨××的好牙拔掉,坏牙保留是医疗责任事故,只不过这个事故较小,未经医疗事故技术鉴定委员会鉴定而已。因此,他应该承担由此造成的消费者的损害赔偿责任。其次,消费者杨××与他事先有约定,要拔的是右上后牙的残留牙根,而没让把好牙拔掉,即使这颗牙已被虫蚀,也应征得消费者同意后才能拔除。左××违反与消费者的约定,责任也在他。

【案例】 拔牙引起医疗事故鉴定1例分析

[来源:朱光第,陈华.华南国防医学杂志,2008,22(3):68]

某女性,36岁,因左下第三磨牙冠周炎反复发作在某医院口腔科就诊,经拍片,初步诊断为左下颌第三磨牙近中水平阻生,行第三磨牙拔除术。局部麻醉后,用剪刀剪开左下7齿远中的牙龈,彻底分离,充分显露第三磨牙的牙冠部,在其近中"冠顶"处向下后方劈开此牙,以消除邻牙阻力;用牙挺先挺出第三磨牙远中的大部,再取出牙冠的残余部分。据手术者介绍,劈冠锤击5~6下,整个拔牙过程很快,历时约5分钟,出血不多。患者术中感觉到剧烈疼痛,拔牙后回家继续流血,肿痛难忍,不能张口进食;两天后,面部越来越肿,颈部皮肤出现青紫色。术后第3、4天复诊时,医生认为系拔牙术后感染、给予抗生素治疗。拔牙后15天,该院X线片检查,报告左下颌骨粉碎性骨折,即行颌间结扎固定。6天后转上级医院,在上级医院拔除两侧上颌第三磨牙、行上下牙弓结扎固定。4个月后复查,颜面左右基本对称、开口度正常、全景片骨折线消失。目前患者自感左面疼痛、咬合无力、下唇麻木。

患方观点:行拔牙术时,医方的错误,是导致左侧下颌骨骨折的主要原因,故认定为医疗事故。于是,向当地医学会提出医疗事故鉴定申请。

医方观点:下颌骨骨折是下颌阻生第三磨牙拔除术的并发症之一,也是医源性骨折的主要原因;医方的医疗行为没有违反有关医疗法规、诊疗规范和常规操作,故不构成医疗事故。当地医学会医疗事故鉴定机构鉴定意见:骨折的原因:①发生骨折区域骨质横断面积较小(高度、厚度不足);②左下第三磨牙水平低位阻生;③医师操作存在不当。鉴定结果:属于4级医疗事故,医方承担次要责任。

省医学会医疗事故鉴定机构鉴定意见:对当地鉴定结果患方表示不能接受,按照有关规定,向省医学会医疗事故鉴定机构提出再次鉴定申请。省医疗事故鉴定专家一致认为,本案例系拔除水平阻生的下颌第三磨牙导致下颌骨的完全性骨折,医生的手术操作不当与骨折的发生有直接的关系。最后鉴定意见:属4级医疗事故,医方承担主要责任。

本案例医方在诊断上有一定的失误,处理上缺乏经验。据术前X线片,当地医学会和本次事故鉴定专家均认为本病例为下颌第三磨牙的"水平阻生",而医生的原诊断是"近中水平阻生"。细微的误差、概念的模糊,使其对拔牙阻力的分析产生错误。一般说来,水平阻生牙的阻力既有邻牙的阻力,还有颊侧、远中或舌侧牙槽骨处的阻力。有经验的术者多要作下颌第二磨牙颊侧的龈切口、翻开龈瓣,适当凿去牙槽骨;充分显露阻生牙,采用适宜的方式劈冠,以解除所有各个方向上的阻力;最后从阻力最小的方向挺出牙齿。所以,拔除此类阻生牙的难度较大,手术时间多较长。如果操作正确,出现完全性骨折并不多见。

根据上述两方面的分析,做出医方承担主要责任的鉴定意见。双方对此鉴定未再提出异议。

[分析]

下颌骨骨折作为下颌第三磨牙拔除术的偶见并发症、在口腔颌面外科学教科书中已有记载。发生此类并发症是否属可容许的并发症,医方是否可以免责,是事故鉴定中最有争议的问题。本案例中,医方也把这一点作为免责的主要论据。作者认为,问题的关键是要把握医生对此并发症有否预期,手术中是否采取了有效的预防措施;如果术前已有相当的预见、确实采取了具体预防措施,依然出现并发症,则应视为疑难的病例或难免的并发症,医生应适当免责,但医方必须提供充分的证据。本案例系门诊手术,对病情判断无详细记载,整个手术记录仅一句话:"局麻下拔除";同时,发生下颌骨骨折后未能及时发现,延误15天之后才确诊。由此说明医方对此并发症没有足够认识,预防措施欠缺,因此不具备免责的法律依据。本案例提醒临床医生,即使门诊手术操作也应该严格照章办事、完善病历资料。

【案例】 牙医自掏千元送患者住院最后还脱不了干系

[来源:记者秦杰,高道飞,武汉晚报,时间:2003-11-20]

病人拔牙出现并发症,医生为了防止病情恶化,好心自掏腰包千余元帮助治疗,最后还脱不了干系,然而医院并不赞成这种私了。上个月10日,某医院牙科医生朱建国接待病人杨飞。经检查,发现其右上排8号牙有炎症。朱建国按常规治疗手段,钻孔、上药消炎。病历显示,5天后,杨飞再次接受治疗,但牙疼未缓解。当月17日,朱建国拔掉了这颗问题牙齿。可杨飞走出医院不久,即昏倒在地。第二天,拔牙处出现明显红肿。为了阻止病情加重,20日,朱建国开了消炎针。但杨飞牙齿肿了消、消了肿,病情没有什么改观。由于杨飞对"先锋"过敏,该院曾先后两次免费对其急救。当月月末,朱建国掏了病历和挂号费,领着杨飞到省口腔医院做检查;随后又到市一医院会诊,花300元为杨飞买了一些药,由于杨飞药物过敏,退了200多元。10月31日,朱建国再次垫了1000元,让杨飞住进了医院。如今,除了用完的1000元钱外,还欠医院400余元。肿痛基本控制住的杨飞认为,既然牙齿是在朱建国手中看的,他就应该负责到底。朱建国对此要求予以拒绝。继续治疗尽管继续治疗的要求已遭拒绝,但记者昨日见到朱建国时,发现他并不是想象中的面红耳赤。他甚至说,"朱医生人蛮好,我们从来都没有红过脸"。干了20余年牙医的朱建国,指着教科书介绍,杨飞患的是"阻生牙",由于紧贴着面部内侧,拔起来非常困难,一般会出现易感染、血肿、出血及神经麻痹等并发症。至于为什么要替病人支付医疗费的问题,朱建国声称是对病人的生命负责。他解释说,由于杨飞体质方面的问题,医院在现有的条件下,给他做的常规性治疗没有明显的效果。但如果杨飞不继续治疗,很可能会给生命带来危险。考虑到杨飞的家庭比较困难,他才掏了腰包。朱建国介绍,通常情况下,尤其是一些大型的医院,医生都会告诉患者或其亲属,做这类手术可能会出现怎样的并发症,并由他们签名才会做。但汉西分院属小医院,并没有严格的规定。只要患者同意,医院就会给病人做。杨飞口腔内仍有一些肿痛的症状还未完全消除,但医院已不再让其继续住院治疗。他为此专门找到了市一医院医政处,但同样遭到了拒绝。昨日,某医院医政处陆主任称,医院几个专家对杨飞专门做过会诊,并核查过医疗记录。最终得出的结论是,杨飞的病症属术后并发症。前段时间,他在本院住院治疗后,病情基本上已好了,虽然后期还有点问题,但无需特殊治疗。医院没有毛病,医生出钱为患者看病是"心虚"吗?陆主任解释说,院方是不赞成这种做法的。

[分析]

所有的医疗事故,都必须通过鉴定,作为一个医务人员,不应该自己来私了。即使是一个医疗事故,其赔偿的主体也是医院,医生的过失是一种职务行为,至于如何对医生再作处理,院方另有规定。然而,医生与患者私了的事情屡见不鲜。由于医疗鉴定的程序过于繁琐,而且牵扯医生很多精力,患者对医疗鉴定的信任度也不免较低,致使一些医生甚至是医院采取息事宁人的做法。

第二节　牙髓治疗

传统根管治疗学的概念包括根管的化学机械清理消毒和完善的整个根管系统的三维充填。尽管现代根管治疗的成功率在不断地提高,但根充失败的病例也不罕见。由于治疗不慎,拍片显示根管内有断针,如果暂时填充观察一段时间没有任何临床症状,已经尝试了很多办法仍然不能取出断针,可以充填作冠修复。如果失败了再拔牙也不迟。过去几十年里,显微根管治疗学的迅猛发展使我们对根管治疗的失败原因有了更深入的了解,并且研发了不少辅助治疗根充失败病例的新器械。断针取出系统主要用于显微根管治疗。

【案例】 上海市静安区人民法院判决根管内断针案

[来源:李鸿光.中国法院国际互联网,发布时间:2008-03-27]

去医院医治口腔牙根发炎的马女士,怎么也不会想到数年后炎症依存,还发现在当年根管治疗时埋有一截断针。无法咽下这口气的马某,一纸诉状把该医院告上法院,提出要求赔偿医疗费、后续治疗费、误工费、律师代理费和精神损害抚慰金等总计5.1万余元。近日,上海市静安区人民法院判决对马某诉请不予支持。

2003年2月,马某因左侧后牙疼痛,去本市某家有口腔特长的医院就诊,经诊断为牙根发炎,行根管治疗4次。之后,她口腔内牙根部疼痛虽然减轻,但被治疗的部位时有不适。2005年底,根管治疗部位的牙齿又疼痛加剧,马某于次年2月上旬,再次到该医院就诊治疗。接诊医生检查后认为,疼痛系旁边一颗牙齿影响所致,将该牙齿拔掉,同时还建议马某将上侧的一颗牙齿也拔除。内心还是有拔牙恐惧的马某,表示需要回家考虑考虑。随后,马某又到某区牙防所就诊,经摄片发现曾根管治疗的牙齿已严重发炎,内埋有一截钢针。

2006年4月11日,马某起诉到法院称当时去该医院就诊,被诊断为牙根发炎,即被告知行根管治疗才能彻底治愈,但对根管治疗的方案、风险及可能带来不良后果未如实告知。后虽经先后4次治疗疼痛减轻,但被治疗的部位时有不适。2005年底,根管治疗的牙齿疼痛加剧,又在次年的2月7日再次去该医院就诊,医生以疼痛系另一颗牙齿引起,把该牙齿拔掉了,造成自己面部肿胀、疼痛加重,医生说这是拔牙后的正常现象,还提出将上侧一颗牙齿也要拔掉。无奈,马某至徐汇区牙防所再做诊断检查,经摄片发现曾根管治疗的牙齿,已严重发炎并埋有一截钢针,声称当年根管治疗不当和"埋下"有断针,导致了3年来牙齿一直疼痛不适,再次发炎并加重至今,同时还认为2月7日被拔掉的牙齿本不该拔除。马某认为,该具有口腔专业技术的医院,明知有断针遗留在根管处,却采取欺骗的手段隐瞒,断针在自己口腔内长达3年之久,后为掩盖过失又将自己另一颗不该拔掉的牙齿拔除,给自己肉体上、精神上带来了极大的痛苦和伤害。

法庭上,该医院辩称对马女士的诊疗过程是否符合医疗常规、是否存在任何过错,需要由有关专家鉴定。

审理中,由医院垫付了鉴定费用人民币2000元,法院委托司法鉴定中心对马某在医院处的3张口腔片是否为马某的口腔摄片进行司法鉴定。2007年11月9日,该鉴定中心出具意见书认定:在医院处的3张摄片与马某提供的2张比对摄片均为马某的牙片。

法院再次委托上海市医学会,对该医院的医疗行为是否构成医疗事故作司法鉴定。2008年1月31日,该会出具医疗事故技术鉴定书认定:一、患者(马某)因左后牙疼痛至该医院就诊,根据患者的影像资料,左下第6牙根尖周炎的诊断成立,医方给予根管诊疗,治疗方案无误。依据2003年影像资料,患者左下第8牙为阻生牙,属拔除的适应证。二、医方在对患者治疗过程中,发生扩大针折断于根管内长约2mm,此为根管治疗过程中难以完全避免的情况。三、医院在患者根管治疗断针后,未能及时告知患者,应在工作中改进,同时应加强病史的规范管理。结论:本病例不属于医疗事故。

[分析]

法院认为,马某在该医院处治疗中,如果医院在医疗行为上存在违反医疗卫生法律、法规、部门规章和诊疗护理规范,过失造成患者人身损害而构成医疗事故的,医院方应承担赔偿责任。可见,马某要求医院承担赔偿责任的前提在于,马某的现状与医院的医疗行为之间具有因果关系,且医院在医疗行为中存在过错。本案件经上海市医学会进行医疗事故鉴定,结论认定医院的医疗行为不存在过错,本起医疗争议不属于医疗事故。该事故鉴定报告程序合法,对医患双方争议焦点均作出了明确分析。鉴定报告还指出,医院方未能及时告知患者断针和工作中存在有不足之处,但这些不足之处尚不构成医疗事故,遂法院对马某之诉判决不予支持。

【案例】 皇姑区法院依法判决医院赔损失案

[来源:沈报集团北方热线,发布时间:2006-01-19]

2004年10月开始,家住皇姑区的王丽到位于和平区的某医院口腔门诊治疗。医生为她右下四颗牙进行镶烤瓷冠,左下第5、6、8颗牙进行根管治疗。事后,王丽觉得左下牙齿疼痛难忍,在中国医科大学口腔医院被确认为"左下第6颗牙根管内1/3有异物,根管异物很难取出"。因剧痛难耐,王丽又到北京大学口腔医院治疗,被确认为左下第6颗牙根管内有断针2处。随后,经过该医院医生努力,已将一处断针取出,可仍有一处"滞留"在根管内。

2005年2月份,王丽将某医院告到法院,请求判令医院赔偿医疗费、后续治疗费、精神损失费等共计5万元。近日,法院经审理认为:由于被告处医生的失误,导致原告目前左下6根管内仍有一根扩大针折断物未取出,给原告正常生活带来了一定痛苦。根据沈阳市医学会医疗事故技术鉴定书的鉴定表明,本病例属于四级医疗事故,医方承担主要责任,须承担违规操作给原告王丽造成的损失。法院依法判决医院赔偿患者医疗费、交通费等共计1200余元。关于患者今后继续治疗的费用问题,原告可以待实际发生后另行起诉。

【案例】 广州市医疗事故鉴定委员会鉴定牙病久治不愈案

[来源:南方网首页,发布时间:2002-04-19]

2001年3月5日,梁姨因牙痛兼头痛到某医院口腔科就诊。经首诊的陈医生和所带的实习生接诊后,检查发现左下第二磨牙远中面已龋坏,诊断为牙髓炎,前后分3次治疗,并做了银汞合金充填。此后梁姨仍感该牙疼痛,复诊诊断为"根尖周炎"。医生把原充填物去除,给予根管预备并封了根管药物。

梁姨4天后又到该院医务科投诉。医务科立即让口腔科主任免费为其进一步诊治。该科刘志勇主任首先给梁姨的患牙拍摄了两张X线片,显示患牙髓底已穿孔。刘主任即建议拔除患牙,随后将髓底孔处用银汞合金做了填充。

约一个月后,梁姨症状仍无明显改善。征得梁姨同意后,4月14日,刘主任拔掉患牙,在牙槽窝内刮出了大量囊性肉芽坏死组织。此后几天,刮出了一些肉芽坏死组织和一块死骨。这次治疗后,创口逐渐愈合。

在该院治疗期间,梁姨自行到本市几家医院就诊和咨询,也曾到市卫生局投诉。同年8月31日,梁姨向某医院医务科递交了索赔书,要求赔偿医疗费、精神损失费等共约28 027元。

在听取了医患双方治疗过程的陈述并作了针对性提问后,来自中山大学口腔医院、广东省口腔医院等单位的专家和广州市中级人民法院的一位法医,对相关X线片和梁姨的患处做了检查。

双方退场后,专家们进行了广泛深入的讨论,5人投票,4人认为不是医疗事故,1人认为是二级技术事故。大多数人的意见是,医生的治疗方法和思路是正确的;患者在就诊的整个过程中,是获得了知情权的。医院的失误在于,操作不规范,一开始没有拍摄X线片,未能给病人讲清楚病情;第四次复诊、清理髓腔时,也未拍摄图片,看不出髓腔已有变异。

综上所述,广州市医疗事故鉴定委员会得出结论:不构成医疗事故。但专家们认为,《医疗事故处理条例》即将实施,医务人员千万不可麻痹大意,否则甚至有可能被追究更大的责任。

某医院有关人员在接受记者采访时也称,口腔科存在管理上的问题,如实习医生看病未经主任医生签名,病历记录过于简单,对诊断"牙髓炎"和"根尖周炎"仅凭临床经验而未做必要的检查和辅助检查(拍摄X线牙片等)。他们表示,会以此为教训,教导全体医护人员严格遵照操作规范,避免同类事件的发生。另了解,该院去年已为医务人员买了医疗责任险。

[分析]

市民梁姨因牙痛到广州某医院就诊,医生尽己所能为她治病,最终却被投诉;提醒我们,《医疗事故处理条例》已经实施,医生要打起精神,切莫因为小的失误而致麻烦缠身。

"整个治疗,方法正确,思路对头,只是操作不够规范,才惹来麻烦缠身"。昨天,作为特邀监督员,记者直击了"某医院患者梁妙明医案医疗事故技术鉴定会",有关专家作出鉴定后,痛惜地说,《医疗事故处理条例》加大了对医生的责任追究,所以医务人员不要大意,以免为一些小的失误惹上"官司"。

【案例】 北京市朝阳区人民法院受理断针在牙髓
[来源:作者伊莉.中国法院国际互联网,发布时间:2009-04-02]

治牙时治疗针被断入牙髓,医生非但未及时告知患者并进行补救,反而为掩盖真相,将针硬顶至患者的上颌骨和上腭中,使针永远无法取出。58岁的张女士因不堪牙痛折磨,愤而将牙医所在的北京市某医院告上法庭,索赔45万。本网今天从北京市朝阳区人民法院获悉,该院已受理此案。

据张女士介绍,2008年10月6日,其因患糖尿病到北京某医院住院治疗,被医生告知其血压不降与牙齿有关,在医生的建议下,10月8日,张女士到该院口腔科检查。

张女士讲,当时给她检查的于医生用治疗针在她口腔上面的第三颗牙齿上猛钻了一阵后,突然停了下来,去找另一位医生聊天,隔了一会儿,回来对她说"你去拍个片吧"。事后,张女士才知道,这时于医生已经将针断在了她的牙髓里。第二天,张女士因面部高肿,疼痛难忍,去找于医生询问,于医生却为掩盖真相,将断在牙髓里的针使劲往上顶,并给她开了五天的"甲硝唑"服用。但五天后,张女士疼痛更加严重,14日再次去找医生治疗,于医生却继续将针往上顶。因疼痛日剧,甚至影响了吃饭和休息,10月27日,张女士换了另一家医院拍片检查,才发现了上颌骨和上腭中的异物,知道了医疗事故的真相。

气愤的张女士说,她当天就找到了于医生,于医生虽然承认了事实,但却强词夺理地说"我查看了资料了,针断进去没事,像战争年代子弹留在人体里多少年也没事"。

张女士说,经多次交涉,10月31日,其与医院达成协议,约定医院负责给她治疗取出异物,负担相关费用,并约定在治疗中如再造成与此相关的问题,经鉴定属实,医院予以承担,此外,医院一次性支付张女士 43 000 元作为补偿。按照协议,该医院的人员先后带张女士去了两家口腔医院检查,经专家会诊,被告知因取出异物需去除多块骨头,病情复杂,风险太大,无法手术。

张女士认为,根据该诊断结论,针将永远留在她的体内,今后她将时刻忍受巨大的痛苦和折磨。她说,按协议约定"再造成与此相关的问题,经鉴定属实,医院予以承担",所以某医院应为其做医疗事故鉴定,并继续赔偿,但至今医院方一直敷衍搪塞。张女士认为,按国家卫生部公布的《事故分级标准》,该事故属于三级丁等医疗事故,属伤残 8 级,据此,张女士诉至法院,索赔后续治疗费、误工费、住院伙食补助费、护理费、残疾生活补助费、交通费、精神损害抚慰金等共计 45 万元。

目前,该案正在审理中。

【案例】 牙里留断针疼半年,患者告医院索赔 5 万元

[来源:成都商报 杨兴群,中青在线,发布时间:2009-11-24]

2007 年 5 月 6 日,40 岁的眉山男子付正其因一颗牙齿疼痛到乐山市某医院口腔科治疗,半年后炎症依然,还发现手术所用的针断掉了一截在他的牙齿里面。付正其一纸诉状将医院告上法庭,提出要求赔偿医疗费、后续治疗费、误工费、精神抚慰费等总计 5 万余元。昨日,院方表示,法院已经立案,一切以法院的判决为准。

疼痛难忍 牙里发现断针

19 日,付正其向记者讲述了他的遭遇。

2007 年 5 月 6 日,家住眉山市东坡区的付正其因"左下第一磨牙疼痛和咬物疼痛",当时即赶到乐山市某医院口腔科就诊治疗,就诊时他特意挂了副教授明某的专家号。

据医院病历资料记载,"患者付正其首次就诊时检查见患牙叩击痛,开髓后闻及臭味。牙片示患牙根分叉处可疑牙槽骨轻度吸收,根尖周炎",当天医院对其患牙予开髓、拔髓、置抗菌糊剂及棉球等处理。之后,付正其先后 6 次到医院门诊复诊,主要进行根管清理、预备和消毒。同年 7 月 15 日,付正其再次到医院复诊进行根管充填,充填结束后医生未对其患牙拍摄牙片。

付正其说,自进行根管填充后,他的患牙一直有不适感,并逐渐加重。2007 年 11 月 15 日他再次到医院复诊,"见左下第一磨牙颊侧瘘管,X 线片示根分叉及根尖炎症明显,根分叉未暴露",医院在局部麻醉下行根尖搔刮术。

"在经过半年的治疗后,我的患牙出现了严重的损害后果"。付正其说,同年 12 月 5 日,他到眉山市人民医院(原眉山市第二人民医院)就诊,检查"见第一磨牙颊侧瘘管,叩击痛(+++),牙片示舌侧根管内有一亮点",即"断针"影像。同年 12 月 11 日和 19 日,付正其先后两次到四川大学华西口腔医院就诊,治疗中 X 线片提示"可能存在器械分离,髓室底有底穿,根分叉下方有牙槽骨吸收,远中根牙槽骨角吸收至根中份",治疗中医生告诉付正其"患牙预后不佳"。之后付正其到眉山市人民医院进行了后续的保守治疗处理。

"我挂号时选的一位副教授,可给我治疗的却不是她本人,而是由另一实习男医生为我诊治的"。付正其说,第一天他进入诊室后,给他诊断和治疗的医生为一老一少,年龄大的为女性,年轻点的为男性,两人共同看完他的牙齿后,便由那位男性医生给他开髓治疗,之后一直到 2007 年 11 月 15 日的所有治疗均由这位男医生进行操作,并书写病历记载治疗过程,署

名均是明某。

定性为四级医疗事故

"由于牙齿长期患炎症,口腔异味严重,给我的生活、工作、交际均带来许多的痛苦和尴尬"。付正其说,为了这颗牙齿,他先后数次到医院医务处协商,并三次以书面材料方式向医院讨说法。医院先后三次书面答复,认为医院对患者患牙的诊断正确,治疗方法得当,无违法违规行为,"断针"及"髓底穿孔"是根管治疗过程中的常见并发症之一,"本病例不属于医疗事故"。

付正其认为,医院在他患牙治疗过程中存在"断针"、"髓底穿孔","根充未填、欠填"以及未及时履行相关告知义务等医疗过失行为,导致其长期处于炎症状态以及"牙龂面底穿,死髓无法清除,牙骨吸收"等损害后果,经过取针手续后也无法取出断针,2008年12月11日,付正其一纸诉状将乐山市某医院告上法庭,向医院索赔5万多元。

2009年3月19日,受乐山市市中区人民法院委托的乐山市医学会作出结论:本病例属于四级医疗事故,医方承担轻微责任。

"到现在都还没有一个结果,为了这颗牙齿我四处奔波"。付正其说,如果事情再得不到解决,他将采用极端的方法,将此患牙拔除分解取证,但一切后果及损害将由医院承担。

医院表态:一切听法院判决

19日上午,乐山市某医院投诉受理办公室副主任医师杨进军表示,医院对此事态度很明确,按医疗事故处理条例依法依规该承担就承担,"医院完全相信鉴定结果,也相信法院会公正判决"。

对"给付正其看病的是一个实习男医生"的说法,杨进军表示,"看病这个过程,医生带实习生是允许的"。杨进军说,"当事医生是一个有名的牙科专家,此事发生后,她心理压力很大"。他强调,当事医生明某的行为是执业行为,所产生的一切责任均由医院承担。

对付正其提出的欲"拔牙验针"的说法,杨进军表示,这是患者的权利,医院已经承认了"断针"的事实,再验针其实没有任何的实际意义,"医院该负的责任绝不会推诿,但不合理的要求医院肯定不会答应。现在医疗纠纷增多,只有走法律途径才是唯一的办法"。本报将继续关注此事进展。

第三节 正 畸 治 疗

矫正牙齿、解除错殆畸形的过程就是正畸治疗。随着这门学科的发展,已不仅仅局限于排齐牙齿,还涉及解决颌骨、颅面的不协调,从而达到面部整体的和谐美。理想的正畸治疗效果应该是美观的外貌;稳定的牙列;健康的功能;恢复患者的心理健康、建立其自信心。近年来,随着人们生活水平的不断提高,人们对美观的要求越来越高。正畸治疗进一步被认识,各类口腔医疗机构也得到了快速发展,随之而来的是不规范的正畸治疗引发的问题也越来越多。

【案例】　吉林市中级人民法院终审判决牙齿整形失败案

[来源:中国法院网,日期:2010-01-31]

　　家住吉林省吉林市龙潭区新安街的夏雨婷是吉林市某服装学校学生,今年20岁,从小酷爱表演,梦想当主持人或模特的她。上天却给了她一口排列不整齐甚至影响到面部美观的牙齿。她不敢与人正面交谈,甚至在开心大笑时,她也只有用手掩面。随着年龄的增长,这一缺陷压得她无法像其他同学那样去社交和憧憬未来,她决心改变。

　　1998年,夏雨婷从报纸上看到某口腔医院有关牙齿整形的广告,便去该院咨询,经过检查诊断,该院医生认为,夏雨婷的牙齿为安氏三类型,可以整形。夏雨婷那几天十分的高兴,她仿佛看到了自己成为了一个白天鹅,仿佛自己走在了T形台上,镁光灯不停地向她闪烁,她高傲地奔向远方……

受尽痛苦　牙齿染病

　　于是,夏雨婷接受了该口腔医院的整形治疗,并按院方要求交了医疗费。治疗过程是痛苦的,首先是拔掉4颗牙,左上第五牙、右上第五牙、左下第四牙、右下第四牙,然后,再"整形",经过一年多的时间,夏雨婷觉得治疗并没有达到预想的效果,"新牙"不适,夏雨婷又来到口腔医院,医生说这属正常反应。并在2000年6月,医院又决定再拔除2颗下牙齿,即左下第六牙、右下第六牙,夏雨婷向医生表示这种治疗方法太痛苦,准备放弃治疗,但主治医生却称现在的症状属正常,接着又拔2颗牙。

　　到2002年,夏雨婷发现下牙开始活动,并不敢咀嚼东西,她多次到其他医院咨询,医生建议夏雨婷终止整形治疗,待修补牙床后种植牙。2003年4月,夏雨婷到北京口腔医院医治,上牙又有一颗活动,并已丧失咀嚼功能。由于牙齿疼痛,精力分散,学习成绩一直下降,给她增添了巨大的痛苦和折磨。

十级伤残　法院索赔

　　2003年3月6日,经吉林市医学会鉴定,认为治疗中因矫正设计错误,造成夏雨婷多颗恒牙松动,难以保留,同时感染牙周炎。并构成3级戊等医疗事故,医院方承担全部责任,对原告身体的损伤相当于十级伤残。拿到这份鉴定后,夏雨婷向吉林省吉林市龙潭区人民法院提起告诉,请求法院判令被告口腔医院给付继续治疗费用及精神损害赔偿费共计30万元。

　　面对夏雨婷的起诉,吉林市某口腔医院感到十分的委屈,他们告诉法官:夏雨婷于1999年初来口腔医院做牙齿矫正,当时主治医师检查后,认为难度很大,治疗后未必能达到满意的效果。但夏雨婷及家属矫正牙齿心切,坚持要求治疗。经过主治医师的精心治疗,两年后,原告治疗效果很好,排列不齐的情况基本解除,当时夏雨婷及家属是很满意的。

　　2002年3月,夏雨婷又突然来复诊,主治医师发现原告患了牙周炎,而且上下前牙4颗牙齿有松动,便当时停止"正畸加力"矫正,并采取积极补救措施,我们要求夏雨婷抓紧就医,消除牙周炎,但夏雨婷一拖再拖,致使牙周炎加重,2002年9月,医院出于负责态度请著名专家予以会诊,而夏雨婷不配合医生治疗,不遵医嘱,造成现在这种后果,夏雨婷是有一定责任的。

　　通过庭审调查及双方当事人的举证、质证后,法院判决吉林市某口腔医院赔偿原告夏雨婷医疗费等损失24 670.3元,退还原告已交医药费1500元,合计26 170.3元。并驳回原告关于精神抚慰金3万元的请求。

　　宣判后,夏雨婷对这一判决结果表示不满,向吉林省吉林市中级人民法院提起上诉。

　　吉林中院审理后,终审判决,撤销了龙潭区人民法院民事判决。改判口腔医院返还夏雨婷医药费1500元,赔偿各种损失共计34 098.3元。

[分析]

医院违反医疗技术操作常规及病历书写规范,直接造成原告多颗牙齿拔除、脱落,给原告造成的经济损失应予承担赔偿责任。但法院没有支持夏雨婷要求种植牙费用问题。种植牙是一种补救方法,但此种方法价格昂贵,并且不是唯一的途径,因此,原判决依据本案实际作出的赔偿数额是符合本案实际和当地的实际情况的,其费用标准是按照行业标准确定的,因此,该部分的判决是有依据的。

另外,关于精神损害赔偿问题,最高人民法院关于精神损害赔偿问题的有关规定中指出,致伤残的,其精神损害赔偿以伤残补助费的形式给付。本案中,原判决已判给付精神损害赔偿即伤残补助费,上诉人这一理由也是不能成立的。

【案例】 法院依法判决医院赔偿损失案

[来源:梦湄.检察日报,时间:2004-04-19]

虽然经历了近两年的艰难治疗,数十次痛苦的矫正整形,李枚的牙齿还有待进一步治疗才能痊愈。面对被告席上的王军,李枚的心情苦涩难言。他们曾经是一对恋人,可是为了自己的牙,今天她不得不与身为个体牙医的他对簿公堂。

两年前,芳龄25岁的李枚经人介绍和男青年王军建立了恋爱关系。相貌英俊的王军曾经自费到某省的一个口腔专科学校学习了一年,现在是一个个体牙医。而大学本科毕业,担任某公司劳资干部的李枚,美中不足之处恰恰是她的牙长得参差不齐,以致她不得不养成了每笑必捂嘴的习惯。也许是各取所需吧,自身条件各有优势的这一对年轻人相识之后,相处得倒也顺当,你来我往,很快就进入了他们的恋爱进行时。双方父母也很满意,对这门儿女亲事也都充满了热诚的期待和向往。

自认识了王军以后,王军的父母及王某在闲谈中多次提议要给李枚做矫正手术:"别人上北京去得花六七千元才能做的手术,咱自个儿有条件为什么不好好弄弄呢"。爱美之心促使李枚动了心,一来二去就同意了。

王军两天之内拔掉了李枚上牙两颗下牙三颗,其余的牙用弓丝紧紧地套住,在保持器的作用之下强力靠拢。性情内向的李枚对此深信不疑,她压根儿就没怀疑过他的技术,他拔了五颗牙是否是"最佳方案"?为了把其余的牙靠到一起,用了那么大的力是否得当?等诸如此类的问题她根本就一无所知。她只是想着忍受一段时间的痛苦之后,她很快就能恢复到往日的正常状态,而后不久,她就会满面春风地和他一起步上红地毯,开始他们的美丽人生。

但是给李枚拔牙后王军就很少再来看李枚了。而此时李枚在牙痛的折磨下,头昏脑涨,张嘴讲话都困难,吃东西就更不容易了。李枚特别希望王军能经常来家里陪陪自己,多次打电话过去,王军先是来了几次,后来慢慢地就老是推说太忙走不开。又过了两个月,王军正式向李枚提出分手。每天忍着牙痛去上班的李枚一下子就病倒了,李枚心里的痛比牙痛更甚。

在母亲的陪同下,李枚来到市口腔医院看牙,大夫说,像她这个年龄,正牙难度大,需要经过严格研究论证之后有一个最佳方案才行,而且即使这样,恢复起来也很慢。得知姑娘被拔掉了五颗牙,大夫说,你的牙拔多了,留下太大的间隙,其他的牙要靠拢在一起,会造成牙床松动,自然会带来很多痛苦。

从此李枚就在无休无止的牙痛折磨中,开始了她的漫漫求治之路。更让她难过的是,因为咀嚼困难,长时间吃不下任何瓜果蔬菜,严重营养不良,她的身体健康状况急剧下降。

2003年10月16日,李枚一纸诉状,将王军、王军之父及他所挂靠的某乡卫生院一同告上法庭,要求三被告赔偿医疗费、矫正费、误工费、精神损失费及今后伤残补助费等合计人民币9.74万元。

法院经过调查审理,认为被告王军及其父虽挂靠某乡卫生院开设分诊点行医,但没有牙科正畸业务的批准手续,王军与李枚恋爱期间,在王军之父的积极参与之下,为李枚实施了拔牙正畸手术,造成严重事实后果,应承担民事责任。而第三被告某乡卫生院虽与一、二被告签订有开设分诊部的协议,但因一、二被告为原告李枚正畸牙齿的行为超出了分诊部的业务范围,况且行为发生基于恋爱关系,并未收取治疗费用,故第三被告不应承担连带民事责任。关于原告要求三被告给予伤残及精神损失赔偿费的要求,法院认为无事实依据不予支持。

2004年3月21日法院作出判决:被告王军及其父赔偿原告李枚医疗费交通费损失共计1.18万元。诉讼费643元由被告王军承担。

提起正牙两年多来的痛苦遭遇,身心俱伤的李枚就忍不住泪如雨下,她没想到美好的愿望有时也会给人带来厄运,真有点一失足成千古恨的感觉。李枚的牙至今也没有完全治好,而且有专家认为,她的牙经过这一番折腾之后,以后很难保证功能完全恢复到正常水平,也就是说,如果正常情况下,一个人的健康牙齿到70岁才开始松动脱落,那么李枚的牙齿很可能在50岁之后就已经提前进入"老掉牙"状态。

[分析]

说也奇怪,这个王军也真够胆大的,刚刚从口腔专科学校毕业,就一下在昔日恋人嘴里拔去五颗牙,估计是从业不久找不着练手的人,就在恋人身上先开练,练完手看效果不好,于是赶紧"开溜"。他倒是解脱了,但却害苦了这位李枚姑娘,年纪轻轻的就没了这么多牙,而且专家诊断:以后很难保证牙齿的功能完全恢复到正常水平,要植义齿的话,也得定期更换,花费昂贵。因为一时糊涂,李枚姑娘在没有详细了解正牙方案的情况下,被恋爱冲昏了头脑,轻信男友的技术,为自己带来了无休止的痛苦。

【案例】 巫春红与成都新世纪口腔门诊部医疗服务合同纠纷案

[来源:京东热线:京东法律服务网:时间:2004-07-16]

四川省成都市中级人民法院民事调解书(2004)成民终字第1068号

上诉人(原审原告)巫春红,女,××××年×月×日出生,汉族,住××市×区×乡×村×组。

委托代理人王立仕,四川合胜律师事务所律师。

委托代理人徐凤翔(系巫春红之夫),××××年×月×日出生,汉族,住××市×区×巷×号

被上诉人(原审被告)成都新世纪口腔门诊部(以下简称新世纪口腔门诊部)。住所地:成都市锦江区下西顺城街28号。

法定代表人赵大国,主任。

委托代理人陈刚,世纪口腔门诊部工作人员。

委托代理人黄新梅,世纪口腔门诊部工作人员。

案由:医疗服务合同。

上诉人巫春红因医疗服务合同纠纷一案,不服成都市锦江区人民法院(2003)锦江民初字第1465号民事判决,向本院提起上诉,要求撤销原判,依法改判。

本院经审理查明,2002年9月10日,巫春红到新世纪口腔门诊部诊治牙畸形(俗称地包天),由新世纪口腔门诊部法定代表人赵大国为巫春红制订治疗计划,并交巫春红签字。随即新世纪口腔门诊部按治疗方案对巫春红的牙齿进行了整治,经过取模、备牙、比模、调整,制作了正式瓷牙。至2002年10月6日巫春红分三次向世纪门诊部交纳治疗费3100元。在随后的治疗中,巫春红出现牙痛现象。2003年3月16,新世纪口腔门诊部法定代表人赵大国向巫春红出具承诺书载明,现巫春红之牙病,因下颌四颗之根尖炎尚在恢复之中,根管还封有碘仿,故需观察几个月之后才能最后作根管充填,到时恢复上下门牙共八颗之原状(有参考模型为准)。费用一切免费(方案同病历上方案一致)。后巫春红终止在新世纪口腔门诊部的治疗方案,经向成都市锦江区消费者协会投诉,双方未能达成调解协议。2003年4月4日以后,巫春红即到四川大学华西口腔医院求治。

本案在审理过程中,经本院主持调解,双方当事人自愿达成如下协议:

一、成都新世纪口腔门诊部在签收本调解书时一次性支付巫春红人民币5587.5元。

二、以后巫春红因在成都新世纪口腔门诊部治疗"地包天"牙齿所引起的一切问题均与成都新世纪口腔门诊部无关,对此成都新世纪口腔门诊部不再承担任何民事责任。

三、本案一、二审案件受理费、鉴定费合计6275元(已由巫春红垫付),由巫春红负担。

上述协议,符合有关法律规定,本院予以确认。

本调解书经双方当事人签收后,即具有法律效力。

第四节 牙列修复

一副设计不合理的义齿,在短期内可有效地修复缺损的牙列,改善美观,然而,从长远来看,它可能是只"慢性拔牙器",造成余留牙的松动脱落,在不知不觉中,损害患者的健康,损害患者的长远利益。还可因正畸设计不当或义齿咬合设计不当造成的颞下颌关节紊乱,因应用不当材料及不良修复体使患者致炎、致敏、致畸、致癌等。

【案例】 北京市昌平区人民法院宣判擅自为患者更换镶牙材料案

[来源:作者崔亮.中国法院国际互联网,发布时间:2008-11-24]

没有经过患者的同意,医生自作主张将镶牙的材料更换,患者认为医生的做法侵害了自己的权益,要求赔偿自己的损失。近日,北京市昌平区人民法院对此案进行了宣判。

原告蔡某诉称,原告为镶牙于2008年6月26日到被告赵某开设的门诊部。被告对原告口腔检查后称原告缺一颗牙,最好做烤瓷的并说在她开设的门诊部能做钛合金的烤瓷,这种烤瓷有很多优点。原告需要做三颗每颗900元,加辅助费共计2720元。原告决定做这种烤瓷的并先交其1500元。被告当时给原告开收据一张,并在收据上注明钛烤瓷。同年7月2日镶牙完成,将余款1220元交付。几天后原告向被告索要质量保证卡阅读后得知被告使用的不是钛烤瓷,而是钴铬材料。原告让被告解释被告说当时给原告镶的实际是钴铬材料。被告没有经过原告的同意就私自做主使用钴铬材料属于欺诈。原告要求被告双倍赔偿原告镶牙损失 5440 元,诉讼费由被告负担。

庭审中,蔡某拒绝使用钴铬合金材质的义齿,同意将该义齿退还赵某。

法院认为,消费者为生活消费需要在购买、使用商品或接受服务过程中其合法权益受到侵害时,适用《中华人民共和国消费者权益保护法》。而被告经营的口腔诊所属医疗机构范畴,其提供的义齿也非属商品,故双方之间的纠纷不适用《中华人民共和国消费者权益保护法》,原告要求双倍赔偿无法律依据。被告在提供医疗服务过程中,因未按约定为原告镶相应材质的义齿构成违约,应将收取的费用退还原告,并承担相应的违约责任。庭审中,被告同意将钴铬合金义齿退还原告,法院不持异议。

法院判决被告赵某退还原告蔡某镶牙费用共计 2720 元,给付原告蔡某经济补偿 800 元。原告蔡某退还被告赵某为其所镶的钴铬合金义齿三颗。

【案例】 上海市静安区人民法院对王女士诉讼请求判决不予支持

[来源:李鸿光.中国法院国际互联网,发布时间:2008-06-05]

中年妇女王某因门牙不慎折断,前往某医院就诊时被医生要求装饰烤瓷牙,谁知王某竟然为装饰烤瓷牙带来了不尽的痛苦,王女士要求该医院赔偿医疗费 651.90 元、装牙费 8500元。近日,上海市静安区人民法院对王女士诉讼请求判决不予支持。

2007 年 6 月初,王女士到该医院就诊。医生检查该牙患处原树脂冠脱落,叩诊无痛感,原核桩完整。诊断该处残根,遂医生处理烤瓷冠取模,一周后烤瓷冠完成。从同年 7 月 12 日至9 月中旬,王女士一直为装烤瓷牙后不适和痛苦光顾医院。2007 年 12 月 26 日,王女士向法院起诉称,在医院就诊时,医生就要求自己装烤瓷牙,但从同年 6 月 9 日烤瓷牙装好后,当天就感觉到不适,以后又发展到牙根红肿、疼痛,医生又拆下了烤瓷牙,并进行牙根封药加抗菌消炎药配合治疗,但病症始终没有得到控制和改善。同年 9 月 17 日,再做了拔除牙根手术。而医生给出最终治疗方案:左门牙缺失装灵活牙,右门牙在拆牙中损伤装烤瓷牙。王女士不接受该方案,提出要到外院继续治疗,治疗费由该医院承担,对此双方无法达成一致引起该诉讼。

法庭上,该医院辩称,对王女士的诊疗过程符合医疗常规,采取的诊疗措施得当,不存在任何过错。认为王女士理由并非专业判断,没有科学依据,不认同王女士的诉请。举证在诊疗期间,曾给王女士开红霉素肠溶胶囊、替硝唑药物治疗,还采取拍片检查和生理盐水冲洗根管等措施,最终在王女士签字下,将患牙残根拔除。

审理中,法院委托上海普陀区医学会对该医疗行为是否构成医疗事故进行司法鉴定。2008 年 4 月 28 日,该会出具医疗事故技术鉴定书,认定:王女士被拔除的牙是残根,未给患者造成明显的人身损害,故不属医疗事故。但医方也存在不足:1.接诊医师在重做烤瓷牙冠前,拍摄牙片来了解牙根和周围组织状态。2.病史书写简单、不完整。结论:王女士与该医院间医疗争议不构成医疗事故。

法院认为,王女士在该医院治疗中,若医疗上存在违反医疗卫生管理法律、行政法规、部门规章和诊疗护理规范、常规,过失造成患者人身损害而构成医疗事故,医院应承担相应的民事赔偿责任。即王女士要求医院承担赔偿责任前提,是王女士目前的状况与医院诊疗行为之间存在因果关系,且医院在医疗行为中存在过错。本案经医疗事故鉴定结论是不构成医疗事故。经法院核实鉴定报告程序合法,论证观点全面、详实,对医患双方的争议焦点均作出了明确分析。而鉴定报告中对医院在诊疗中存在的不足,医院应该予以重视并在工作中改进。遂一审对王女士之诉判决不支持。

[分析]

近年来法院审理了大量的医疗纠纷案件,从专业角度讲医疗行为是一种复杂而技术含量极高的活动,患者出现的最终后果往往与本人自身疾病的发展、医疗科学和技术的局限性等事实密切相关。因此,以科学合理地分析结果产生的原因,是确定医疗行为是否有过错的客观要求。而法院大量的医疗纠纷,都得依靠医学专业部门鉴定,来区分和认定医患双方的责任。

【案例】 杨浦区人民法院判决医院赔偿案

[来源:中国普法网,发布时间:2006-04-06]

谢先生到黄兴路的某民营医院看牙,因为有熟人在这家医院工作,所以谢先生没有挂号,直接到口腔科就诊,接诊医生也称先治疗,最后再一并挂号和就诊。在对牙齿打磨过程中,由于医生的过错,导致谢先生三颗牙齿受损,其中一颗丧失了咀嚼功能。鉴于在治疗过程中发生此纠纷,谢先生最终未挂号。在谢先生的要求下,院方出具了一份书面承诺书,承认医疗过错,并答应报销谢先生到外院治疗所产生的费用。之后,谢先生到其他医院看病,共花费医疗费8140元、交通费18元。谢先生诉至法院,要求医院赔偿。

而在法庭上,医院却称谢先生根本没来就诊过,承诺书是在谢先生到医院吵闹后,院方未至医生处核实的情况下出具的。

法院经审理后认为,虽然医院以谢先生未挂号为由,否认两者之间的医患关系,但其已经出具了书面承诺,认可张先生就诊于该医院的口腔科,则应当承担相应的法律后果。医院所称未向口腔科医生核实情况即出具了书面承诺,有悖常理,法院难以采信。据此,判决医院赔偿医疗费8140元、交通费18元、精神损害抚慰金人民币800元。

【案例】 香港特别行政区区域法院判案书

[来源:香港特别行政区区域法院伤亡诉讼案件编号2003年第447号,颁布判决日期:2004-11-19]

背景

本案是一宗专业疏忽的索偿。被指犯上疏忽的被告人是一名于1973年在香港注册的普通科牙医。于2000年9月原告人到被告人的诊所要求被告人为他镶牙桥。原告人指被告人未经他同意进行牙科程序及指示一名全无牙医知识的女工(「阿婶」)替他进行牙科程序,伤害他的牙齿及使他受痛苦。他索偿他所缴付的诊金、痛苦赔偿、诊疗费用及药费共150 000元。

原告人的申诉陈述书的指称如下:

「本人在2000年9月25日和10月4日到牙医诊所镶牙,而牙医完全所讲所做完全未经过我同意和答允,而又叫完全无牙医知识的阿婶做牙医的工作,而令我伤到牙齿和受痛苦。现追索返我所交的钱和受伤的牙齿,而到另外牙医诊治所交的费用和药费,又现在所受的痛苦折磨。」

原告人没有聘请律师进行诉讼。他没有按照区域法院规则第18号命令第12条存盘医学报告及专项损害赔偿陈述书。他的申诉陈述书的内容模糊不清。他的指称主要是被告人没有得到他的同意指示一名全无牙医知识的「阿婶」替他进行手术,伤害他的牙齿及使他受痛苦。他没有明确指出被告人在哪方面没有达到一名称职牙科医生须达到的普通标准。本席相信鉴于原告人没有律师代表,所以代表被告人的黄大律师而没有提出反对。但由于原告人没有披露他向其他牙医就诊的文件,黄大律师反对原告人提供他所缴付诊金及医药费用的证据。原告人亦没有异议。所以原告人的索偿只限于他所受痛苦的赔偿。

在聆讯时,本席已向原告人解释原告人须负上举证责任,而被告人无须证明他没有犯上疏忽。原告人须证明(一)被告人对原告人负上谨慎责任;(二)被告人没有履行该谨慎责任及(三)因而导致原告人受损害。被告人不争议他对原告人负上谨慎责任。本席亦向原告人解释被告人作为一名牙科医生在履行其谨慎责任时所需达到的标准。在 *Bolam v. Friern Hospital Management Committee* [1957] I WLR 582, McNair 大法官采纳以下之的测试以决定诊症的医生有否履行其谨慎责任:

"A doctor who had acted in accordance with a practice accepted at the time as proper by a responsible body of medical opinion skilled in the particular form of treatment in question was not guilty of negligence merely because there was a body of competent professional opinion which might adopt a different technique."

「任何医生如按照某种惯常做法行事,而该做法为当时专长于该种治疗及负责任的医学意见所接纳为适当的做法,则即使按其他具资格的专业意见可能采用另一种技术,亦不得纯粹基于这理由而裁定该名医生疏忽。」

上述的测试已有40多年历史,亦获英国上议院认可:见 *Sidaway v. Board of Governors of the Bethlem Royal Hospital and the Mandsley Hospital and Others*, [1985] 1 AC 871。若把 *Bolam* 测试援引到本案的事实情况,适用的测试为:

(1) 被告人替原告人镶牙桥是否按照某种惯常镶牙桥法行事;

(2) 该做法是否为当时专长于该专业及负责任的牙科医学意见所接纳为适当的做法。

(3) 被告人无须履行该专业范围内之最高标准;他只需要达到一名称职牙科医生在执行该专长时所达到的普通技巧标准。

原告人没有传召专家牙科医生作证支持他对被告人专业疏忽的指称。相反,被告人却传召了另一名牙科医生 Dr Giles 证明他没有疏忽。Dr Giles 是一名在香港执业的注册牙科医生。她于1978年获英国韦尔斯卡地夫大学颁牙医学士学位。她毕业后曾在英国、非洲斯威士兰及香港执业,亦曾在上述地区与柬埔寨等地的牙科学院讲学。她与人合著的文章亦获刊登于国际牙科刊物内。她亦曾在香港、英国及斯威士兰担任专家证人。本席对她的专业资格并没有质疑。但由于原告人没有传召专家牙科医生作证,本席不拟视 Dr Giles 为专家证人,而把她作为被告人的证人。这样对原告人较为公平,因为一般而言法庭对专家证人的证供认受性比与讼方证人的证供认受性为高。此外,更重要的是根据 Dr Giles 的证供,被告人替原告人镶牙桥所采用的程序与 Dr Giles 所陈述的惯常镶牙桥法相符及为当时专长于该专业及负责任的牙科医学意见所接纳为适当的做法。所以若把 Dr Giles 视为专家证人,原告人在缺乏相反的专家证据的情况下,必然无法证明被告人违反其谨慎责任。

与讼双方的案情

与讼双方均同意原告人就让牙桥事宜曾到被告人的诊所三次。但就这三次见面的正确日期及所发生的事情细节却有分歧。原告人指在首次到诊时,他与被告人商讨疗程、议价及进行了印牙模程序。在第二次到诊时,被告人替他装上临时牙桥。在第三次到诊时,他与被告人理论及索回1000元。在这些大问题上,双方的证供是一致。不过原告人指这三次见面的日期为 2000 年 9 月 25 日,10 月 4 日及 10 月 6 日而被告人则指称这些日期分别为 2000 年 9 月 18 日,9 月 25 日及 10 月 4 日。除涉及双方的可信性外,这些日期的争议不具关键性。本席把在这三次到诊时双方所争议的案情作比对。

与讼双方的案情　第一次到诊的过程

原告人的四颗左、右上门齿及左上犬齿已脱落。他称他曾镶了一条七个牙位的牙桥;该牙桥的两个末端为牙墩齿冠,并套于已磨细的右上犬齿及左上第一前白齿,以固定该牙桥。该牙桥已脱落。于第一次到诊时,他向被告人咨询镶新牙桥的费用。被告人的重要争议为当日原告人的右上犬齿及左上第一前白齿是完整未经磨细,而他必须先把这两颗牙齿磨细才可为原告人镶牙桥。

原告人称在这次诊断中,被告人索价 18 000 元。他要求被告人减价及给予他分期付款,但被告人不同意。当他打算离开诊所时,被告人减收费为 14 000 元。原告人回应说他没有带备现金疑改天进行该手术。但被告人建议替他镶可使用半年的临时牙桥,而收费为 2000元。于是他同意以 2000 元镶临时牙桥。被告人否认与原告人订下镶临时牙桥合约。被告人的案情为,当日他向原告人解释不同治疗的方法及其利弊以供原告人考虑,如活动牙托、固定牙桥与种牙。原告人选择镶非贵金属盖上瓷质的固定牙桥。被告人告知原告人整项疗程需时两星期,而费用为 17 500 元〔即每套义齿为 2500 元〕。原告人却与他议价及要求分期付款,由于他有其他病人候诊,所以他交由李故娘与原告人商讨有关费用。最后,他透过李姑娘建议减费为 14 400 元〔即每伙义齿为 2200 元,另再减收 1000 元〕及把疗程延长,待原告人付足 14 400 元,被告人便会把固定牙桥装上,而期间他会替原告人装上临时牙桥,及每月代为检查直至原告人缴付全部费用及安装固定牙桥为止。原告人同意了这安排。

原告人指被告人随即指示一名「阿婵」替他洗牙及把他曾作桥墩的右上犬齿与左上第一前白齿磨到凹凸,使他疼痛。其间被告人或该名「阿婵」亦没有使用麻醉药。他又指其后「阿婵」替他印牙模多达 8 至 9 次。原告人指他没有同意经由这位「阿婵」替他进行上述牙科程序。被告人否认他曾指示任何助手替原告人进行洗牙、磨牙或印模程序。被告人的证供为当日他亲自替原告人印了上下颚齿模,作将来造牙桥时参考用,并告诉原告人于一星期后回来安装临时牙桥。被告人说当日他及他的助手均没有替原告人进行洗或磨牙程序,而当日的程序只用了约四十五分钟。

原告人称于完成印模后,「阿婵」要他付 1000 元。他要求「阿婵」发出收据否则他不会付款。但该名「阿婵」称她没备有收据,并承诺于下次复诊时补发收据。于是原告人付了1000 元。根据被告人的助手李姑娘称她当日要求原告人付 1000 元,原告人付了款但没有要求收据。所以当日她没有发收据予原告人。

与讼双方的案情　第二次到诊的过程

原告人称他按指示于 2000 年 10 月 4 日回到被告人的诊所。「阿婵」又再替他印牙模。她花了 3 小时印了 8 至 9 个牙模,但均不成功。他质问「阿婵」为何被告人不亲自进行印模程序,但却遭她骂了一顿。后来被告人把他一只完整的牙截成一半,又用黄色物体把镶在另一只牙的牙锡粘走。在进行上述程序时,被告人没有使用麻醉药而使他痛不欲生。最后被告人跟他装上临时牙桥。他再付了 1000 元,并获发一张日期为 2000 年 10 月 4 日的收据〔证物 P-2〕。被告人的证供为当日他替原告人注射了麻醉药,把原告人的右上犬齿与左上第一前白齿磨细。然后他印取上颚牙模及从而实时制造临时牙桥;并把临时牙桥装上。整个程序是他亲自进行并由李姑娘从旁协助。他建议原告人试用该临时牙桥一个月并预约于 2000 年 10 月 24 日复诊做检查。他告诉原告人若原告人对该临时牙桥感到满意,他便会按照临时牙桥制造永久牙桥,若他感到不适,或有其他问题,他可随时复诊,无须预约。被告人称整个程序大概为一小时。当日,原告人再付了 1000 元。应原告人的要求,李姑娘发给了他一张收据,日期为 2000 年 9 月 25 日。该收据为证物 P-1 而非如原告人所指的证物 P-2。

与讼双方的案情 第三次到诊的过程

原告人称于 2000 年 10 月 5 日他的牙桥碎了。他感到受骗,便于 2000 年 10 月 6 日到被告人的诊所理论。他要求被告人退回 2000 元否则他将会向香港牙医管理委员会投诉。最后被告人同意退回他 1000 元,但他须签协议书放弃追究责任。原告人同意,签了协议书及获退回 1000 元。但他指虽然被告人所呈堂的协议书上的签名与他的签名相似但该协议书并非他当日所签的协议书。被告人的案情为原告人于 2000 年 10 月 4 日到他的诊所投诉收费过高,并称原告人他已找到另一位收费较低的牙医镶牙桥。他又投诉作桥墩的两颗牙齿感到非常敏感,并称该临时牙桥已损毁了,但却拒绝详细讲述其损毁的情况及让被告人检查他的牙桥。被告人向他解释牙齿出现敏感是普遍的症状,并建议替他调校或另安装新牙桥以舒缓他的不适。但原告人拒绝接受进一步的治疗及无意听取他的意见。最后双方达成和解协议退还原告人 1000 元,条件是原告人不会就此事作追究。被告人便依协议退回原告人 1000 元。然后原告人又要求补发 2000 年 9 月 18 日所付 1000 元的收据。应他的要求,李姑娘便发出了一张日期为 2000 年 10 月 4 日的收据,及于该收据签末端加上「18/9/2000 付」等字。但这些字却于事后被原告人涂去〔见证物 P-2〕。

事实裁定与证人可信性评估

基于本席在下文就双方所争议事实论点的分析,本席认为原告人的案情内在不可信。他的证供亦与他的申诉陈述书不符。他在作供时神情闪烁,他的证供前后矛盾,不尽不实。很明显,他在证人台上捏造证据。本席不信纳他的证供。相反,被告人的证供符合常理,亦与他的文件一致。Dr Giles 有关镶牙桥的证供亦符合常理与逻辑。本席信纳被告人、Dr Giles 与李姑娘等的证供。本席裁定事发的经过正如被告人与他的证人李姑娘所描述的一样。

以下本席就依此比较关键性的证供详加分析及作出事实裁定。

原告人到被告人的诊所到诊的日期、签署和解协议的日期及双方订下镶牙桥协议的内容

虽然这些日期的争议不具关键性,但这方面的证据充分反映原告人言词闪烁及不可信。现本席就双方的证供作分析。原告人凭两张由李姑娘所发日期为 2000 年 9 月 25 日及 10 月 4 日的收据支持他有关这三次到诊的日期。他说若然被告人于 2000 年 10 月 4 日退回他 1000 元被告人不会于同日收取他 1000 元及签发收据。所以他强调双方签订和解协议书与被告人退款的日期是 10 月 6 日,而其他两次诊断日期为 9 月 25 日及 10 月 4 日。但根据李姑娘的证供,原告人于 2000 年 9 月 18 日付首期款项时没有要求她签发收据,而于 9 月 25 日她应原告人的要求就原告人第二次付款发出第一张收据,然后于 10 月 4 日双方发生争拗后原告人才要求她补发首期付款的收据。她并在证物 P-2 加上「18/9/2000 付」字句。可是这些字句其后被原告人涂污了。原告人亦承认他涂污了收据末端的字句,但他说那些字的内容指他尚欠款项的数目。由于他不认同欠款,所以他把字句涂污了。

本席凭肉眼无法确定被原告人所涂污字句的内容。但相比之下,本席认为原告人的说法不可信。若然这两张收据是按照原告人所述的情况发出,为何 9 月 25 日的收据没有写上他尚欠的费用? 此外原告人的案情为被告人与他协议以 2000 元镶临时牙桥而不是以 14 400

元镶永久牙桥。若然如此,于第二次到诊时他已付了全数 2000 元;在这情况下,若李姑娘在收据写上他尚欠 12 400 元诊金,他必然实时与她理论。从此可见原告人的证供自相矛盾。另一方面,被告人所保存的原告人病历则支持被告人有关这三次到诊的日期及镶永久牙桥的协议。很明显原告人是在证人台上捏造证据。他的证供不可信。

原告人指签署的和解协议的日期为 10 月 6 日而不是如证物 D-1 显示的 2000 年 10 月 4 日。以下为该和解协议的全文:

「4 Oct 2000

本人李锡林 Lee Shek Lam HKID E650263(A),往李伟庭牙科医生就诊,已付订金 HK$2,000 正,现收回订金 HK$1,000 正,治疗步骤到此为止,以后不再查究。

签署: 见证人:

Lee Shek Lam   Leung Lai Wan」

原告人说他所签的协议书十分简单,只有同意收回 1000 元及以后不追究等字而没有「治疗步骤到此为止」的字句。他又指协议的条款与签署的空间均划上交叉。他原先同意协议上的签名是他的,但却不能解释为何证物 D-1 的内容与他的证供不符。后来,他又改称协议上所显示属于他的签名并非他所签的。他的证供杂乱无章,前言不对后语。他举证时言词闪烁。相反,证物 D-1 表面上完全没有遭他人擅自改动的痕迹,而被指为原告人的签名看来亦与他在其他无争议文件上的签名相符;如传讯令状、申诉陈述书、赔偿陈述书、致警方的证人供词及致香港牙医管理委员会的投诉信等。本席认为原告人的证供全不可信。他坚持他所签署的协议没有「治疗步骤到此为止」的目的是捏造证据证明他与被告人的协议为以 2000 元作为镶临时牙桥之说,而不是协议镶永久牙桥。很明显,他是在证人台捏造证据。本席不信纳他的证供,而信纳被告人与李姑娘的证供。

因此,本席裁定原告人三次到诊日期为 2000 年 9 月 18 日、9 月 25 日及 10 月 4 日,而双方签订和解协议日期为定 2000 年 10 月 4 日。本席亦裁定于 2000 年 9 月 18 日双方订下以 14 400 元镶永久固定牙桥协议而非以 2000 元镶临时牙桥协议。

第一次到诊时洗牙、磨牙与印牙模的程序

原告人指「阿婶」未得到他的同意替他洗牙及把他的牙磨成凹凸,使他受痛苦。根据被告人与 Dr Giles 的证供,镶牙桥并不涉及洗牙〔scaling〕程序,而在首日亦无须进行磨牙程序。虽然本席不把 Dr Giles 视为专家证人,但她的说法符合常理。镶牙桥只需要把作为桥墩的牙齿磨细以便把牙桥套上,而不需要进行洗牙程序。牙医亦没有需要在第一天的程序把将作桥墩的牙齿磨细,因为当时尚未有造成的牙桥可供套在桥墩的牙齿上,而且牙医更没有必要把保护牙齿外层的珐琅质磨去使牙齿敏感的内部暴露于口腔内的细菌。此外,原告人的说法全不合逻辑;被告人为什么在无偿的情况下替原告人洗牙而这程序对镶牙桥是完全没有帮助或需要的?又为什么被告人重复磨牙程序?原告人的指称可算莫名其妙,他是明显夸大。

原告人指在第一次到诊时「阿婶」替他印牙模多达 8 次至 9 次。被告人承认在原告人第一次到诊时曾替原告人印上下颚牙模。他说这凹模是用以倒制凸模以供设计牙桥时参考及制造牙桥时倒模用。Dr Giles 的证供为这是必需的步骤以便牙医可明了病人上下牙齿的位置与接合的位置以便设计牙桥。这说法极符合常理。制造上下颚牙模必然要经过至少两次印模过程。纵使程序出错需要重复,亦不外需要印 3 次至 4 次而已。被告人亦没什么原因指示他的助手代他与原告人印牙模,因为若然助手的技术不合标准,这只会浪费昂贵的印模

物料及增加设计与制造临时牙桥的困难。本席认为原告人指称「阿婶」替他印牙模多达 8 至 9 次及并非由被告人进行的目的是强化他对被告人疏忽的指称。他的说法实属夸大及难以置信。

进行镶牙桥手术前原告人的右上门齿及左上犬齿的状况，被告人进行磨牙程序时曾否使用麻醉药及原告人所受的痛苦。

原告人指被告人无故把他完整的牙齿截成一半而且在进行磨牙程序时亦没有使用麻醉药，使他痛不欲生。但当本席向他指出作为牙桥两端桥墩的牙齿必须先磨细后才可以套上牙桥时，他即改称他以前已装过牙桥所以该两颗牙齿并非完整而是已经磨细了，被告人是不需要再把它截成一半。这说法与他的赔偿陈述书内的指称完全不符。在该陈述书中他多次强调被告人把他完整的牙截成一半。他在赔偿陈述书中说：

「…2000 年 9 月 25 日…［被告人］…，于是叫个无牌牙医阿婶同我洗牙，洗到好疼痛，原本完整牙，磨到凸［凹］，令我疼痛，……到 2000 年 10 月 4 日，…医生同我原本一只完整嘅牙截成一半，令我痛不欲生，…2000 年 9 月 25 日和 10 月 4 日，李医生将我原好牙截断一半，令我痛不欲生，…」

原告人在赔偿陈述书的指称十分清晰及明确。他指控被告人无故截断他原本完整的牙齿。他的赔偿陈述书与他在证人台上的证供前后矛盾。很明显，原告人在证人台上更改他的证供及捏造证据；他的证供不尽不实，本席不信纳他。本席信纳被告人的证供。本席裁定在第一次及第二次到诊时原告人的右上犬齿与左上第一前白齿均属完整。

此外，根据 Dr Giles 的证供，磨牙是一个十分疼痛的程序。这程序涉及把齿冠的珐琅质磨去，程序进行时病人会感到剧痛，所以进行程序前牙医需先行为病人注射恰当的麻醉药。若不使用麻醉药，病人是没有可能留在手术椅完成磨牙程序。本席全不质疑 Dr Giles 的证供。此外被告人有什么动机不使用麻醉药为原告人进行磨牙程序使他受痛？原告人的说法完全不合逻辑，难以置信。本席不相信原告人的指称谓被告人没有使用麻醉药便为他进行磨牙程序。

原告人强调被告人进行磨牙程序时没有使用麻醉药，使他「痛不欲生」。但按照原告人的案情，被告人协议以 2000 元为他镶临时牙桥。若然被告人在磨牙时不使用麻醉药使他「痛不欲生」，他怎会于完成第二次到诊的程序时实时全数缴付余款 1000 元？此外，他怎会于 10 月 4 日接受 1000 元作为使他「痛不欲生」的 150 000 元痛苦赔偿？本席不相信原告人感到难以忍受的痛苦。本席信纳被告人已为原告人注射麻醉药。本席亦相信被告人所注射麻醉药分量恰当，否则原告人没有可能留在手术椅上完成这程序。纵使在程序中原告人感到痛苦，这痛苦的程度亦是难免及可以接受的。

被告人曾否使用黄色物体粘去原告人的牙锡

原告人指被告人用黄色物体粘去原告人的牙锡使他受痛。被告人亦予以否认。Dr Giles 对这黄色物体从未有听闻。她认为若要清除牙锡，牙医只可以用电钻把牙锡钻碎清除或用铲状的手术仪器把它挖去。本席认为 Dr Giles 的说法符合常理。本席无法理解什么黄色物体可以把填在牙齿的牙锡粘去。原告人负上举证责任，他没有提出专家证供关于这黄色物体在牙科技术上的效用。原告人的说法实在难以置信。这也是原告人另一夸大的指称。本席不相信他的证供。

临时牙桥的损毁

原告人称于第三次到诊时他向被告人投诉他的牙桥碎了及与被告人理论。被告人的案情为原告人当日投诉他收费过高及作桥墩的两颗牙齿感到非常敏感。虽然原告人声称该临时牙桥已损毁了,但却拒绝详细讲述其损毁的情况及让被告人检查他的牙桥。原告人亦拒绝听被告人的解释或接受调校或另镶新牙桥的建议。原告人只坚持退款及以向香港牙医管理委员会投诉为威吓。最后双方达成和解协议由被告人退还 1000 元。由于本席认为原告人的证供夸大,本席亦不信纳他有关牙桥损毁的指称。虽然原告人在庭上呈上已碎了的牙桥为证,这亦不可支持他的证供的可信性,因为这临时牙桥只可供短期使用。Dr Giles 指出有多个原因可导致临时牙桥损毁,包括原告人的不适当使用。Dr Giles 指临时牙桥损毁并非罕见而损毁亦不一定基于牙医的疏忽。本席亦信纳这证供。

原告人在本案的索偿是痛苦的索偿,所以临时牙桥破碎的原因及有关的事实争议不属关键性。因此本席不信纳原告人有关牙桥破碎的证供亦无损他的案情。

2000 年 10 月 4 日的和解协议

本席亦信纳被告人有关第三次到诊及签订和解协议的证供。但本席认为这和解协议不足以免除被告人疏忽的责任。一份免除疏忽责任的协议必须有明确条款清晰免除疏忽责任。该和解协议引述原告人到被告人的诊所就诊,并指「治疗步骤到此为止,以后不再查究」。本席认为这条款模棱两可;所以只足够免除被告人合约上履行进一步治疗的责任或不作进一步治疗所导致的责任。这条款不足以免除被告人在履行该合约时犯上专业疏忽的责任。

结论

原告人的首项申诉理据为被告人未经他的同意致使一名无牙医知识的助手替他进行洗牙及磨牙程序。被告人承认他把原告人右上大犬齿及左上第一前白齿磨细。这是镶固定牙桥必需的程序。本席裁定这程序是由被告人亲自执行而非由他的助手执行。这程序是应原告人的要求镶牙桥而进行的,很明显原告人是同意由被告人进行这程序。基于上述的事实裁定,原告人不能确立这申诉理据。

原告人的次项申诉理据为被告人没有使用麻醉药而替他进行磨牙程序,把他原整的牙齿截断,使他「痛不欲生」。本席不信纳原告人有关受痛苦的指称。本席信纳被告人的证供。本席裁定被告人进行磨牙程序前,曾替原告人注射适当分量的麻醉药,而原告人在进行磨牙程序时所受的痛苦是难以避免及属可以接受的。纵使在程序中原告人感到痛苦,原告人亦没有提供任何专家证据证明被告人进行磨牙及安装牙桥的做法并非按照该专业的惯常做法或并非当时专长于该专业及负责任的牙科医学意见所接纳为适当的做法。原告人亦没有提供任何专家证据证明被告人进行这程序时,不论在手术或下麻醉药分量方面,未能达到一名称职牙科医生在执行其专业时所需达到的普通技巧标准。原告人所提供的证据为他夸大失实的证供与他个人非专业的意见。他不能达至证明被告人疏忽所需的举证的标准。

至于原告人投诉桥墩牙齿敏感方面,由于这两颗牙齿的珐琅质被磨去,感到敏感是必然的。根据 Dr Giles 与被告人的证供,这情况是可以治疗的。治疗的方法亦十分简单,牙医只需在作桥墩的牙齿与牙桥的齿冠之间多加结合剂,便可以减少敏感的感觉。但原告人却拒绝让被告人检视他的牙桥或接受任何治疗。他不可因此归咎被告人。此外,他当时所镶的为以丙烯酸做的临时牙桥,若他按照原先协议于日后镶上保护更佳的非贵金属盖上瓷质的固定牙桥,他桥墩牙齿所受的敏感程度便会减少甚至完全消失。

基于上述的原因,本席裁定原告人未能证明被告人在执行其专业时没有履行谨慎责任而导致原告人受痛苦或损害。因此本席裁定原告人败诉,并颁令原告人付被告人的讼费。由于原告人对被告人的指控严重及涉及复杂法律论点,本席亦签发大律师证书。

【案例】　南宁市中级人民法院判决义齿致癌案

[来源:吉斯达牙科信息网,发布时间:2003-08-29]

1967年的一天,苏大明摔跤跌断了几颗牙齿,可能是吃东西时没能嚼碎食物,他患上了严重的胃病,医生曾好几次动员他去镶牙。

1998年的一天,苏大明下定决心要去镶牙了。他的老婆领着他到双桥镇上一个叫李英雄的个体牙医诊室镶牙,李英雄查看了苏大明的牙齿,满口"保证没问题",于是就打牙模……一周后,李英雄给苏大明镶上了义齿。

惹出绝症

苏大明高高兴兴地回到了家,可老婆经过一番检查后,给他指出了毛病:镶上的牙齿不是原定的不锈钢义齿。生意精明却一时糊涂的苏大明对这个老乡牙医的偷梁换柱做法极为不满,加上镶牙不舒适,过了一段时间后,他来到李英雄诊室跟他陈明事实,要求李英雄给予更换义齿。

1999年4月底,李英雄"满怀内疚"的为苏大明重新镶上不锈钢义齿。然而,这一次又是偷工减料,不是原商定的4颗全是不锈钢义齿,而仅仅是3颗而已,并向苏大明收取了制作不锈钢义齿费用170元。苏大明虽然心里不快,但还是没有发作。

此后,苏大明仍感到所镶义齿不舒适,觉得义齿与左舌边缘有摩擦,造成舌缘损伤,遂多次要求李英雄检查和修整。李英雄说了一些抱歉话后,对义齿进行了多次修整打磨,但始终未解决问题。

可怕的事情发生了。在后来长达1年2个月的时间里,苏大明左舌缘逐渐发生溃烂,经多方求医治疗均无疗效。2000年5月至6月间,苏大明到武鸣县血防站及县中医院让牙科医师检查,两家医院均认为苏大明左舌缘溃疡与义齿摩擦有关,建议将义齿拆除。2000年6月,李英雄将苏大明义齿拆除。义齿拆下后,苏大明的左舌缘溃烂仍不见好转,且日渐加重。

面对这种情况,苏大明心急如焚,遂于2000年9月6日到广西医科大学附属口腔医院检查,被诊断为:左舌缘鳞癌。这一诊断结果将苏大明一家打入了痛苦的深渊之中。

求医背债

苏大明一下苍老了许多。同年9月11日,苏大明在家人的陪同下,来到广西医科大学附属口腔医院住院进行左舌颌颈联合根治术,术后化疗治疗,于同年11月14日出院,共住院65天。此后苏大明又于2001年1月、5月两次在医科大住院化疗,又住院30天。苏大明3次住院共花费医疗费17 374.51元。

苏大明为治这病花去了不少的医疗费、伙食住宿费、往返交通费,更要紧的是由于得了癌症,他从事的煤气生意只好搁浅,亲戚朋友也不再登门,给自己带来了极大的经济损失和精神损害,为这事苏大明非常恼火。于是他几次前往找李英雄论理,让他出点费用,帮他一把。他想,毕竟这祸端是这位老乡给惹出来的啊!此前,由于治病,苏大明花去了家里所有积蓄,并向别人借钱背上了债务。

这个事情应该由李英雄负责!不久,苏大明以李英雄为其镶上不合格义齿造成舌癌的严重后果为由,向武鸣县医疗事故技术鉴定委员会提出申请,要求给予医疗事故鉴定,该委员会于 2001 年 3 月 8 日作出不属于医疗事故的结论。苏大明不服,于 2001 年 4 月 8 日向南宁市医疗事故技术鉴定委员会申请重新鉴定。2002 年 1 月 15 日结论出来了,认为苏大明舌缘溃疡的发生与当时所配戴的义齿设计、调试不当有着相当的密切关系,李英雄对苏大明舌缘溃疡的发生、发展负有一定的责任,属三级乙等医疗技术事故。

李英雄对此鉴定不服,于同年 4 月 28 日向广西区医疗事故技术鉴定委员会提出重新鉴定。区医疗事故技术鉴定委员会认为:李英雄为苏大明镶上不锈钢义齿后,口腔出现不适,左舌缘出现溃疡,李英雄虽也试图处理,但均未能取得切实效果,苏大明患上的左舌缘鳞状细胞癌与李英雄制作的不良假齿长期刺激有直接的因果关系,遂于 2002 年 8 月 12 日作出三级乙等医疗技术事故的最终鉴定结论。

告上法庭

2002 年 9 月,苏大明将李英雄诉至武鸣县人民法院,请求判令李英雄赔偿医疗费等各项费用 198 871.36 元,其中医疗费 17 529.51 元,残疾者生活补助费 60 000 元,精神损害赔偿费 87 000 元。

武鸣县人民法院接到诉状后,认真做了审查。法院审理认为,李英雄在未取得执业医师资格,也未取得口腔科医师资格的情况下,为苏大明诊治牙病并镶上义齿,在一年零两个月的时间里,未能采取适当的有效措施,调整苏大明配戴的义齿,造成苏大明舌缘溃疡发展为舌癌的严重后果,广西壮族自治区二级医疗技术事故鉴定委员会作出三级乙等医疗技术事故的最终鉴定结论,予以确认。由于李英雄为苏大明镶牙在技术上的不当,引起苏大明舌缘鳞癌而行舌体局部切除,术后导致苏大明舌体丧失一定程度的功能,李英雄对苏大明因此受到的损失应承担全部责任。李英雄提出苏大明患舌缘鳞癌不是其镶义齿所致,但又不能提出足以推翻区医疗事故技术鉴定委员会的最终鉴定结论的证据。因此,法院对李英雄这一主张不予支持。结果判决李英雄赔偿给苏大明的经济损失 116 469.51 元,同时驳回苏大明的其他诉讼请求。

维持原判

法庭宣判后,李英雄仍不服上述判决,上诉至南宁市中级人民法院,称:区医疗事故技术鉴定委员会只是根据被上诉人自述舌缘溃疡是义齿摩擦致伤,引发为舌鳞癌去作鉴定分析,并不针对其舌伤究竟是不是镶牙造成,就下结论让上诉人承担被上诉人患舌癌的责任,难以令人信服。请求二审法院委托中华医学会作最终鉴定。

对此上诉,南宁市中级人民法院在审理时认为,苏大明的左舌缘溃疡与李英雄制作的不良义齿长期摩擦刺激有关。李英雄的行为与苏大明左舌缘溃疡发展为舌癌这一后果存在一定的因果关系,有南宁市和自治区二级医疗技术事故鉴定委员会的鉴定结论为证,这些鉴定结论具权威性,应作为本案的定案依据。李英雄上诉主张上述机构鉴定的程序违法,要求由上一级中华医学会重新鉴定理由不成立,法院对其该项上诉请求不予支持。原审判决认定事实清楚,适用法律正确,判决公正合理。故驳回上诉,维持原判。

【案例】 中山区人民法院判决诊所赔偿案

[来源:法律教育网,发布时间:2004-05-25]

一次镶了 25 颗烤瓷牙,之后发现上下牙无法咬合,并出现不良反应,因此诉至法院。大连市中山区人民法院对此案做出一审判决,诊所返还镶牙费用,并赔偿治疗费、精神损害抚慰金等 1 万多元。

梅女士诉称,2001 年 2 月 17 日,她到大连某口腔门诊就诊,医生看后,让她做全口烤瓷牙。新牙安装后,她发现嘴唇无法合拢,上下牙无法咬合,不久开始出现不良反应。

镶牙后,牙齿丧失了正常功能,牙髓遭到破坏。梅女士认为,这些是因为治疗方法不合理造成的,门诊应承担责任。

起诉到法院后,梅女士要求该门诊返还其治疗费 6700 元,同时赔偿治疗费、后续治疗费及营养费、交通费、精神补偿费等近 12 万元。

该诊所称,梅女士确实是在该诊所进行镶复全口烤瓷牙治疗,但治疗前她就存在口腔疑难杂症,治疗期间诊所没有过错。因此诊所只同意返还镶牙费、已花费的治疗费及有票据的市内交通费,对梅女士的其他诉讼请求均不同意。

调查后法院查明,镶牙后,加重了梅女士颞下颌关节的负担,出现颞下颌关节紊乱综合征。法院委托大连市医疗事故技术鉴定委员会鉴定,结论为不构成医疗事故。但鉴定意见表明,该门诊给患者一次性镶复 25 颗烤瓷牙,选择上欠妥当。同时经调查,该门诊负责为梅女士治疗的两位医生,在此次治疗时均未取得医师执业证书。

法院认为,该门诊违反规定,以不具备合法资格的人员为梅女士一次性镶复 25 颗烤瓷牙,实应性选择欠妥,镶复牙齿后,导致患者出现颞下颌关节紊乱综合征,给患者造成人身损害,对这种后果该门诊应予以赔偿。

同时,鉴于该门诊的侵害事实与损害后果之间具有因果关系,给梅女士造成一定精神损害,故应判令该诊所赔偿相应的精神损害抚慰金。

因此法院一审判决,该门诊返还梅女士镶牙费用 6700 元,同时赔偿治疗费 1713 元、交通费 1200 元以及精神损失费 1 万元。

【案例】 宜宾市翠屏区人民法院判决江戈诉酒都医院"烤瓷牙脱落"案
[来源:中国质量报,日期:2005-08-04]

2002 年 3 月 7 日上午,中国石油四川省宜宾销售分公司女职工江戈来到宜宾市翠屏区某医院口腔中心,准备做 4 颗前门牙的烤瓷美容手术。口腔中心一位叫冯强的助理医师动作利索地替江戈完成了手术。并告知江戈,通过矫正手术牙齿将变的美白整齐。

手术完,麻醉药的麻醉期过去后,江戈疼得直冒冷汗。起初以为是做手术的正常反应。谁知没过多久,做了手术的 4 颗烤瓷牙的牙龈不仅疼痛没有减缓,而且发炎,肿得连张嘴都困难。江戈开始觉得不妙,赶紧去口腔中心求助。经过检查,冯强说可能是她自己吃了燥热的食物所致,并表示自己将对手术负责。随后替江戈做了矫正手术。

然而,4 颗烤瓷牙带给了江戈无尽的痛苦。她先后 4 次找冯强助理医师做手术,结果是:原本没有病变的正常牙齿牙龈萎缩、增生;一年时间内,4 颗烤瓷牙反复脱落了 4 次。

江戈找到某医院院长余晓晴,希望她对此能给自己一个合理的说法。而余院长却以冯强助理医师早已从口腔中心辞职为由,不愿承担任何责任。

2003 年 12 月 12 日,江戈来到宜宾市翠屏区消费者协会,希望消协出面主持公道。消协随即派人进行深入调查,发现冯强助理医师不具备从事牙齿美容的资质,加上手术处理不当,酿成了这起医疗纠纷。

弄清事情的原委后,2003 年 12 月 19 日,翠屏区消协派出常务副会长李永斌,会同宜宾市卫生局医政科张科长前往某医院,经过协商,余院长和当时在场的华西口腔医学院教授胡××均表示,同意江戈去成都华西口腔医院重新治疗。第二天,双方接着签订了"关于重新治疗和更换烤瓷牙的协议",并由某医院口腔中心承担江戈在成都华西口腔医院治疗期间的各种费用。双方都在协议上签了字,酒都医院的法人代表余院长还加盖了单位公章。

此后,江戈先后4次赶往成都,经过在华西口腔医院重新治疗,效果不错。然而,令江戈意想不到的是,当她拿着治疗期间的各种票据到某医院报销时,却遭到了某医院的拒绝,其理由是:"关于重新治疗和更换烤瓷牙的协议"实质上是一个附生效条件的协议,而该生效条件客观上已不能成立,因此,该协议已不能生效。

情急之下,江戈在家人和翠屏区消协的支持下,于2004年12月12日向翠屏区人民法院提起民事诉讼,请求法院依法判定被告(某医院)履行原、被告双方于2003年12月20日所签协议,并承担原告到华西口腔医院治疗期间的各种费用,共计人民币13 995.54元。

2005年1月13日上午,翠屏区人民法院开庭审理了江戈由于烤瓷牙受损索赔一案,李永斌副会长出庭作证。法庭上,李永斌副会长的证词是:2003年12月12日,江戈作为一名消费者来投诉,我们调查中发现冯强不具有从事牙齿美容术的资质,从解决问题出发,翠屏区消费者协会通知双方多次进行调解。12月19日在某医院再次进行调解时,余晓晴和当时在场的"华西"胡××教授称:同意江戈去"华西"医治,费用由酒都医院负责。法庭经过3个小时的审理,江戈和酒都医院都不愿意接受调解。

2005年2月25日,翠屏区人民法院对江戈诉某医院"烤瓷牙脱落"一案进行了一审宣判。法院认为,原告江戈与被告某医院签订的《关于重新治疗和更换烤瓷牙的协议》,是双方当事人在协商一致的基础上签订的,其行为合法有效,应受法律保护。协议签订后,原告江戈按约定前往华西口腔医院治疗,产生的医疗费8908.35元依约应由被告承担,但其他费用应根据双方签订的《关于重新治疗和更换烤瓷牙的协议》第3条之规定进行调整。依照《合同法》有关规定,法院判决如下:一、被告某医院在本判决生效后10日内支付原告江戈的治疗费8908.35元、交通费670元、误工费1593.24元、住宿费700元、生活费220元,合计12 091.59元。二、驳回原告江戈的其他诉讼请求。案件受理费570元,其他诉讼费400元,合计970元,由被告某医院负担。

一审宣判后,某医院不服判决,向宜宾市中级人民法院提起了上诉。

【案例】 镶牙不慎牙掉气管 法官调解促医患和谐

[来源:杨桂明,赖霁峰.中国法院网,发布时间:2011-1-26]

日前,在广西壮族自治区贺州市中级人民法院法官的倾情调解下,一起因医疗事故引发的医患纠纷终得以和平解决,死者家属最终获得了6万余元赔偿金。

被上诉人邹某中的父亲邹某芳到上诉人李某新的诊所镶牙,由于李某新未采取有效防护措施,致使义齿掉到邹某芳气管内。邹某中后将其父亲送到上诉人贺州某医院处手术,患者在手术中死亡。之后,由于双方未能达成赔偿协议,邹某中等人遂将李某新、贺州某医院诉至法院,要求其赔偿损失10余万元。一审法院判决两上诉人共同赔偿邹某等损失8万余元,李某新、贺州某医院不服向贺州市中级人民法院提出上诉。

为彻底平息矛盾,真正实现案结事了,法官力争通过调解化解双方矛盾。由于各方当事人对于邹某芳死因分歧较大,召集在一起调解难以达成共识,法官决定采取分头调解、各个说服的方法进行调解。

1月20日,法官在开完庭后连夜赶到李某新诊所处,从病情、法理、人情世故等角度向李某新进行耐心的分析,在经过近三个小时的思想工作,李某新最终对自己在本案中应当承担怎样的责任有了清楚的认识。随后法官又马上与患者家属联系,就赔偿数额进行调解。经做工作,邹某中等对李某新及医院的实际困难表示理解并大度地作出让步,同意两上诉人共同赔偿6万余元即可。第二天一大早,法官们又马不停蹄地来到贺州某医院开展调解工作,通过有针对性的释法析理,医院最终表示愿意承担本案的主要赔偿责任。

随后,在法官的主持下,三方达成了由李某新赔偿8800元,贺州某医院赔偿52 200元的调解方案。至此,一起矛盾尖锐、错综复杂的医患纠纷终在法官的倾情调解下得以圆满解决。

第五节 颌 面 手 术

颌面手术,在整形外科一般被非专业人士称为"改脸型",最多的手术是下颌角截除和颧骨降低手术。可是总能遇到和听说到各种各样的事故,常见的手术并发症有出血、神经损伤还有意外骨折。当然任何手术都有风险,可是我们要在意外发生前想到可能发生的意外,所在的医院要能够在意外发生后有能力及时补救。首先是坚持正规的医疗操作,颌面手术全麻一定要进行气管插管,手术中充分暴露,避免不必要的误损伤,手术后放置引流管,手术后的包扎一定避免颈部气管的压迫。还有就是劝患者尽量不要几个手术同时进行,这样的害处是第二个手术时可能第一个手术野在渗血,使手术后的肿胀加重。手术后要严密监护,有监护指标不正常时能够随时通知的相关科室进行会诊和抢救,这点在三甲综合医院有得天独厚的优势,科室健全是病人安全的保障。

【案例】 宝坻法院判决医疗服务合同纠纷案

［来源:记者刘平,通讯员郑宗普.《天津日报》新闻.都市新闻第5版,日期:2002-09-04］

1999年9月29日,王某因5个月前偶然发现右耳下有一肿物,到宝坻区某医院诊治,初步诊断为:右腮腺多形性腺瘤。该医院于同年10月1日为王某进行右腮腺及肿物摘除术。术后王某恢复良好并于术后7日内拆线出院。2001年3月,王某发现自己右耳下又有肿大,便二次入院治疗,该医院将王某的病理组织切片送至天津市肿瘤研究所复检,结果为:(右腮腺)混合瘤(多形性肿瘤)生长活跃。王某继续在该医院门诊治疗,但右腮腺持续肿大并伴有疼痛。2001年7月30日,天津市口腔医院对王某病情进行了会诊,结果为:(右腮腺)恶性多形性腺瘤,腺癌型。王某在天津市口腔医院进行切除手术,术后进行化疗,王某出现嘴眼歪斜、右臂不能抬起等症状,现仍在治疗中。

王某认为,因最初就诊的宝坻区某医院错误诊断,致使其第一次术后未及时采取化疗等治疗措施,导致体内癌细胞未能清除,造成王某在短时间内病情复发,不得不进行二次手术,不仅给其经济造成损失,也在精神上造成了压力,故请求法院判令该医院赔偿其医疗费、精神损害赔偿费等损失 28 000 余元。

宝坻法院审理后认为,宝坻区某医院对王某的病情虽属误诊,但诊断方法正确,医院在对王某进行诊疗过程中,已尽合理的、必要的注意义务,不存在显著诊断延迟现象。因此,对王某所实施的医疗行为并无不当,亦不存在过失和其他违法行为。宝坻法院一审判决。法院以被告所实施的医疗行为并无不当为由驳回原告的诉讼请求。

【案例】 艾滋男童告北京某口腔医院案

[来源:李奎. 法制晚报,日期:2005-07-26]

9 岁的患者小建 2002 年 8 月 22 日因先天性腭裂到北京某口腔医院就诊。口腔医院在为小建输血过程中,小建出现过敏反应,医院停止输血。9 月 3 日小建出院。2003 年 11 月 9 日,小建被河南省卫生防疫站确诊为艾滋病,而小建的父母经检测都没有艾滋病。

9 岁的小建 2002 年 8 月曾到北京某口腔医院就诊,2003 年 11 月小建被确诊为艾滋病,其父母经检测都没有艾滋病。为此小建起诉,向北京某口腔医院索赔 234 万元医疗费。

北京某口腔医院在法庭上认为,给小建输的血是从市红十字血液中心获得的,供血来源合法,因此医院不存在过错。

北京市红十字血液中心也表示,该中心一直将献血者血清标本封存,后来法院又委托相关部门对血清样本以及献血者进行了 3 次检测,HIV 检测结果显示均为阴性。小建的父亲随后提出疑问:献血申请人、采血者、做检测的采血者到底是不是同一个人?他说这 3 次检测自己均未在场,要求查看检测结果原件以及当面质询检测者。对此,血液中心解释说,献血者和受血者之间实行保密措施,这是一项国际惯例,所以在质证时隐去了献血者的个人信息,但法官可以看到原件。

法官在主持双方进行调解时,小建的父亲同意调解,但北京某口腔医院和血液中心均予以拒绝。

一审法院以被告北京某口腔医院在诊疗护理、消毒等方面不存在过错、供血机构的血液来源合法、供血行为本身不存在过错等 6 项理由,一审驳回了小建向北京某口腔医院索赔 234 万元医疗费的诉讼请求。

北京首例艾滋病患者告医院案一审宣判后,原告方不服,上诉到市一中院。小建的代理人宋律师对记者说,上诉的主要理由是一审法院认定事实不清,首先是对血清原样的检测报告只有复印件,其次原告只是口头得知对献血者的 HIV 检测结果,但对其检测方法以及过程不知情。

因此,不能据此证明口腔医院在输血过程中没有过错,也不能排除小建在输血过程中感染艾滋病的可能。

【案例】 海淀区法院做出判决案

[来源:记者盛学友. 法律服务时报,日期:2003-12-12]

2002 年 2 月 17 日,张家兴因左面部长一脓肿,第一次到北京某口腔医院门诊就诊,门诊大夫根据当时肿痛明显、有波动感、皮温增高、穿刺液混浊、有坏死组织以及患者病史作出抗感染、引流的治疗方案。2月21日,病房大夫黄敏娴将张家兴收住院,诊断其病情为无菌性囊性肿物。2月27日,黄敏娴为张家兴实施手术时,把大脓腔分层缝合闭死。3月8日,张家兴拆线后即让出院,出院后第四天刀口裂开、流脓。4月15日,张家兴第二次住院,手术切开排脓,前后共切开8个伤口引流,造成诸多大瘢痕。4月23日,脓液中出现了放线菌。5月13日和5月22日,医院两次找家属谈话,告知第二次住院所交费用已用完,再不续交就要影响治疗。张家兴无力支付昂贵的医疗费,只好于5月23日办理了出院手续。出院后立即住进了衡水市第四医院治疗,但目前仍有8个伤口,瘘管、窦道迁延不愈,面容破坏。至此,张家兴由原来帅气的小伙子变成了容貌吓人的人。

2002年9月2日,张家兴将北京某口腔医院推上被告席,要求赔偿各类经济损失388 977.60元。起诉状递到法院之后,拿到法院判决之前,张家所有的人都始终认为"法院会给我们一个公道"。2003年7月22日下午,海淀区人民法院公开开庭审理此案时,被告北京某口腔医院在法庭上称张家兴目前所表现的损害后果不是北京某口腔医院医疗过失所致,故不同意张家兴的诉求。12月17日,受海淀区法院的委托,北京市海淀区医学会做出的医疗事故技术鉴定书认为"不属于医疗事故",虽然"医方在诊疗过程中存在一些不足和应吸取的教训,但这些与病情结果之间无明显因果关系"。张家兴不服该鉴定,海淀区法院委托北京医学会再次进行鉴定。2003年5月21日,北京医学会做出鉴定结论:"本例不属于医疗事故",但"患者第一次住院时,医院未作出'左腮腺咬肌区放线菌病'的诊断属于误诊";"医院虽然早期存在误诊,但在诊治过程中逐渐修正诊断是符合诊疗常规的"。

2003年9月10日,北京市海淀区法院作出一审判决,驳回了张家兴的诉讼请求。法官判决张家兴败诉,依据的是两份医疗事故鉴定书。

【案例】 许昌市魏都区法院调解教师面部手术遭毁容案

[来源:和忠,等.中国法院国际互联网,发布时间:2008-07-07]

单位组织体检时李某被告知患有"右腮腺混合瘤",医生建议其住院进行手术治疗。然而手术后,李某不但嘴歪眼斜,而且面部肌肉严重萎缩,神经失去知觉。李某以医院存在医疗过错为由将其起诉之法院。7月4日,经河南省许昌市魏都区法院多次调解,双方达成和解协议,医院一次性赔偿李某8万元。

李某是许昌市一名教师,在单位组织的一次体检中,被医生诊断患有"右腮腺混合瘤",建议其住院进行手术治疗,并告诉李某,这是一个常见的简单手术,30~40分钟即可完成。2007年6月6日,医院对李某实施了手术,并告诉李某取出9/6/4厘米"肿物"。然而手术后,李某不但嘴歪眼斜,面目全非,而且整张脸面部肌肉严重萎缩,神经失去知觉。

经专家会诊,认定医院对李某患有"右腮腺混合瘤"的诊断是误诊,且手术造成下颌部的支配神经切断,使面部功能严重阻碍。后经有关部门鉴定,其伤情为十级伤残。面部的损毁令为人师表的李某无法接受,由此对生活失去了信心,整日躲在家中,精神抑郁,曾多次到精神病医院治疗。

2007年11月14日,李某向法院提起诉讼。李某诉称:被告作为救死扶伤的医院,违背医疗规程,不仅给原告造成了严重后果,而且在术前隐瞒在此之前情况,导致原告失去神经治愈的最佳时机,使原告落下终身无法治愈的面部功能严重阻碍,造成毁容的后果。被告的治疗在诊断上错误,在手术前没有告知手术的风险,在手术后隐瞒应当告知手术的失败,延误有效的补救治疗时机,给原告造成极大的身体损害和精神痛苦,要求医院公开承认错误、赔礼道歉,赔偿经济损失、精神损失等共计14.9万元,并承担本案的诉讼费用。

本案在审理过程中,法院作了大量的调解工作,最终双方当事人自愿达成调解协议,由医院一次性赔偿李某人民币8万元,目前该款已全部到位。

【案例】 安阳市文峰区人民法院审判颌面手术引起面瘫案
[来源:作者张新英.中国法院国际互联网,发布时间:2009-12-26]

河南省安阳市文峰区人民法院审判了一起医疗纠纷案,依法判决被告赔偿原告医疗费等15万余元、精神抚慰金2万元,共计17万余元。

原告岳某因右侧面神经鞘瘤在被告安阳市某医院行切除术,术后造成原告出现口角向左偏斜加重,右眼睑不能完全闭合,经专家会诊为右侧面神经损伤。在双方签订《医疗纠纷和解协议》约定被告一次性赔偿了原告各项费用共计人民币4万元之后,原告起诉到法院,要求判决协议无效及被告赔偿治疗费等39万余元。

法院经审理认为,原告因患右侧腮腺神经鞘瘤入住被告医院并进行手术治疗。该治疗行为致使原告右侧面神经损伤导致其右侧面瘫,构成六级伤残。原、被告所签订的《医疗纠纷和解协议书》虽系双方自愿达成,但原告当时急需费用继续治疗,且原告非专业医疗人员,未能预见到自身损害后果的严重性,以及今后工作生活因此所受到的直接影响,属于法律上规定的"重大误解"情形,应予撤销。为此,法院作出上述判决。

【案例】 贵阳市云岩区人民法院判决手术致面瘫案
[来源:记者黄岚.健康报,日期:2005-05-11]

贵州一起打了两年多的医疗事故官司,日前终于以医院被强制执行赔偿判决而告终。

2001年10月,因为颈颌部十多年不痛不痒的包块逐步长大,患者唐某到贵阳某医院就诊,后因穿刺感染住进医院治疗。又过了半个月,医院口腔颌面外科以"腮腺来源性大"为由,给患者做了手术。术后当晚,患者左侧面瘫。2002年,唐某到北京求治,多位专家均告知其左面神经被割断,且已不能行神经移植手术。2002年9月,唐某对医院提起民事诉讼。

贵阳市云岩区人民法院受理此案后,委托市医学会做出医疗事故鉴定。鉴定结论为"不属医疗事故,医方无责任",但对面瘫原因又分析为"面神经断裂不能完全除外"。唐某不服,提请省医学会再次鉴定。鉴定结果为"属三级丁等医疗事故,医方负轻微责任"。医患双方对此次鉴定结果均不服,最后由贵州省高级人民法院委托中华医学会进行医疗事故鉴定。鉴定结论为"属三级丙等医疗事故,医方承担主要责任"。

据此,云岩区人民法院判决被告向患者赔偿有关损失及伤残补助金、精神损害抚慰金等。被告拒绝执行,经法院强制执行,原告终于获得7.6万余元的医疗事故赔偿。

【案例】 误把"左侧"当"右侧"患者将汉口铁路医院告上法庭
[来源:记者小南、通讯员张磊.湖北日报 荆楚在线,2003-02-08]

铁路职工吴蜀汉在汉口某医院就诊,先是被确诊为"左侧上颌窦炎",后又被诊断为"右侧上颌窦炎"。由于误诊,吴先生身心受创,无法正常工作。最近,吴先生将这家医院告上法庭,要求赔偿11.2万余元。

据律师李艳说,1997年5月,吴先生因左侧牙痛在汉口铁路医院求诊,医生对其实施了

"补牙",之后鼻腔、口腔等处经常出现疼痛、发臭、化脓等不适症状。同年6月9日,该医院首次确诊吴为"左侧上颌窦炎"。对此,吴质疑为是左侧补牙所致。同年9月22日和11月10日,该医院两次拍片,确诊结果却变成了"右侧上颌窦炎"。之后,吴先生不得不求诊于其他医疗单位,花费了大量时间和金钱。而"左侧上颌窦炎"所引发的牙痛、鼻流脓和头痛等,使其无法正常工作,最后不得不办理病退,月收入由千余元下降到每月300元。

　　1998年4月和2001年9月,吴先生多次找医院协商。该医院两次免费收住吴先生住院治疗。但在有关补偿的协商中,双方没能达成一致。在法庭上,该医院辩称之所以将"左侧上颌窦炎"确诊为"右侧上颌窦炎",是因为当班医生看片时将片子拿反了。由于吴先生目前生活困难,对这起医疗纠纷案件,武汉市法律援助中心提供了全部法律救助。

第六节　非法行医

【案例】　治疗牙病后患者死亡,牙医承担六成责任
［来源:人民法院报案例精选笔记,2008-08-01］

　　被告在黄岩区某镇开办了一个口腔美容服务部,工商登记的经营范围为口腔美容服务,但被告在未取得医疗机构执业许可证的情况下,同时还从事口腔诊疗活动。

　　2007年6月15日9时30分左右,孙某因牙痛到服务部检查,被告用棉球擦拭孙某发病部位,用医疗器具触动检查,后告知孙某有蛀牙和炎症,无法拔牙,开了止痛消炎药。孙某付款后,坐在店内休息。当时,孙某的客户包某找到店里与孙某谈话时,孙某出现脸色发白、呼吸困难等现象,正在给另一个患者看牙的被告没有搭理,经包某催促后,才采取了掐人中和用酒精擦拭面部等处置措施,同时拨打了120急救电话。孙某被送到医院后,于14时因抢救无效死亡,医院病历记载系急性心肌梗死。

　　事后,孙某家属要求某镇人民政府处理,进行尸体鉴定并追究被告非法行医责任。该镇调解委员找被告了解情况并听取是否同意尸体鉴定等意见,但被告拒绝表态,后来还躲避在外达8天之久。6月21日,孙某的尸体火化。7月11日,卫生部门认定被告未取得医疗机构执业许可证而从事口腔诊疗活动,责令其停止执业活动,并处罚款1万元。

　　此后,孙某家属向法院提起诉讼,要求被告赔偿死亡赔偿金、丧葬费、医药费、被抚养人生活费等费用20万元及精神抚慰金5万元。案件审理中,被告辩称,死者因心肌梗死死亡,与其无关。法院曾委托有关部门对孙某死因进行鉴定,但因没有尸检报告等原因,有关部门告知无法进行鉴定。

　　2008年7月31日,浙江省台州市黄岩区人民法院最终以牙医无法证明自己的医疗行为与损害结果之间不存在因果关系为由,判决牙医承担60%的赔偿责任,一次性赔偿死者家属10.8万余元各项经济损失,另外赔偿2万元精神抚慰金。

［分析］

　　被告在未取得医疗机构执业许可证的情况下开展诊疗活动,应定性为非法行医。本案应由被告就其医疗行为与损害结果之间不存在因果关系及不存在医疗过错承担举证责任。本案中,被告消极对待有关部门的协调处理,躲避在外,是孙某尸体未能解剖的原因之一,而尸体解剖是认定本案医疗行为与损害结果之间是否存在因果关系及是否存在医疗过错的重要

依据。由于孙某尸体实际上未能解剖等因素,法院事后的委托鉴定也丧失了技术上的可操作性,导致孙某明确的死亡鉴定结论无法得到。因此,被告不能举证证明自己的医疗行为与损害结果之间不存在因果关系和不存在医疗过错,即应认定其医疗行为与损害结果之间存在因果关系和存在医疗过错。

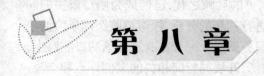

第 八 章

口腔医疗风险管理

　　降低医疗风险,提供高安全性的医疗服务,已成为全球医疗界共同追求的目标。随着经济、社会发展,人们对医疗卫生行业社会责任的要求越来越高,医疗行业承受着巨大的压力风险,尤其是在政府投入严重不足,社会及公众对医院、医务人员理解和支持不够的情况下。随着卫生体制改革的不断深入和卫生法制建设的不断完善,诸如医疗事故、医疗差错、医疗纠纷和医务人员自身的职业性人身危害等医疗不安全事件已为全社会所关注。在门诊,口腔医生每天都会接触到许多不同类型的病人,有些是因为牙齿疾病来就诊,有些则是因为牙齿不美观希望得到改善来就诊。不同的病人有着不同的要求、不同的期望值,不同的病人接受的治疗也各不相同。这其中的"不同"包括了病情不同、治疗方式不同、时间不同、结果不同、更重要的是病人本身的认受性不同。

　　复杂的医疗科技工作,具有高风险及探索性。有人说,口腔医疗工作如履薄冰,特别是手术科室,更应谨慎小心。因为人体是一个极其复杂的有机体,并有高级思维和复杂的心理活动,有许多潜在因素难以预测、难以控制、难以避免,因主客观有差距,在医疗过程中,新的问题会随时出现。口腔医疗并非风平浪静,也充满风险。"予则立、不予则废",只要认真细心使工作到位,差错事故定能减免。有一些纠纷是由于医务人员背离医疗操作规范所造成的,对此,他们具有不可推卸的责任。在市场经济条件下,对各级口腔医疗机构和口腔医疗服务从业人员实施有效的医疗风险监管,是我国当前卫生行政管理部门科学行政依法决策的基础和依据。医疗风险不仅对患者的健康权益和经济利益构成危害,也会给医院、医务人员的正常工作和医学发展带来不利影响。正确认识和积极防范医疗风险,尽可能减少医疗风险带来的损害,对维护患者权益,更好地开展临床工作有着积极意义。特别是 2002 年国家颁布《医疗事故处理条例》以来,卫生界对这一课题的研究更为深入。对医疗风险,患者担心、医生担心、医院担心、药品和医疗器械生产厂家也担心。在医疗实践中正确认知和管理医疗风险,提高医疗护理质量,解除医院和医务工作人员的后顾之忧,已经成为亟待解决的问题。本文通过对口腔医疗风险的特点进行初步的分析,探讨口腔医疗风险的控制,旨在健全管理机制,提高口腔医疗服务质量。一个富有责任感的口腔医生,时时刻刻都要有风险意识,平常注意演练,开展同行间相关的案例评点和交流,增强免疫力。

口腔医疗服务是一种涉及人体健康的高度专业化工作,由于专业化程度高且医生和患者之间又存在信息不对称的特性,为提高医疗品质、保障患者权益,以及医疗机构的管理所需,国外都陆续建立了许多医疗方面的执业准则,或通过推广医疗标准化的模式以减少因技术失误所造成的损害,但国内在这方面还有待进一步完善和改进。口腔医疗不当虽然不会对人体构成较为直接的危害,但其引发的后遗症却不容忽视,特别是,如果是专业型的口腔医疗医院因为技术落后或诊疗失误使消费者失去信任感,其对整个医院的负面影响要较大型综合性医院大得多。同时,随着人们对身体保健及美容的重视,执业医师的技术水平和相应的设备配套先进程度也对消费者的选择有着越来越重要的影响。因此,口腔医疗服务存在技术方面的风险。

第一节　风险和风险管理

从概率(probability)的角度看,每个人都存在发生突然变故的风险。比如一个大城市,无论如何强调交通安全,也几乎每天都会发生因交通事故而造成伤亡的情况,以致可以说每个人上街都有被汽车撞死的可能性。当然,其几率不过是几百万甚至几千万分之一。

风险(risk)是指因人类无法把握与不能确定的事故的发生所导致损失的不确定性,也可以理解为实际情况与预期结果的偏离,就是指那些意料之外的阻碍我们达到某种目的的因素。风险是一种客观存在的、损失发生具有不确定性的状态,其特点是客观性、损失性和不确定性。风险管理(risk management)是指如何在一个肯定有风险的环境里把风险减至最低的管理过程。当中包括了对风险的量度、评估和应变策略。理想的风险管理,是一连串排好优先次序的过程,使当中的可以导致最大损失及最可能发生的事情优先处理、而相对风险较低的事情则押后处理。但现实情况里,这优化的过程往往很难决定,因为风险和发生的可能性通常并不一致,所以要权衡两者的比重,以便作出最合适的决定。风险管理亦要面对有效资源运用的难题。把资源用于风险管理,可能使能运用于有回报活动的资源减低；而理想的风险管理，是希望能够花最少的资源去尽可能化解最大的危机。

第二节　医疗风险

医疗风险（health risks）是指医疗机构及其医务人员履行正当的医疗职务时，由于不可抗性的原因，而发生医疗相对人严重伤残或者死亡等不良后果的一切意外事件。医疗风险对患者是指存在于整个医疗服务过程中，可能会导致损害或伤残事件的不确定性，以及可能发生的一切不安全事情。医疗风险对医院是指在医疗服务过程中发生医疗失误或过失导致的不安全事件的风险。

医疗风险似乎早已引起业内重视。这方面最有影响力的研究论文是美国医学研究所（IOM）1999年公开发表的《犯错是人的本性：建立更为安全的医疗系统》报告。医疗系统并没有人们所期望的那么安全，该报告所披露的一组数据如今被广为引用：全美每年有44 000~98 000人死于医疗差错，超过车祸、乳腺癌和AIDS，每年的经济损失达170亿~290亿美元。国内资料显示，我国的临床误诊率在30%左右，疑难病例误诊率达40%以上。中华医院管理学会误诊误治研究会的调查报告显示，个别单病种的误诊率高达90%。研究表明，临床诊断与病理解剖诊断的符合率是70%~80%，而20%左右的患者在生前接受的临床治疗与所患的疾病几乎没有关系；在医学水平、诊断水平、医疗设备不断进步的过程中，临床误诊率不仅存在，而且必然保持着一定的百分比。"医疗有风险"已是不争的事实。有人说：常在河边走哪有不湿鞋。这话用在比喻医生的职业生涯存在的风险，也是再恰当不过了。

第三节　口腔医疗风险

口腔医疗风险（dental health risks）是一种在口腔医疗实践中发生的风险，既具有风险的一般特征，又因为发生在特定的职业实践活动中，而与从业人员的工作态度、责任心、技术水平、工作条件和患者以及疾病的某些性质有关。它主要包括医疗事故、医疗差错、医疗意外、并发症以及由这些因素导致的医疗纠纷等。口腔医疗工作应由医患共同承担医疗风险。例如：治疗中牙车针、根管扩大针、充填碎片误入气管；拔牙中突如其来的大出血；拔阻生牙致颌骨骨折；牙痛不在"牙"，误入心理障碍患者的"圈套"难以自拔等。医疗工作是一种高风险的工作。商品生产要求低消耗高产出。而口腔医疗工作，在无法估计结果的情况下，都需尽最大的努力。而在这中间包含的奉献和牺牲,是无法用金钱来衡量的。这就要求病人与全社会能够给予口腔诊所更多的理解和体谅,共同承担难免的医疗风险。"看病要担风险"应成为全社会的共识,医患双方、司法机关、新闻媒介都要建立这个新观念,以更高的境界认识和处理医疗纠纷,使口腔医疗工作正常运行。

一、口腔医疗风险的特点

口腔医疗风险的主要特点:①风险水平高。一是因为医疗服务的对象是人,个体又具有高度的差异性;二是人们对疾病的认识有限;三是为患者诊断、治疗所提供的技术、方法不是唯一的,诊治手段尚处在不断改进和完善之中。②风险复杂且不确定。口腔医疗风险种类繁多,且具有不可预测性。其不确定性表现在口腔医疗活动的各个环节。③后果严重。口腔医疗风险一旦发生,有可能导致患者器官功能损害,甚至死亡,给患者及家属的生活、工作带来不良影响,同时也会增加患者单位的负担,增加口腔诊所和医务人员的经济和思想负担,影响医院和医务人员的声誉,不利于临床医疗工作的开展和医学的发展。

临床工作中,往往会出现这样的情形:当你"如临大敌",准备周全的时候,治疗过程却风平浪静;当你"轻敌大意",认为不会有事的时候,却出事了。

二、口腔医疗风险的影响

口腔医疗风险一旦发生后果严重,可致患者死亡或致残,对患者及家人、口腔诊所形象及口腔医生信誉均可造成不良影响和损害。

口腔医疗风险对患者的影响主要表现在:既造成患者身体和精神的损害,甚至危及生命,又会给患者造成严重的经济负担。影响增加患者家庭及单位的经济负担,增加社会残疾救助的对象,加重社会、国家的负担。

口腔医疗风险对口腔诊所的影响主要表现在:在现实生活中,人们易低估其他因素引发口腔医疗风险的可能性,而把口腔医疗风险归因于口腔诊所和口腔医生,并由此影响口腔诊所的社会形象。事实上,无论哪种原因引起的医疗风险均可能干扰口腔诊所的正常工作秩序,破坏医患间的信任关系,引发口腔医疗纠纷。在口腔医疗纠纷处理的过程中,口腔诊所往往被迫投入大量人力、物力。也有的口腔诊所有时为了息事宁人,通过给予患方一定的经济补偿而了结纠纷。口腔医疗风险的发生会使口腔诊所的声誉受到损害,进而导致口腔诊所的就诊人次下降。

口腔医疗风险对口腔医生的影响主要表现在:由于医疗风险可能发生,因此,某些口腔医生为了怕纠纷发生,对病人过分夸大口腔医疗过程的风险,其结果仅仅是增加了病人的心理压力,从而,使病人因恐惧而放弃治疗。医务人员为避免纠纷发生,会增加不必要的检查、治疗,反过来又增加患者负担。因为风险有时难于预料和防范,因而会挫伤医务人员的工作主动性与积极性,增加医务人员的思想负担。同时,也会影响一些高风险的手术或新技术的开展,最终影响临床口腔医学的探索和发展。

三、口腔医疗风险的成因

医疗活动过程中自始至终都存在风险,由于诊治过程的复杂性、风险受外部环境影响大,医疗意外和医疗过失没有明确的界定标准,以及科技发展、新技术、新疾病、新法律的不断出现,均可发生在医疗活动的各个层次、多类人员上。(医务人员、患者、卫生管理人员、患者家属)风险无处不在,不少难以控制。由于现代医学科学的局限性,任何临床活动中都有风险,在诊断、治疗、康复等医疗行为的全过程中,医疗风险无处不在。目前大量口腔诊所由于投入严重不足,社会对口腔诊所性质认识有偏差,口腔诊所管理中存在一些薄弱环节,加之有些医务人员的思想素质、业务水平、道德作风等还不够高,口腔诊所在改革和发展中出现的一些问题,引发社会及患者不满,从而产生口腔诊所经营压力风险和员工素质风险。

1. 口腔诊所管理中存在薄弱的环节

由于国内口腔医疗从业人员医学教育背景的不同,许多口腔医师对于严重并发症的认识不足,缺乏预防和处置的知识和经验。部分医疗风险的发生与医务人员的工作责任心和医疗技术水平有关。口腔诊所的各个工作部门、各个工作环节都存在潜在的医疗风险,如由于院方对自身利益的切身保护,有意或无意回避患者的正当要求而引发的风险。对患者诱导需求,向患者提供不必要的过度医疗服务,未经患者明确同意的医疗活动,操作不规范,病历书写不规范不详细,适应证选择不当,应该让患者签字的文书未签字,诊断失误等都是一些常见的容易产生医疗风险的原因。

2. 患者对医疗不切实际理想与现实的冲突

口腔医疗行为的操作在许多情况下是很复杂的,医疗意外和医疗过失在许多情况下没有严格的界定标准。患者对医疗不切实际的趋高性、理想性与口腔医学水平的现实发生冲突,患者对医学科学认识不够,对疾病规律和复杂性认识不足,单方认为医疗效果达不到要求。患者及其家属对医疗期望过高,当主观愿望与现实产生差距时,采取过激行为。当出现意外猝死,偶发的过敏,罕见、疑难疾病误诊,急危重症抢救不成功或术后难于控制的并发症等情况时,患者及家属则认为这是医疗事故。患者对一些医疗责任的过度、片面的理解,部分患者及家属缺少道德与诚信,无理取闹,使医疗机构和医务人员承受着越来越大的风险压力。

3. 现代口腔医学技术的局限

医疗风险从根本上说来源于生命的复杂性和变化的无限性与人类认识的局限性以及解决问题能力有限性的矛盾。虽然现代口腔医学技术的发展已今非昔比，对口腔医疗行业的外部监督及内部自律也日益严格，但由于现代医学还存在许多不足、局限或无奈，在口腔医疗活动中多种因素的不确定性依然存在，致使口腔医疗活动仍存在很大的风险。科学技术的发展和医疗、预防、保健、康复需要增加，口腔医学领域新成果、新技术、新材料、新产品相继问世并广泛应用，一方面为提高口腔医疗诊治水平作出了贡献，同时也为医疗行为增加了风险。

4. 口腔疾病发生发展的复杂性

口腔疾病发生发展的复杂性、多变性是造成医疗风险的重要因素。在临床上，相同疾病会有不同症状，不同疾病却会有症状。对象是各式各样的病人，个体差异大，疾病病种多、病情轻重不一且多变，不确定性大，涉及人的健康。人是生命多变的活体"天有不测风云，人有旦夕祸福"。作为高级动物的人，个体差异千差万别，作为一个生命多变的活体，随时随地都可能发生变化，这种变化有时是自己和他人都意想不到的。

四、口腔医疗风险的评估

口腔医生在接诊那些因为美观问题来就诊的病人，应当格外注意，充分评估病人就诊前的风险。这也是很多发达国家牙科诊所日常管理的一个组成部分。

在诊疗病人时，应学会评估病情，评估风险。评估的内容包括病人背景的评估，病人心理的评估，经济能力的评估和治疗效果的评估。有些评估内容最好还要让病人参与评估。对于病人的口腔情况、要求、期望应当作细致明确记录，分析病人的工作、生活背景，交际圈，清楚交代治疗可以达到的效果，告知治疗的时间、费用、风险，教育病人放弃不切实际的想法，对于这些治疗前的措施都应该让病人签字确认。

在对病人进行评估的同时，医生自己也要评估自己的能力。众所周知，口腔医疗是一个技术工作，涉及口腔美容的治疗更是如此，口腔医生对自己的能力要有正确的认识，不要认为自己什么都能干，对自己能力有怀疑时切勿一手包办所有的治疗，对于超出自己技术能力范围的治疗，适当的转诊和请会诊是十分必要的。不要眼睛只盯着"钱"，而忘记了风险的防范，要时刻记住收益和风险是并存的。医生要做到"有所为、有所不为"，我们认为这样才是"德才兼备"的口腔医师。同时针对这部分病人应当完善病历书写，把每一个病例都当成有可能发生纠纷的病例来对待，切勿疏忽大意，这样医生才能积累大量的病人，平顺地执业。

我们对预后的推断,最好是有根据的。有许多变化、许多因素是超出我们的知识范围和控制范围之外的,因此我们在告诉病人预后时要格外小心。然而,在伦理上和实际上我们都要求尽最大的努力为病人提供良好的信息,这样病人才能在知情的情况下做出决定。

当面临选择治疗计划时,多部分病人都希望知道治疗后的使用寿命。我们必须避免类似"如果你保护得好,它可以使用足够长的时间"之类的回答,即使这并不算是不好的答案,却不真实。口腔医生可能会担心,如果不能保证"永久性"的修复,病人会拒绝昂贵的治疗。病人应该得到一个关于他们口腔状况和预后的客观的评价,有时甚至预后不好,病人也会接受昂贵的治疗。他们这样做了,但是他们知道评分的多少,对于获得长期成功的几率有一个合理的认识。

在推断预后时我们应该提供怎样的信息呢? 我们对于一个修复体使用寿命的评价常常需要几年的时间。在我们可以观察到的和病人讨论的因素的基础上,进行长期探讨是更加谨慎的。

最后,我们必须给我们所看到的下个定义。以磨牙上的银汞合金修复体为例,我们可以说,这样的修复体在它行使功能期间,它能提供良好的功能、舒适并且可以清洁。如果我们为治疗放一个时间因素,我们必须问问我们所说的预后是关于修复体的使用寿命还是牙齿本身。毕竟牙科治疗属于永久性的治疗。病人必须理解将牙齿保持终身并不意味着任何一种修复体可以终身固位,但是牙科治疗、充填体和修复体必须提高全局观,使义齿可以经历终生。

技术上的失败是口腔医生的责任,包括固位不足导致的充填物短期内脱落、粗糙不密合和有悬突的边缘,或由于咬合过高需要将修复体去除或降低才能缓解的疼痛。我们可以假设口腔医生在这方面有能力和整体观。能力意味着治疗至少可以达到临床可接受的最低标准;整体观要求,如果因为任何原因导致治疗没有达到标准,在治疗完成前可以被修改或重做。

假设我们达到了最低的标准,早期机械性的失败将是一个终点。充填材料或周围牙体组织的断裂在任何人身上都可能发生。甚至健康的未经充填的牙齿也有可能出现牙折。病人必须注意这种可能性,特别是当修复体较大时,材料承担较大的咬合力,常常也就意味着周围的牙体组织壁薄弱。的确,当铸冠更适合此类牙体缺损的修复时,口腔医生应该告知病人,这样病人可以在知道费用和预后的基础上做出决定。

不可控制的口腔疾病通常会决定结果。继发龋需要重新修复,否则严重的牙周疾病会导致整颗牙的缺失。这些事首先是病人的责任,但是口腔医生必须清楚地将情况告知病人,提出建议,并且在必要的时候进行机械治疗来控制口腔疾病。

在良好的行使功能后多年而出现破损时我们可以预想到的最值得期待的

结果。我们必须接受,病人必须理解,这个我们放在口内的精致、微小的机械装置必须承受巨大的咬合力,并且处于一个恶劣的环境,持续的湿度变化、巨大的温差、细菌活跃、而且物理压力从未停止。考虑到这些,在一年的时间里,我们假设银汞合金修复体在一个咀嚼周期内必须承受不少于1000次的咀嚼(假设一天三餐),在吞咽中大约有50万次咬合接触(假设一天有1200~2000次吞咽),当我们的病人吃甜点时,温度变化从0℉(冰淇淋)到180℉(热咖啡),同时,菌斑会立刻在边缘产酸,这些在冰淇淋进入口内几秒钟内就可以检测到。

当一个使用了10年的银汞合金充填体出现了破损,或者是因为边缘断裂、表面粗糙、被腐蚀需要被替换,或者是因为磨损,我们必须将它所承受的11 000餐和50万次吞咽接触考虑在内,我们应该向病人惊叹这个齿科学的小奇迹,而不是解释为什么他们的"永久性"充填体现在需要被置换。只有在理想条件下,修复体或充填体的磨损是依赖于上述我们讨论的诸多因素的。

最终,当牙齿片状剥脱时,或当病人死亡时,便达到了口腔的最终结果。如果没有死亡,对于患有晚期疾病的病人来说,口腔的终身治疗是很容易达到的。相反,年轻健康的病人必须懂得他们很可能比一系列口腔修复体活得时间更长,无论它们被多么精心地保护。

在这样的背景下,我们回到推测的问题上来。如果,在我们和病人的讨论中,我们假设性地排除了由于不适合、意外、疾病或死亡造成的结果,我们可以尝试性的评估一个修复体达到"自然"结果所需要的时间。我们可以将之表达为一个时间,在这几年的时间里,我们可以宣布"成功"。内科医生在治疗癌症时,5年内不复发即可称为"治愈"。那么,对一个修复体的最短使用时间作保守的估计,希望它的保存时间尽可能延长,这也是合理的。如果,例如,一个口腔治疗的时间持续了5年,有健康的组织支持合理的口腔治疗,具有持续的健康和功能,这样的预后是相当好的。

最后,在评估预后时,既没有必要也不用羡慕可以达到终身的治疗和(或)修复;相反地,我们应该尝试在制订治疗计划之前,将建议的或完成的治疗对长期目标的影响联系起来,并评价治疗可以达到这个目标的可能性。例如,如果长期的目标是整个牙齿的固位,给予的治疗过程对于达到那个目标可能导致较差的、尚可的、较好的或优秀的预后,与治疗的任一组分的使用时间无关。预后必须不断地被重新评价和更新。长时间的观察是推测的最有用的工具,随着时间的流逝和条件的改变,暗淡的预后可能会变得明亮起来,或者较好的预后会变得暗淡。

广东省口腔医院叶方医师认为作为一个口腔医生,必须意识到风险是时时刻刻存在的,风险不仅源于医疗本身,诊所日常工作也会产生风险。经调查,病历中对该牙治疗的记录十分完善,但是对治疗的风险却没有记录。医生太自信了,风险意识和自我保护意识太薄弱了。

五、口腔医疗风险的控制

在医疗体制改革的进程和方向问题再次成为社会热点的时候,降低口腔医疗风险与保证病人安全更具可操作性:口腔医疗存在风险已是业内共识;国外的经验和教训不乏借鉴价值;口腔诊所多年来的自我审视以及行业协(学)会功能的发挥,使政府管理部门推行研讨工作有相对成熟的平台。更为重要的是,病人安全有更多保障、医疗纠纷数量减少或得到更为合理地解决,对于建立和谐的医患关系,促进医改进程会有所帮助。只要我们像用心对待治疗技术那样,对待治疗过程中规避风险措施的使用,我们就可以把医疗的风险减少到最低的程度。为了我们自己的事业能更稳更快地发展,对口腔医疗风险的控制,必须把它作为一项日常工作去做了。

1. 做好医疗风险教育

对从业人员做好医疗风险教育,使之清楚牙科治疗中可能发生的并发症及其严重性;教育口腔从业人员在治疗中严格遵照医疗规范操作,避免严重并发症的发生;如因各种不可预料的因素而出现了严重并发症,应会冷静熟练地处理,避免对患者造成损害或把并发症的损害降到最小,或尽量挽救生命。提高口腔医生的风险意识,调动其积极性,促使谨慎工作,认真履行职责,自觉避免纠纷和事故的发生。口腔医生要掌握更多的技能,如心理学、伦理学、社会学、管理学乃至美学、文学等。只有全面提高口腔医疗技术,才能有效地提高口腔医疗质量,防范口腔医疗事故的发生。

例如:中山大学附属口腔医院对新从业人员进行岗前培训时均有牙科治疗中严重并发症的防治内容,保证一定的学时,确保掌握;与综合医院的急诊科人员合作,对于所有的医务人员定期进行严重并发症防治的培训和考核,包括心肺复苏等。培训从业人员的正规操作,任何操作均应严格按照医疗规范进行,譬如局麻药的皮试、用量和浓度等。他们的经验是,经过从业人员的严格培训,能够有效降低牙科治疗中严重并发症的发生。

2. 遵循医德规范

口腔医护人员的职业道德教育是一项长期而持久的经常性工作,口腔医生须具有以下特殊人格,即生理及心理的健康;高度的警觉性;熟练的技能;优雅的风度;对病人体贴;工作合作;令人愉快的态度;良好的文化背景;满足于所任的工作;牢固的职业责任。口腔医护人员担负着救死扶伤、实行革命人道主义的任务,因此对这种职业有特殊的道德要求,如要求口腔医务人员对病人一视同仁,工作上极端负责,技术上精益求精,对同行团结协作等。如果口腔医务人员遵循医德规范进行工作,口腔医疗行为就会给病人带来健康、愉快、幸福;反之,工作疏忽大意就会给病人带来损害。

3. 加强医患沟通

有效的医患沟通是降低医疗风险的另一重要环节。就预见到的并发症与患方进行有效沟通对降低并发症导致的纠纷有积极作用。因此预案应包括医疗告知指引。受国情限制,患者多,时间紧,对每个患者进行所有可能的并发症的全面告知困难很大,而且考虑到患者的心理承受能力,也担心一些罕见、少见的并发症"吓跑"患者,所以医生通常只就常见的并发症予以告知,而一旦某些严重并发症发生,便成为"告知缺陷"。虽然并发症的发生因患者个体差异而不同,但如果能够从专家角度,制订符合本单位实际情况的、针对患者个体情况的风险告知标准,并对常规手术治疗项目进行口头告知或书面告知的分类划分和规定,对于医疗告知的规范化将有积极的作用。对于患者和家属也要做好宣教工作,充分行使者的知情同意权并签知情同意书,作为法律依据保存。在口腔诊所,各种手术(包括拔牙)和口内治疗项目(如根管治疗),均要事先签订知情同意书,这样可以有效的降低医患纠纷的发生率。

在口腔医疗技术宣传资料中应该适当增加对医疗并发症的解释,让患者明白口腔医疗风险如并发症伴随医疗过程始终,增强患者的风险意识,逐步提高其承担风险的心理素质。

4. 有所为有所不为

医人治病是口腔医生的职责和义务:面对急诊患者,即便有困难和风险,也不能退缩,只能迎难而上,尽职尽力,努力解除或降低患者的痛苦,必须有所作为。但是,口腔医疗服务同时也是一门生意,追求利益必然伴随风险,只有追求合理回报才能减小和规避风险。为了规避风险,在日常诊疗工作中,口腔医生应该有所为有所不为:定位好自己及服务对象,只做有能力做的,不做能力之外的;严格把握适应证,只做适合做的,不做不该做的;根据诊所的实际情况,只做有条件做的,不做不够条件的项目;把患者当成朋友,只做患者需要的,不做患者不想做的;建立良好医患情感交流,只做患者认同的,不做患者不理解的;不打无准备之仗,只做周详准备的,不做草率仓促的治疗。

事实上,临床在很多情况下,最安全最常用的治疗往往不是最可取的方法。如果是在已经准备好"安全通道"的情况下,往往可以选择一些有一定风险的治疗计划。病人需要充分理解失败的风险性,并且能接受花费的时间和金钱,一旦失败,"失败计划"则要替补上场了。

另一方面,预见到风险的治疗计划可以给病人以安慰,让病人了解,万一风险投资失败了,并不等于完全失去希望,小的失误往往是可以弥补的。而如果成功,虽然可能多花了一些时间,但高风险的治疗方案可以达到最舒适,美观,功能最好的效果。如果治疗计划中的一部分失败了,我们可以在让病人花费最少,创伤最小的前提下,尽快作出一些补充治疗,这便是最完善的治疗计划。它需要医生的细心及病人充分的配合,如果能使用得当,它将成为牙科治疗计划中最有力的工具。

现有的大量病例中都应用了这一计划。当然,在一些病例中我们也许可以确定疗效而不备"降落伞",但是,也有一些病例,我们清楚地知道,失败是迟早的事,而我们预先让患者了解治疗的风险性,患者能珍惜我们为他们赢得的每一点时间,因此能够理解失败结果的到来。

在诊断和制订治疗计划的过程中,最困难和令人沮丧的是在面对不可避免的失败时不得不采取折中治疗。通常,病人的经济状况不允许我们进行必需的、明确的治疗,或者由于种种原因,花费高的、广泛的治疗成为禁忌证,预后变得不明确。全口无牙和完全的可摘修复可能是一种可供选择的修复方法,甚至这种方法并不是没有花费的。进一步说,拔除全部牙齿在现在可能是没必要或者是不合理的。对于病人而言,不完整的和咬合无力的自然牙列可能比全口义齿具有比较好的功能。如此,口腔医生面对一个两难的选择:不能使拔牙合理化,也不能合理的代替或修复它们。在许多病例中唯一可行的方法即拼凑牙科技术,应用附加和包裹的银汞合金、复合树脂,和(或)各种各样的壳冠,来尝试使不可避免的失败变得可以避免。

5. 购买责任险

对于一个口腔医生来说,诊断、手术发生医疗事故的概率很小(但永远不可能避免,这是由医疗性质和医学发展水平决定的),但是一旦发生,动辄要赔偿几十万,这对于一个医生的收入来说简直是倾家荡产。针对医生个人,而且只有以医生为对象进行保险,才能采取一系列措施来调动医生的积极性,从而降低医疗事故的发生率。世界上许多国家已普遍实行医疗责任保险制度,并把它作为法定保险,强制执业医师购买,如果没有参加医疗责任保险,诊所或医生就不能执业。卫生部有关部门正在进行医疗责任险的调研工作,待条件成熟后有望以法规的形式成为医疗领域的强制保险。口腔诊所最好能为医生购买责任险。美国就更完善一些,医生是独立执业人,必须购买保险,如果一段时间内医生记录上的事故发生率不断上涨,医生的保金也会跟着上涨,这就是一种间接的惩罚。北京某家医院在购买保险的前一年赔偿数额达 40.5 万元,购买保险后,一年只需 30 万元的保险金。虽然保险公司实际仅赔付十几万元,但这种第三方力量无疑对理清医疗纠纷和事故很有帮助。

现代口腔诊所管理中,风险管理是非常重要的一项管理技能。按法律、法规、规章和诊疗护理常规进行医疗行为,完善病历的书写,该向病人表达的信心和承诺,要说、要做,但是该讲的丑话,也要说透。这是降低医疗风险的重要方法。时代要求口腔医生不能够满足于单纯的技术服务,提高综合素质,增强风险意识,掌握应对风险的处置办法,也是在口腔医疗服务中必不可少的基本本领。

六、口腔医疗风险的补救

一旦并发症发生,最重要的就是采取积极有效的补救措施,尽量减少对医患双方造成的不良后果。为更规范地进行各种并发症的补救工作,预案应该包括以下方面的指引。

1. **紧急抢救**　对危及患者生命的并发症,如麻醉过敏休克,应明确指引急救措施。如呼救、组织会诊、保持患者生命体征的平稳。综合医院的口腔科拥有急诊科或 ICU 等部门作后盾,为患者的急救提供有力保障。口腔诊所相对急救能力有限,应该在平时和最邻近的、有实力的综合医院达成协议,建立急救的绿色通道。

2. **补救检查和治疗**　对非危及生命的并发症,如异物误吞、误吸,骨折等,应指引进一步检查、会诊、实施补救的措施。

3. **争取院外支持和协调**　立即报告上级主管部门,取得技术、人力、物资等方面的支持和协调有关部门的配合。必要时需要地区 120 急救单位的配合。

4. **留存证据**　对发生严重并发症的患者,应指引留存医疗证据,包括及时的、完整准确的病历书写和封存,医患双方共同见证实物封存,尽可能的证人证言的留取,便于必要时举证所需。

5. **维持医疗秩序**　应指定专门部门或人员负责调查并发症发生的情况,及时向患方解释,取得患方的理解与信任,便于日后双方协商有关事宜。必要时应指引地区治安保卫部门配合维持医疗秩序。

6. **保护医务人员**　应指引当事医务人员如何面对并发症,面对并发症发生后患者的质疑或纠缠,面对并发症造成的心理和精神压力,告知其正确处理医疗纠纷的原则和程序。必要时应根据患方的反应和态度对当事医务人员采取适当的隔离保护措施。

【案例】　建立风险管理监控小组

[来源:杨晓晖,陈淑仪.风险管理在口腔护理管理中的应用.当代医学,2011,17(16):121-122]

佛山市口腔医院护理部于 2009 年 8 月建立风险管理监控小组,小组成员通过学习风险管理相关知识、明确相关职责与实施方法,对器械、诊室环境以及医护人员自身等方面的风险进行评估、分析、安全管理,对发生的风险进行汇总、分析和记录风险管理在这一过程中的有效性。

通过对风险做出有预见性的正确的估计、分析和处理,佛山市口腔医院护理小组的服务质量得到患者的认可,护理水平也有了显著性的提高,各种器械消毒方面、诊室环境以及医护人员自身安全等方面都较以前有显著提高,并且交叉感染率由原来的 4.7% 降到了 1.9%,

进一步说明了风险管理的必要性和积极作用。

　　口腔护理工作是一个连续、动态的过程，随着医疗技术的发展以及高新技术的使用，护理工作的难度和风险也在加大，针对存在的风险，建立完善的风险管理流程，能够保证医护人员陷入不必要的医疗纷争中。完善的风险管理流程主要包括以下几个方面。

　　1. 风险的估计　护理人员要有认知风险存在的意识，并给出正确的风险评估，进一步通过评估的结果进行安全管理的优化。

　　2. 风险的分析　风险涉及的范围贯穿于整个医疗护理，小组成员从患者个体差异，患者的病史（如是否存在高度药物过敏），护士的专业知识完整性，工作态度严谨性，以及管理中涉及的人、物、环境因素的影响对可能存在的风险进行分析，并记录结果。

　　3. 降低风险的相关管理制度　根据风险分析记录，小组成员根据风险存在的轻重缓急，建立完善的风险计划，并给出相应的实施风险管理细则。

【附录】　第七章"医疗损害责任"

［来源：中华人民共和国侵权责任法，全国人民代表大会常务委员会（发文字号）主席令11届第21号，颁布时间：2009-12-26］

第七章　医疗损害责任

第五十四条　患者在诊疗活动中受到损害，医疗机构及其医务人员有过错的，由医疗机构承担赔偿责任。

第五十五条　医务人员在诊疗活动中应当向患者说明病情和医疗措施。需要实施手术、特殊检查、特殊治疗的，医务人员应当及时向患者说明医疗风险、替代医疗方案等情况，并取得其书面同意；不宜向患者说明的，应当向患者的近亲属说明，并取得其书面同意。

医务人员未尽到前款义务，造成患者损害的，医疗机构应当承担赔偿责任。

第五十六条　因抢救生命垂危的患者等紧急情况，不能取得患者或者其近亲属意见的，经医疗机构负责人或者授权的负责人批准，可以立即实施相应的医疗措施。

第五十七条　医务人员在诊疗活动中未尽到与当时的医疗水平相应的诊疗义务，造成患者损害的，医疗机构应当承担赔偿责任。

第五十八条　患者有损害，因下列情形之一的，推定医疗机构有过错：

（一）违反法律、行政法规、规章以及其他有关诊疗规范的规定；

（二）隐匿或者拒绝提供与纠纷有关的病历资料；

（三）伪造、篡改或者销毁病历资料。

第五十九条　因药品、消毒药剂、医疗器械的缺陷，或者输入不合格的血液造成患者损害的，患者可以向生产者或者血液提供机构请求赔偿，也可以向医疗机构请求赔偿。患者向医疗机构请求赔偿的，医疗机构赔偿后，有权向负有责任的生产者或者血液提供机构追偿。

第六十条　患者有损害，因下列情形之一的，医疗机构不承担赔偿责任：

（一）患者或者其近亲属不配合医疗机构进行符合诊疗规范的诊疗；

（二）医务人员在抢救生命垂危的患者等紧急情况下已经尽到合理诊疗义务；

（三）限于当时的医疗水平难以诊疗。

前款第一项情形中，医疗机构及其医务人员也有过错的，应当承担相应的赔偿责任。

第六十一条　医疗机构及其医务人员应当按照规定填写并妥善保管住院志、医嘱单、检验报告、手术及麻醉记录、病理资料、护理记录、医疗费用等病历资料。

患者要求查阅、复制前款规定的病历资料的,医疗机构应当提供。

第六十二条 医疗机构及其医务人员应当对患者的隐私保密。泄露患者隐私或者未经患者同意公开其病历资料,造成患者损害的,应当承担侵权责任。

第六十三条 医疗机构及其医务人员不得违反诊疗规范实施不必要的检查。

第六十四条 医疗机构及其医务人员的合法权益受法律保护。干扰医疗秩序,妨害医务人员工作、生活的,应当依法承担法律责任。

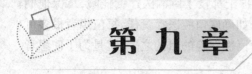

口腔医疗责任保险

我国从 20 世纪 80 年代末开始,在深圳、云南、青岛、广州、黑龙江、内蒙古等省、市、自治区先后开展了医疗责任保险,有些省市还相继出台政府关于实施医疗责任保险统保的规范性文件。例如:1998 年 9 月 29 日云南省人民政府第 70 号令规定了"医疗机构及其医务人员应当办理医疗执业保险";2002 年 8 月 23 日上海市人民政府批复下发了《关于本市实施医疗责任保险的意见》与《上海市医疗事故责任保险实施方案(试行)》,自 2002 年 9 月 1 日开始,医疗责任保险以统保的形式在上海全面推行。

生命健康权为一个自然人最基本的生存权利,当人们有了疾病往往求助于医师,若是因为医师的过失行为,违反其业务上应尽的责任而没有履行救死扶伤的义务,反而直接或间接导致了患者的身体和精神损伤乃至剥夺了患者的生命,那么,患者的权利就呼唤着法律和制度的保护和救济。

口腔医学是一个具有高度专业性、侵袭性和风险性的学科,人类自身组织器官、疾病发生的原因研究都具有未知性,人类个体的组织器官存在差异性,以致医师在当前的科学水平和技术条件下是使了最为积极的医疗行为,仍不可能保证总能达到预期的治疗结果。有时候当病人达不到治疗期望时,就会向口腔诊所或者口腔医师提出赔偿要求,无论要求是否合理,得不到满足时往往会产生医疗纠纷乃至恶性事件的发生。从某种角度上说,医方和患方都是医疗行为的受害者。如何能使受害者的权利得到切实保护和救济,同时又使口腔医师的不可避免的职业风险得到合理的转移,以解决日渐突出的口腔医疗纠纷问题,医疗责任保险是国际上通常的方式和途径。

医疗责任保险的发展对维护口腔诊所经营的稳定,保护广大患者应有的权益具有非常重要的意义。在转嫁经济赔偿责任的同时,将大量口腔医疗纠纷处理事务转移给保险公司或与保险公司合作的医疗纠纷协调机构,以降低口腔诊所处理医患纠纷的行政成本及事务性工作,保证正常的医疗秩序。例如:2005年北京京典口腔门诊部为每一位医生和护士都投了巨额医疗责任险,承保他们在所有口腔医疗活动中可能产生的责任,如确属口腔医疗责任,每位患者最多可从保险公司获得54万元的赔付。投这个巨额保险的目的之一,就是为了使患者不必担心在遇到医疗事故后得不到赔付。

第一节　医疗责任保险制度

2002年9月1日,国务院颁布的《医疗事故处理条例》正式实施。新出台的条例重新界定了医疗事故范围,增加了医疗事故分级,明确了患者的知情权,强调了医疗机构的举证责任,使医疗机构更加意识到面临的医疗责任风险。上海、深圳等地在政府及职能部门的推动下,出台了有关医疗责任保险的实施办法,建立了各具特色的医疗责任保险运作模式。北京市政府办公厅于2003年多次组织市卫生局、法制办、金融办、保监局等部门研究讨论《北京市实施医疗责任保险的意见(草案)》,北京市推进公立医疗机构实施医疗责任保险的步伐不断加快。

一、医疗责任

医疗责任(professional responsibility)是指具有特别知识和技能的专业人员在履行专业职能的过程(执业)中给他人造成损害所应承担的民事责任。

从法理的角度说,医师所实施的医疗行为是一种民事法律行为,具有民事法律行为的一般特征,即以意思表示为要素、能产生行为人预期的法律后果、合法性等。但是在法律上作为平等主体的一方当事人——医师,因其受过国家所认可的专门的医学教育,具有医学的知识和技能,与另一方当事人——包括患者与健康者(如要求医疗美容健康者),因专业知识的严重不均等,信息的严重不对称,造成了事实上的不平等。患者在法律上本应当平等的医患关系中实质上处于了弱势地位,依"公平"的理念,医师对其实施医疗行为的过程中因过失行为(negligent acts)、错误(errors)或疏漏(omission)或业务错失(malpractice)致接受医疗方遭受损害,除因属职务行为而由所在医疗机构进行赔偿以外,其本身作为与不具备专业知识和技能的公众相对应的专家,也应当承担相应的民事责任,即负有医师之专家责任,对患者进行赔偿。

二、医疗责任保险

医疗责任保险是新兴的职业保险,是指医疗机构与保险公司双方合作开展的医疗执业责任保险,是分担医疗执业过程中医疗纠纷处理与赔偿风险的一种社会承担机制。

医疗责任保险是指在保险期限或追溯期及承保区域范围内,被保险人在从事与其资格相符的诊疗护理工作中,因过失发生医疗事故或医疗差错造成依法应由被保险人承担的经济赔偿责任,并由被保险人在保险有效期限内首次提出索赔申请的,保险人负责赔偿的保险产品。

近年来,随着人们法律意识的增强,对医疗纠纷的索赔日渐增多。为保障医患双方的利益,医疗责任保险将承担医院因医疗事故或差错对病人的经济赔偿责任。这样,既有利于减少医患纠纷,弥补病人损失,更为医院提供了保障,有利于医院保持经营的稳定和营业秩序的正常。

无论是依法设立、有固定场所的医疗机构,还是经国家有关部门认定合格的医务人员,均可通过购买医疗责任保险实现风险转嫁。

医疗责任保险不同于医师责任保险,虽然只有一字之差,但含义却迥然不同。医疗责任保险的被保险人主要是医疗机构。因为我国也没有建立医疗责任保险制度,个别保险公司尝试设立了医疗保险条款,并且将医师责任也包含了进去。如:2000年1月中国人民保险公司申报的《医疗责任保险条款》,经中国保险监督管理委员会核准备案,这是我国出台的第一个医疗职业保险条款。其保险对象是依法设立、有固定场所的医疗机构及经国家有关部门认定合格的医务人员。

医师责任保险为中国台湾的称谓方式,我国大陆目前称之为医师职务责任保险,西方称为医疗过失责任保险(medical malpractice insurance)或专家责任保险(professional liability insurance),是责任保险史上最为现代的一个险种。

医疗责任保险包括医疗责任保险和医疗意外责任保险。医疗责任保险分担医疗机构的医疗事故赔偿风险;医疗意外责任保险分担患者因发生医疗意外的风险。

医疗责任保险制度并非新创,美国、英国、日本等国家均有相应的制度,并已经发展到了较为完善的程度。实践证明实行医疗责任保险制度在学理上通过找到保险和侵权责任的契合点达到对侵权行为法理论探究和完善;在实践中最大程度地实现对患者权利的救济、医疗职业风险的转移、降低医疗纠纷成本、提高解决医疗纠纷效率等问题上有着不可替代的积极作用,值得我们借鉴。

建立和实行了医疗责任保险制度,就会首先明确了医疗损害赔偿的责任主体,无形中从赔偿这个环节又对医师的专业技术水平提出了切实的高要求,对业已合格的职业医师,可促使其提高责任心(在国外,医生每出一次错,保险公司就会相应提高其医疗职业保险费用。那些屡屡出错者,最终将走下手术台),还会促使医师在实施医疗行为的过程中尽到最大注意义务及对患者的告知义务,可在最大程度上有效地预防和减少医疗事故,对医患双方都有利;而医疗机构和医师的赔偿额大部分由保险机构承担,又减轻了医疗机构和医师的经济压力,同时,患者届时直接向保险机构求偿,减少了医师和患者因陷于医疗纠纷而不能正常工作的情形,有利于社会的稳定。

医师是不可否认具有专业知识和专业技能的专家,但首先同其所服务的对象一样是法律上具有同等人格权利和财产权利的人。依民法原理,任何民事主体因自身的过失造成对第三人的损害均应承担相应的民事责任。但医疗行为毕竟相较于其他的普通民事行为相比,有着独特的、不可避免的高度风险性和高度未知性。何况人体个性差异人所共知,同样的诊疗方案实施在不同的体质的对象上往往会有不同的诊疗结果。例如:明明做过了青霉素的皮试过敏试验显示一切良好,但注射进去患者却出现了异常反应,进而引发了其本身的潜伏疾病造成并发症或者后遗症,这就应当定性为医疗意外而不是医疗过失,医师不应承担责任。但患者家属却并不明医理,固执地认为是医师的过错造成了损害结果,产生医疗纠纷甚至酿成恶性事件,现实中类似的例子数不胜数。因此,某权威美国医药杂志上说"医药学是世上最不精确的科学"可谓精辟!我们并不否认现实中同时存在的为数不少的医师严重不负责任的情况确实存在,但在上述情形下,医师的权益谁来保护?医师的权益又如何实现?

与国外的医师相比,比如以美国为例,美国的口腔医师培养周期长、投入高,但一旦其上岗执业,无论是其社会地位所对应的人格权利还是其工作报酬所对应的财产权利都处于高阶层,这在经济学的角度说也是相称的。况且有科学健全的医师责任保险制度加以规范(美国的执业医生都必须强制购买职业风险保险,一旦发生医疗事故,医生个人不再承担经济赔付责任,患者可直接向保险公司领取经济索赔)。因而美国医师在整个的职业过程中其人格利益和财产利益都得到了较好的保护。相对而言,中国的医师虽然培养周期短,但是工作量大(据统计,县级以上的医院门诊平均3分钟就要诊断一个病人)、收入低,近年来随着公众维权意识的提高,医生被打甚至遭遇刺杀的事件时有发生,其人格利益明显受践踏。

从医务人员来说,按照国际通行做法,医疗责任保险一般都是个人投保,这是行业协会的明确规定,这笔支出大约占医生全部收入的10%左右。但如果按此实行,国内医生较少的薪水显然又交不起保费。而且国内医疗责任保险存在重机构而轻个人的现象。按照国际惯例,医疗事故的善后处理,主要依托的是医务人员职业风险保险制度,一般一个医生近1/3的收入都用于购买保险,而一旦出现医疗事故,赔偿责任就落到保险公司身上,医院也不会为赔偿问题与患者扯皮。更为重要的是,通过责任保险,可以检测一个医务人员工作水平的高低,帮助患者正确地选择诊所,将一批素质差的医务人员无情淘汰出局。

第二节　医疗责任保险的功能

医疗责任保险是分散医疗职业风险、化解医疗矛盾的一项重要措施,是社会进步的必然要求,它的建立、健全和完善关系到医疗队伍的稳定,关系到医患双方合法权益的保护,有利于社会稳定和医疗卫生事业的长远发展。目前,医疗责任保险的发展已经成为各国社会保障制度、民事法律制度完善程度的重要标志之一。因此在我国开展医疗责任保险具有重大的现实意义。

一、患方受益

推行医疗责任保险对患者而言有 3 大好处。

1. 患者利益更受保护

由于医疗工作的特殊性,医疗事故和医疗意外难以完全避免,实施医疗责任保险后,医疗风险得到分摊,医疗环境呈现良性循环,医生能尽最大努力抢救患者;发生事故时,患者能尽快得到赔付;口腔诊所赔付也有章可循,从根本上可能更好地保护患者的利益。

2. 患者索赔更有保障

医疗责任险的实施对医患双方都极为有益。若口腔诊所在手术中不慎造成医疗责任事故,若这家口腔诊所和有直接责任的医生事先购买了医疗责任保险,保险公司按事先约定,承担其中一半以上的赔偿费的话,患者将能比较及时地获得赔偿,口腔诊所也减轻了经济负担。

另外,对口腔诊所而言,一些大的医疗事故发生后,数十万元的赔款就是将其口腔诊所卖了都不够赔,所以,即便法院判决,医方也会因无钱兑现而使得赔偿成为空头支票,因此,医疗保险将保险公司推到前台,使患者索赔的最终落点有了保障。

3. 赔偿额度更加合理

早在 2000 年 1 月,中国人民保险公司就申报并经中国保监会核准备案的《医疗责任保险条款》,是我国出台的第一个医疗职业保险条款。其保险对象是依法设立、有固定场所的医疗机构及经国家有关部门认定合格的医务人员。《医疗责任保险条款》相关条款规定:病床在 50 张以内的小医院,每年只需缴 1 万元保险费,但累计最高可赔付 44 万元;701~900 张病床的大医院,每年需缴 16 万元保险费,累计最高赔付额为 286 万元;即便是临床手术科室的医师,240 元的年度保险费,单起医疗事故的最高赔付额也有 10 万元,若事故得到认定,保险公司就将及时进行赔付,“就像汽车保险一样,发生了车祸后,受害者一方得到的赔付将更加合理"。

二、医方受益

1. 减少医疗纠纷,转嫁经营风险

众所周知,医疗救治过程本身就存在很多意料不到的过失,诊疗风险无处不在。同时,随着法制观念日益增强,患者的自我保护意识也更加强烈,医疗纠纷不但不能避免,反而呈上升趋势。这类情况的发生,对于医务工作者来说,带来了极大的心理压力;对于口腔诊所来说,会影响其正常运转,如果遭遇严重的巨额的民事损害赔偿,规模较小的口腔诊所甚至可能倒闭。医疗纠纷和诉讼的频繁发生以及医疗赔付额的增大,势必要求口腔诊所通过合理、有效的方式来转嫁风险。购买医疗责任保险就是一种较好的方式,它是缓解医患矛盾的"润滑剂"。

2. 帮助医生放下包袱,努力提高业务水平

鉴于目前医学水平有限,有些医疗事故的发生可能并不是医生本身的过错,而是由于患者情况特殊所致,不进行抢救就会死亡,但进行抢救又可能出现意外,医务人员为避免出现纠纷,自然会选择保守做法,在治疗时畏手畏脚,最终受害的仍是无辜的患者。所以,引进国际通用的医疗责任保险,可以让医生放下包袱,治病救人,同时又能通过医学实践,提高医生的业务水平。

医疗责任保险制度的建立,搭建了医疗纠纷公正处理的平台,使其解决步入法制化轨道,杜绝了"私了"的陋习,强化医生的职业保护意识,促进了医疗机构的正规化建设。

依据"大数法则",保险费的高低直接决定于医疗纠纷的多寡和责任赔偿金的大小,投保人必然会加强内部管理,防范医疗纠纷。多次犯规的医务人员将会面临自负高额保险费,甚至被有关部门吊销行医资格或保险公司拒保的风险,从而在源头上预防了医疗纠纷上升的走向。对于保险公司而言,责任赔偿金的赔付直接影响其经济利益,促使其严格监督医疗行为是否越位,是否具有开展新技术、新业务的技术资格证书等,这有助于降低医疗事故的发生率。口腔诊所及其医务人员医疗服务范围受到了规范和监督,患者在就医过程中所承担的不安全性及损害风险可以由多方来承担,也使医生的职业风险大为降低。

第三节　建立医师责任保险制度

医疗责任保险的发展有利于医疗机构转嫁风险,保障患者的经济利益,对于维护社会稳定,促进经济发展具有重要意义。降低医疗事故、压减医疗纠纷是

医疗责任保险发展的终极目标,因此应要求保险公司在开展医疗责任保险业务中,注重研究如何建立良好的医疗纠纷防范和处理机制,把医疗纠纷处理和医疗责任风险的管理密切结合起来。通过医疗责任保险不仅仅为口腔诊所分担医疗纠纷的处理事务,分担经济赔偿责任,更重要的是协助口腔诊所加强医疗纠纷的防范,帮助口腔诊所改进操作规程,规范医疗行为,建立和完善医疗纠纷防范制度,加强医务人员的法制教育,促进口腔诊所提高医疗管理水平,降低执业风险,从而保证医疗责任保险健康稳定发展。

1. 建立医师责任保险的目的

我国建立医师责任保险的目的在于,在法律上确定医师之专家责任的基础上,建立一种医疗过失责任承担的社会化途径,将医疗风险由原来的口腔诊所独立承担独立赔偿,转化为口腔诊所和医师共同承担,由口腔诊所、医师和社会共同赔偿。通过此种方式提高责任主体的赔偿能力,使受害人精神、肉体的双重创伤得到切实、相对高额的赔偿。

立法中应当确立强制保险制度与民事赔偿相结合原则。我们应当借鉴美国的做法,如前所述,执业医生都必须强制购买职业风险保险,一旦发生医疗事故,医生个人不再承担经济赔付责任,患者可直接向保险公司领取经济索赔。同样,我们的口腔诊所也应购买医疗责任保险。也就是说确立法定保险制度,完善民事赔偿制度。

2. 明确赔偿责任的承担主体

我们的医师责任保险的主体应当是通过国家执业医师资格考试,并经注册取得执业医师证书的医师,包括口腔、中医、临床等类别。实习和见习医学生是否可以作为责任主体? 依照我国的《中华人民共和国执业医师法》规定,处在此阶段的实习和见习医学生没有参加专科医师考试的资格,从而更不可能注册成为执业医师,即不具备执业医师的资格,因此就不能成为医师责任保险的责任主体,那又如何能投医师责任保险呢? 我们认为,已取得资格并注册执业的进修医师可以投保,而处于见习和实习期的医学生不能投保,但若因其自身的医疗过失造成医疗损害,担任其指导工作的执业医师为责任主体,即以其指导医师所投的责任保险承担赔偿责任。

3. 明确赔偿责任范围和赔偿标准

《医疗事故处理条例》第五十条、第五十一条明确规定了具体责任赔偿责任范围和计算标准,赔偿责任范围具体包括:医疗费、误工费、住院伙食补助费、陪护费、残疾生活补助费、残疾用具费、丧葬费、被扶养人生活费、交通费、住宿费、精神损害抚慰金以及参加医疗事故处理的患者近亲属所需交通费、误工费、住宿费,赔偿范围已经是比较完整的,关键在于各项的计算标准是否科学。

四个因素：

因素一，《条例》所规定的赔偿费的计算是以口腔诊所独立承担为前提，在我们建立的医师责任保险制度之后，医疗单位的赔偿一多半由保险公司承担，赔偿能力提高，因此对应于原赔偿费的保险费的计算标准应当提高，具体应当提高多少应当以既充分保护受害人的合法权益，又不至于影响医疗和保险事业的发展为原则。

因素二，医师的投保数额以及赔偿标准应当考虑其专业技术职务的高低。专业技术职务的评定是对医师的专业技术水平、职业道德等各方面综合素质的测评，虽然每位医师相对于接受医疗服务者都是专家，但不同专业技术职务的专家，其应该具备的技术水平、职业道德、业务收入、接受医疗服务者对其的信任度都是有高低之分的，比如主任医师实施医疗行为的决定权和工资收入显然高于助理医师；另外，口腔医院设有的专家门诊与普通门诊之分更是个典型的例子。既然专家门诊的收费标准显然高于普通门诊，根据"公平"理念，那专家医师的赔偿额就应该高于普通医师才对。

因素三，接受医疗服务者的职业各不相同，同样的损伤对于不同职业的受害者来说，遭受的肉体和精神的实际摧残程度是不一样的。比如，手指对于钢琴家、喉嗓对于歌唱家和播音员，相对于其他不以此器官为主要职业收入者来说显然是致命的。

因素四，基于社会利益的考虑，我们可否考虑涉及一些无赔款优待条款，比如：为了激励在防灾防损中表现优秀的被保险人，可以规定，被保险人在一个保险年度内无赔偿案件发生并要求续保时，保险人对于其应缴保费给予10%的折扣。

4. 医师责任保险基金来源

基金的来源应当结合我国的实际情况，并考虑医师所在口腔诊所的性质和医师的实际收入和承受能力。因此，国家、部队等投资的国有口腔诊所，医师责任保险的基金来源可以落实在三个部分：第一部分，每年政府对口腔诊所的财政拨款中专列一项作为口腔诊所和医师责任的专项保险金；第二部分，医师所在医疗机构每年在收入中提取一定的比例作为机构本身和医师的投保费用；第三部分，由医师从自己的收入中，提取一少部分作为投保金。

对于一些营利性的口腔诊所，其基金来源应去掉国家拨款这一项；对于私立口腔诊所，则完全应当以自己的收入投保。另外，在医师责任保险的具体构筑中还包括保险当事人双方的权利与义务、受害第三人的权利与义务、具体的医师责任保险险种条款设计、不保项目等问题，留待以后制订具体的细则时再详细讨论。

【附录1】　中国人民保险公司《医疗责任保险》

［来源:西安保险服务网,2006］

近年来,随着人们法律意识的增强,对医疗纠纷的索赔日渐增多。为保障医患双方的利益,中国人民保险公司推出医疗责任保险,承担医院因医疗事故或差错对病人的经济赔偿责任,既有利于减少医患纠纷,弥补病人损失,更为医院提供了保障,有利于医院保持经营的稳定和营业秩序的正常。无论是依法设立、有固定场所的医疗机构,还是经国家有关部门认定合格的医务人员,均可通过购买中国人民保险公司的医疗责任保险实现风险转嫁。

凡依法设立、有固定场所的医疗机构及经国家有关部门认定合格的医务人员,均可作为本保险的保险对象。

保险责任:当医院的医务工作者从事与其资格相符的诊疗护理工作中,因过失发生的医疗事故或医疗差错造成经济赔偿责任,保险人负责赔偿。

即指病员的人身伤亡,事故发生后仲裁或诉讼费用,及为减小事故赔偿责任所支付的必要、合理的费用。

举例:某口腔诊所,现有医务人员5人,投保医疗责任保险

年交保费:3000+200×5=4000元

医疗责任保险年度累计赔偿限额:

医疗事故10万元;医疗差错1万元。

【附录2】　中国人民保险公司医疗责任保险保险条款

［来源:西安保险服务网,2006］

保险对象

第一条　凡依法设立、有固定场所的医疗机构及经国家有关部门认定合格的医务人员,均可作为本保险的被保险人。

保险责任

第二条　在本保险单明细表中列明的保险期限或追溯期及承保区域范围内,被保险人在从事与其资格相符的诊疗护理工作中因过失发生医疗事故或医疗差错造成下列依法应由被保险人承担的经济赔偿责任,并由被保险人在本保险有效期限内首次提出索赔申请的,保险人负责赔偿:

(一)第三者(指病员)的人身伤亡;

(二)保险事故发生后并在仲裁或诉讼前经保险人书面同意的仲裁或诉讼费用(案件受理费、勘验费、鉴定费、律师费等)。

上述第(一)与第(二)项每人赔偿总金额不得超过本保险单明细表中列明的每人赔偿限额。

发生保险责任事故后,被保险人为缩小或减少对病员人身伤亡的赔偿责任所支付的必要的、合理的费用,保险人也负责赔偿。

责任免除

第三条　下列原因造成的损失、费用和责任,保险人不负责赔偿:

(一)被保险人的故意行为;

(二)战争、敌对行为、军事行动、武装冲突、罢工、骚乱、暴动、盗窃、抢劫;

(三)核反应、核子辐射和放射性污染。但使用放射器材治疗发生的赔偿责任,不在此限;

(四)地震、雷击、暴雨、洪水等自然灾害;

（五）火灾、爆炸。

第四条 下列原因造成的损失、费用和责任,保险人不负责赔偿:

（一）未经国家有关部门认定合格的医务人员进行的诊疗护理工作;

（二）被保险人从事未经国家有关部门许可的诊疗护理工作;

（三）被保险人被吊销执业许可或被取消执业资格以及受停业、停职处分后仍继续进行诊疗护理工作;

（四）被保险人在酒醉或药剂麻醉状态下进行诊疗护理工作;

（五）被保险人使用伪劣药品、医疗器械或被感染的血液制品;

（六）被保险人使用未经国家有关部门批准使用的药品、消毒药剂和医疗器械;

（七）被保险人在正当的诊断、治疗范围外使用麻醉药品、医疗用毒性药品、精神药品和放射性药品。

第五条 下列损失、费用和责任,保险人不负责赔偿:

（一）被保险人的人身伤亡;

（二）直接或间接由于计算机 2000 年问题引起的损失;

（三）罚款、罚金或惩罚性赔款;

（四）本保险单明细表或有关条款中规定的应由被保险人自行负担的免赔额;

（五）被保险人在本保险单明细表中列明的追溯期起始日以前进行的诊疗护理工作中所致的赔偿责任;

（六）被保险人与病员或其家属签订的协议所约定的责任。但应由被保险人承担的法律责任不在此限;

（七）被保险人对病员的精神损害。

第六条 其他不属于本保险责任的一切损失、费用和责任,保险人不负责赔偿。

被保险人义务

第七条 被保险人应履行如实告知义务,并回答保险人就有关情况提出的询问。

第八条 被保险人应按约定如期缴付保险费。未按约定缴付保险费的,保险人不承担赔偿责任。

第九条 在本保险有效期限内,保险重要事项变更或保险标的危险程度增加的,被保险人应及时书面通知保险人,保险人应办理批改手续或增收保险费。

第十条 发生本保险责任范围内的事故时,被保险人应尽力采取必要的措施,缩小或减少损失;立即通知保险人,并书面说明事故发生的原因、经过和损失程度。

第十一条 发生本保险责任范围内的事故后,被保险人应立即向有关部门报告,并进行或申请进行调查、分析。被保险人应妥善保管有关的原始资料,不得涂改、伪造、隐匿或销毁,并对引起不良后果的药品、医疗器械等现场实物暂时封存保留,以备查验。

第十二条 被保险人获悉可能引起诉讼时,应立即以书面形式通知保险人;当接到法院传票或其他法律文书后,应及时送交保险人。

第十三条 被保险人应遵守国家及政府有关部门的相关法律、法规和规定,采取合理的预防措施,防止医疗事故和医疗差错的发生。

第十四条 保险人对被保险人的专业资格、使用药品和医疗器械及其他各项医疗条件进行查验时,被保险人应积极协助并提供保险人需要的用以评估有关风险的详情和资料。但上述查验并不构成保险人对被保险人的任何承诺。保险人对发现的任何缺陷或危险书面通知被保险人后,被保险人应及时采取整改措施。

第十五条　被保险人如不履行第七条至第十四条约定的各项义务,保险人不负赔偿责任,或从解约通知书送达十五日后终止本保险。

赔偿处理

第十六条　保险人接到被保险人的索赔申请后,有权自负费用聘请专业技术人员参与调查、处理。

第十七条　发生保险责任事故时,未经保险人书面同意,被保险人或其代表对索赔方不得作出任何承诺、拒绝、出价、约定、付款或赔偿。必要时,保险人可以被保险人的名义对诉讼进行抗辩或处理有关索赔事宜。

第十八条　保险人对每人赔偿金额以病员或其家属与被保险人及保险人协商确定的或经法院或国家有关部门依法裁定的应由被保险人偿付的金额为准,但不得超过本保险单明细表中列明的每人赔偿限额。在本保险期限内,被保险人多次索赔的累计赔偿金额不得超过本保险单明细表中列明的年度累计赔偿限额。

第十九条　保险人根据上述第二条的规定对被保险人为缩小或减少损失支付必要的、合理的费用及经保险人书面同意的仲裁或诉讼费用予以赔偿。

第二十条　被保险人向保险人申请赔偿时,应提交保险单正本、被保险人的执业证明、责任人的资格和执业证明、被保险人与责任人的雇佣关系证明、事故鉴定书、损失清单、裁决书以及保险人认为必要的其他单证材料。

第二十一条　必要时,保险人有权以被保险人的名义向有关责任方提出索赔要求。未经保险人书面同意,被保险人不得接受有关责任方就有关损失作出的付款或赔偿安排或放弃向有关责任方的索赔权利。否则,保险人可以不负赔偿责任或解除本保险。

第二十二条　发生本保险责任范围内的损失,应由有关责任方负责赔偿的,被保险人应采取一切必要的措施向有关责任方索赔。保险人自向被保险人赔付之日起,取得在赔偿金额范围内代位行使被保险人向有关责任方请求赔偿的权利。在保险人向有关责任方行使代位请求赔偿权利时,被保险人应积极协助,并提供必要的文件和所知道的有关情况。

第二十三条　保险事故发生后,如被保险人有重复保险的情况,保险人仅负按比例赔偿的责任。

争议处理

第二十四条　有关本保险的争议解决方式由当事人在合同约定从下列两种方式中选择一种:

(一)有关本保险的争议,由当事人协商解决。协商不成的,提交仲裁委员会仲裁;

(二)有关本保险的争议,由当事人协商解决。协商不成的,依法向人民法院起诉。

本保险适用中华人民共和国法律。

其他事项

第二十五条　本保险生效后,被保险人可随时书面申请解除本保险,保险人亦可提前十五天发出书面通知解除本保险,保险费按日平均计收。

第二十六条　本保险有关名词:

医务人员:指经过国家有关部门考核、批准或承认,取得相应资格的各级各类卫生技术人员,也包括从事医疗管理和后勤服务的人员。

医疗事故:指在诊疗护理工作中,因医务人员诊疗护理过失,直接造成病员死亡、残疾、组织器官损伤导致功能障碍及严重毁容等事件。

医疗差错:指在诊疗护理工作中,因医务人员诊疗护理过失,直接造成病员机体损害,但未构成医疗事故的事件。

【附录3】 中国人民保险公司医疗责任保险费率规章

[来源:西安保险服务网,2006]

基本费率

医疗机构年度保险费

医疗机构类别	病床数	年度累计赔款限额(万元)		医疗机构年度保险费(万元)
		医疗事故	医疗差错	
诊所	0	10	1	0.3
门诊部	0	20	2	0.6
医院	1~50	40	4	1
	51~100	60	6	2
	101~200	90	9	4
	201~300	120	12	6
	301~400	150	15	8
	401~500	180	18	10
	501~700	220	22	13
	701~900	260	26	16
	901~1200	320	32	20
	1201~1500	380	38	25
	1501~2000	450	45	35
	2000以上	550	55	45

医务人员年度保险费

医疗机构类别	医务人员岗位	医务人员年度保险费(元/人)
医院	临床手术科室医师	240
	临床手术科室护士	180
	临床手术科室其他技术人员	120
	临床非手术科室医师	204
	临床非手术科室护士	144
	临床非手术科室其他技术人员	120
	医技科室医师	180
	医技科室其他技术人员	96
门诊部	各类医务人员	200
诊所	各类医务人员	200

【附录4】 湖北省医疗责任保险工作方案(试行)

[来源:湖北省卫生厅. 颁布日期:2010]

第一章 总则

第一条 为维护医疗机构的正常医疗秩序,建立和完善我省医疗风险的社会分担机制,提高患者、医疗机构及其医护人员抵御医疗风险的能力,保护医患双方的合法权益,根据《医疗事故处理条例》和卫生部、国家中医药管理局、中国保监会《关于推动医疗责任保险有关问题的通知》(卫医发〔2007〕204号)及湖北省社会治安综合治理委员会办公室等13家单位联合下发的《关于印发〈湖北省深入开展"平安医院"创建活动实施方案〉的通知》(鄂综治办〔2009〕23号)有关规定,特制定本工作方案。

第二条 医疗责任保险是在列明的保险期限或追溯期及承保区域范围,被保险医疗机构的投保医务人员在诊疗护理活动中,由于执业过失造成患者人身损害,在保险期限内首次遭受赔偿请求所导致的损失,并因此依法应承担的经济赔偿责任,以及因上述事故所支付的法律费用的保险。

第三条 各级卫生行政部门应大力推动医疗责任保险工作的开展,建立医疗责任保险工作奖惩机制,积极引导保险双方有效合作。

第二章 医疗机构的参保

第四条 依照中华人民共和国法律设立、有固定场所并取得《医疗机构执业许可证》的医疗机构,包括中资、合资、外资的综合医院、专科医院、中医医院、康复医院、门诊部等,均可作为医疗责任险的被保险人。

第五条 全省各级各类公立医疗机构,都应当按照本工作方案参加医疗责任保险。非公立医疗机构应本着自愿原则参照本工作方案执行。

第六条 医疗机构必须采用全部投保方式办理保险,即应对所有专业科室的医务人员投保,而不能只选择部分科室、部分医务人员投保。

当医疗机构医务人员发生变动时,医疗机构应及时通知保险公司进行变更,以免在事后的理赔中发生不必要的争议。

第七条 对于医疗机构首次投保医疗责任险的新保业务不给予追溯期,对于连续承保的业务追溯期最长不超过3年,若中间脱保,追溯期应重新计算。

第三章 保险机构的承保

第八条 全省医疗责任保险实行分市州多家保险公司共同承保方式。中国人民财产保险股份有限公司湖北省分公司作为主承保公司,会同太保产险、平安产险、天安保险、太平产险、大地保险、永安保险、华安保险、中华联合、都邦保险、永诚保险、阳光产险、渤海保险、民安保险及长安责任保险等公司共同组建湖北省医疗责任保险共保体,共同承担风险,共同提供保险保障及售后服务。原则上每个市州共保体参与经办的保险公司不超过5家。

第九条 保险条款费率采用主承保公司即中国人民财产保险股份有限公司湖北省分公司在中国保险监督委员会报批备案的条款及费率标准进行承保。

第十条 保险公司应根据医疗机构、医务人员在诊疗护理活动中的风险特征设计保险产品,产品框架可采用"主险＋附加险"的灵活体系。

第十一条 医疗责任保险主险的保险责任是:

1. 在本保险单明细表中列明的保险期限或追溯期及承保区域范围内,被保险人的投保医务人员在诊疗护理活动中,因执业过失造成患者人身损害,在本保险期限内,由患者或其近亲属首次向被保险人提出索赔申请,依法应由被保险人承担民事赔偿责任时,保险人根据本保险合同的约定负责赔偿。

2. 保险责任范围内的事故发生后,事先经保险人书面同意的法律费用,包括事故鉴定费、查勘费、取证费、仲裁或诉讼费、案件受理费、律师费等,保险人在约定的限额内也负责赔偿。

第十二条　根据医疗事故赔偿统计数据、市场需求状况,以及上一年度医疗责任险盈亏情况,按照微利经营原则,保险公司在续保时可适当调整保险费率,即根据经营成果情况上浮或下调保险费率。

第四章　保险合作双方的权利义务

第十三条　医疗机构在办理投保手续或申请变更保险合同时应履行如实告知义务,尤其对影响保险人决定是否接受承保或者据以确定保险费率的重要事实,如医疗机构的等级、病床数量、病床利用率、住院人数、门诊量、手术台次以及医务人员岗位等情况应提供真实信息。对医疗机构故意隐瞒事实,不履行如实告知义务的,保险人可按照法律规定解除保险合同或不承担保险责任。

第十四条　医疗机构投保后应按时缴纳保险费,自此将对在保险期限内发生的保险事故损失享有向保险人索赔的权利。

第十五条　医疗机构参保后,若发生保险责任范围内的事故,应积极采取合理、必要措施,防止或减少损失,并应立即通知保险人,以便保险人及时进行查勘理赔工作。

第十六条　在订立保险合同时,保险人应当将办理保险的有关事项告知被保险人(含投保人),指导医疗机构正确投保。

第十七条　保险人具有依照合同约定收取保险费的权利,以及按照保险合同约定承担保险赔偿责任的义务。

第五章　保险相关工作的组织安排

第十八条　为加强领导,确保全省医疗责任保险工作顺利推进,省卫生厅、省保监局会同相关部门共同成立省医疗责任保险联合委员会,下设省医疗责任保险联合办公室,挂靠于湖北省医院协会,负责指导市(州)级医疗责任保险工作的开展,并及时研究解决保险工作的推动及具体实施过程中出现的新情况、新问题。

省卫生厅主要负责积极推行医疗责任保险,组织行政区域内医疗机构和医护人员参加保险;省保监局主要负责积极推动医疗责任保险发展,依法对医疗责任保险市场实施监管,确保责任范围内的赔付及时、足额到位;省司法厅主要负责建立医疗纠纷第三方调解工作机制,省卫生厅、省保监局、各保险公司应积极配合。

第十九条　以市(州)为单位组建市(州)医疗责任保险联合办公室,协助医疗机构拟定投保方案、办理投保手续,协助索赔等医疗责任保险相关工作。

第二十条　各医疗机构应在各市州县(区)卫生局的组织、领导下,统一办理投保手续,并按约定缴纳保险费。

保险费由医疗机构保费和医务人员保险费两部分组成,由医疗机构和医务人员共同承担,医疗机构统一按年缴纳。其中医疗机构承担的保险费,按规定计入医疗机构成本,从业务收入中列支,医务人员保险费原则上由医务人员承担,由医疗机构从个人工资中代扣代缴。

若医疗机构的医务人员人数在保险期限内发生较大增减,保险人可适当增减保费。

第二十一条　参保医疗机构应根据《医疗事故处理条例》、《医疗责任保险条款》及相关规定,做好本医疗机构医疗纠纷的防范与处置工作。

第二十二条　参保医疗机构发生医疗事故争议后,负责通知当地市州级医疗责任保险联合办公室,通报有关情况,提供相关资料,并配合当地医疗责任保险联合办公室做好医疗责任保险事故的调查处理工作。

第二十三条　各地医疗责任保险联合办公室应充分利用自身拥有的专业人员和技能,积极协助参保医疗机构进行医疗事故或医疗差错的预防工作,把参保医疗机构可能遭到的医疗风险降到最低限度,并协助参保医疗结构提高对医疗风险的管理水平。

第六章　医患纠纷调处及保险理赔工作

第二十四条　建立医疗纠纷第三方调解工作机制,在司法部门领导下,全省分级组建统一管理的医疗纠纷人民调解委员会,下设"医疗纠纷调解处理中心"(以下简称"调处中心"),负责医疗纠纷的人民调解工作。

第二十五条　"调处中心"由保险公司专业人员、医疗事故技术鉴定人员、律师等组成,必要时将聘请医学、法学专家。实行专家负责制,专门负责医疗纠纷的调查、调解、处理、诉讼咨询及风险防范指导等工作。

第二十六条　"调处中心"的运行经费原则上由各级地方政府拨付的专项工作经费、各级司法部门拨付的专项工作经费和按照实收保费的一定比例提取三部分组成,费用开支应遵循据实列支、年度盈余结转原则。具体由各市州县结合当地实际情况具体商定。

第二十七条　"调处中心"的工作流程及相关要求:

1. 发生医疗纠纷后,被保险人应立即书面报告"调处中心",同时按照《医疗事故处理条例》的规定,做好医疗文书等证据的保全工作,同时配合"调处中心"调查、取证。

2. 医疗纠纷发生后,医患双方若无法自行协商则可向被保险人所在地的"调处中心"申请协调处理。

3. 在医患双方均同时提交申请后,"调处中心"应及时受理、迅速介入,必要时聘请专业技术人员参与调查、取证,被保险人应当积极配合"调处中心"妥善处理各项工作。需要进行医疗事故技术鉴定的,应当告知并协助当事人申请医疗事故技术鉴定。

4. "调处中心"经认真调查、严格取证后,即安排医患双方进入协调处理程序。

5. 对医患双方无异议,且事实清楚、责任明确的医疗纠纷争议案件,"调处中心"可在医患双方签字认同的情况下,参照《医疗事故处理条例》进行调解,合理确定赔偿项目及赔偿金额。

6. 在"调处中心"的主持下,医患双方若无法协商达成一致意见的,医患双方可向人民法院提起诉讼。医患双方已经向法院提起诉讼的,"调处中心"不再受理其调解申请;已经受理的,应当终止调解。

7. "调处中心"应全程参与医患双方的医疗事故技术鉴定、行政处理或民事诉讼的,合理维护医、患、保险人三方利益。

第二十八条　医患纠纷处理结案后,被保险人可依据保险合同约定向保险人索赔,被保险人索赔时,必须提供以下资料:

1. 保险单正本;

2. 有关责任人的资格和执业证明、医疗机构与责任人的劳动关系证明;

3. 患者完整的病例资料:患者伤残的,应当提供权威部门出具的伤残程度证明;患者死亡的,应当提供死亡证明书;

4. 患者的书面索赔申请;

5. 事故情况说明、赔偿项目清单;

6. 经国家批准或认可的医疗事故技术鉴定机构进行鉴定的,应提供医疗事故技术鉴定书;经法院、仲裁机构或卫生行政部门、"调处中心"依法判决、裁决、裁定或调解的,应当提供判决、裁定文件或调解书;

7. 依法应当由被保险人承担的有关费用的证明材料以及投保人、被保险人所能提供的其他与确认保险事故的性质、原因、损失程度等有关的证明和资料。

第二十九条 投保人、被保险人未履行前款约定的单证提供义务,导致保险人无法核实损失情况的,保险人对无法核实部分不承担赔偿责任。

第三十条 保险人在收到被保险人提供的完整索赔资料后,对于确属保险责任的,应在与被保险人达成保险赔偿协议后十日内支付保险赔款。

第七章 附则

第三十一条 医疗事故技术鉴定工作应按国务院公布的《医疗事故处理条例》及其配套文件的有关规定进行。

第三十二条 调处中心应按季度将医疗争议处理情况,报同级医疗纠纷人民调解委员会汇总,并逐级报送省级医疗纠纷人民调解委员会。

第三十三条 各级卫生行政部门、湖北保监局与主承保公司各级机构共同制定辖区医疗责任保险工作实施细则,按照各自职责分工,组织、推动、指导、监督和实施辖区内医疗责任保险工作。

第三十四条 本工作方案,由湖北省卫生厅、湖北省司法厅、湖北保监局解释。

第三十五条 本工作方案自下发之日起施行。

【案例】 一例保险理赔报告

[来源:世界牙科论坛,2009,(9):6]

2009年7月15日16:30,北京三角洲保险代理公司(以下简称三角洲公司)接到报案:"某口腔门诊部某大夫(以下简称责任人)于7月11日在给牙痛患者用高温橡胶棒测试热敏感度的时候,烫伤了患者左下嘴唇下面的皮肤,伤口直径约4mm×8mm大小,患者来诊所要求索赔"。

接到报案后,三角洲公司立即与华泰保险公司联系。并请求华泰保险公司安排理赔人员进行处理,经与诊所商议,诊所同意先将患者进行安抚后于7月16日上午10:30再来诊所协商解决,患者也表示了同意。

7月16日上午10:00,三角洲公司人员和华泰理赔人员来到该出险口腔门诊部了解情况。华泰理赔人员收集了患者病历信息,同时对事故责任人进行了口头询问并做了笔录。患者同诊所医生及华泰理赔人员进行交涉,患者没有提到经济赔偿的问题,只要求出示责任人口腔医师资格证书并索要其复印件,诊所出示口腔医师资格证书后没有同意把复印件交给患者,原因是责任人的口腔医师执业证书还在卫生局的审批中,诊所担心会因无证上岗受到行政部门处罚。但是,患者执意索要,最终诊所交给了患者。三角洲公司建议诊所去卫生局开一个证明,证明该医生的资质合格,是在合法范围内执业,保险公司不但可以支付理赔金,而且诊所也不会受到卫生行政部门处罚。

7月16日16:30。责任人给三角洲公司打电话说口腔医师执业证书已经通过注册,只是还没有发下来。但是经卫生局签发的执业资格证明已经拿到手里,只是患者依然要求诊所赔偿6万元人民币,诊所请求华泰给予支持。三角洲公司迅速与华泰取得联系,华泰表示:如果患者能够出具赔偿金额的证明和发票,华泰可以赔付,如果患者需要医疗鉴定和诉讼,华泰也将协助进行医疗鉴定。帮助诊所请律师,并负责相关费用。按照以往的理赔经验,建议诊所不要惊慌,这起医疗过失是没有办法进行鉴定和诉讼的。

7月23日,在三角洲公司的协助下,诊所与患者进行了理赔协商,患者仍索赔6万元,而诊所也摆明了自己的立场,诊所认可给患者一定费用作为营养费,而索赔6万元毫无法律依据,诊所不能赔偿。患者见诊所的立场坚定,也考虑到该案件无法进行医疗鉴定和诉讼,最终不再索赔。

[案件启示]:

首先,医生要提高医疗水平,并在诊疗过程中集中精神。医生在诊疗前,诊疗中和诊疗后,一定要和患者做好沟通,签知情同意书。病历一定要写清楚,一旦发生纠纷,病历可以协助相关部门了解案情,对医疗纠纷的协调和最终保险公司的理赔意义重大。诊所一定要等医生取得口腔医师资格证书后,再让医生上岗。一旦发生医疗纠纷,诊所一定要镇静,要分析患者的心理,做好与患者的沟通,不要过分退让妥协,给一些想谋取私利的患者可乘之机。有保险的诊所要立即向保险公司报案,保险公司会利用法律专业知识和理赔经验协助处理纠纷。关键时刻,诊所要以法律为依据。用法律武器保护自己。

【案例】　口腔医疗责任险理赔案件

[口腔医疗责任险理赔通讯,北京三角洲保险经纪有限责任公司]

随着人们维权意识的增强,患纠纷的发生率也呈上升趋势,近日华泰保险公司处理了2起口腔医疗纠纷索赔案件,现将案件与诸位分享,望各位口腔医疗工作者能从案件中获得启示,以便今后更好的规避口腔医疗风险。

案件一:正畸拔错牙齿引发的纠纷

2011年6月29日14时,一未成年病人在家长的带领下,到西南地区某大型连锁口腔诊所进行正畸治疗。检查了病人的口腔状况后,当事医生为其设计了正畸方案。按方案要求该治疗需拔除右上5号牙齿和右下4号牙齿,但实际操作时,却误拔除左上5号牙齿和左下4号牙齿,故产生医疗纠纷,病人要求口腔诊所赔偿5万元。事情发生后,医疗机构立即向华泰保险公司进行报案,华泰保险公司在接到报案后两小时内即赶到诊所,同诊所负责人商讨案情,明确责任,并确定处理方案。之后保险公司、病人法定监护人与医疗机构负责人三方谈判,三方最终商定赔偿患者3.5万。华泰保险公司在核定赔偿费用构成后,与医疗机构再次进行了确认,扣除保单免赔额后,最终保险公司向医疗机构赔付3.3万元。

提示:医生在进行拔牙治疗时一定要先确认好需要拔除的牙齿位置再进行操作,在看X线片时也要先确认片子的反正再做判断和操作。

案件二:做烤瓷牙出现咬合疼痛引发的医疗纠纷

患者赵女士,50岁,2010年8月下旬因右下7缺失在西南地区某口腔医院就诊,医生给患者做了右下5、6、7的单端桥,2011年7月,该患者出现右下烤瓷牙的咬合疼痛又到该口腔医院就诊,经医方初步诊断疼痛与单端桥有关,准备切割去除单端桥再进行观察,8月25日患者去除单端桥后疼痛明显好转。患者认为出现咬合疼痛与医生给她配戴的烤瓷牙不合适有关,遂向医疗机构提出索赔5000元,且要见医院领导要个说法。医疗机构向保险公司进行报案,要求保险公司协助处理此医疗纠纷。医患双方及保险公司理赔人员约定9月1日到医疗机构协商处理方案。为了更好处理医疗纠纷保险公司的理赔人提前一个小时先到医疗机构与医生进行了沟通,并重新确认了案情。经理赔人员和医方商议决定由理赔人员来扮演医院医政科领导,与患者进行沟通。患者到场后经三方沟通,最终决定赔偿患者日后再进行治疗或者重新做烤瓷牙的费用2050元。因该医疗机构购买的口腔医疗机构责任保险免赔额是2000元,那么扣除免赔额后医疗机构可以获得50元的赔付,因此医疗机构决定自行向患者进行赔付。但保险公司的第三方协调作用在本案件中淋漓尽致地体现了出来。

提示:首先,医生要尽量保证医疗治疗,使患者最大程度地可以配戴的合适烤瓷牙;其次,对于医疗意外和并发症以及不可预知的医疗风险,医方可以求助第三方进行协调处理,购买了医疗执业责任保险的医疗机构或个人可以请保险公司协助处理。

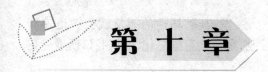

第 十 章

口腔医疗危机管理

　　危机管理是近年来的一个流行词汇,也是当今管理界研究的一个热门课题。所谓"危机",是指事故发生的可能性。所谓危机管理,即是为了避免或减轻危机情境所带来的严重威胁而组织的长期规划及不断学习、适应的动态过程,亦可说是一种针对危机情境所作的管理措施及应对策略。加强对危机管理的研究、学习和应用,有着非常重要的现实意义。

　　危机管理是指在口腔诊所的信誉、形象等遇到突如其来的危机时,作为当事人的口腔诊所所应采取的一系列的管理活动。它包括危机事件的发生、处理和消亡三个过程。危机的到来具有突发性,因此,能够有效地进行预防,并在危机发生时能够快速切掉危险源的继续蔓延,将损失降到最低的管理活动就是成功的危机公关。危机管理对口腔诊所的形象和信誉,对口腔诊所的品牌,都会产生巨大的影响,成功的危机公关可以"扶大厦于将倾",而失败的管理,则可以置口腔诊所于死地。

　　一架空中客车 310 在亚速尔群岛拉日什机场着陆时,当飞机起落架即将触地时,突然遭遇一股莫名其妙狂风的骚扰,导致飞机右翼触碰跑道。在机毁人亡的千钧一发时刻,飞行员力挽狂澜,凭借技术、胆识和想象力,让笃定毁于一旦的客机转危为安。飞行员由此名声大振,将危机变成机会。

　　危机事件的特点:

　　意外性:危机爆发的具体时间、实际规模、具体态势和影响深度,是始料未及的。

　　聚焦性:进入信息时代后,危机的信息传播比危机本身发展要快得多。媒体对危机来说,就像大火借了东风一样。

　　破坏性:由于危机常具有"出其不意,攻其不备"的特点,不论什么性质和规模的危机,都必然不同程度地给口腔诊所造成破坏,造成混乱和恐慌,而且由于决策的时间以及信息有限,往往会导致决策失误,从而带来无可估量的损失。

紧迫性:对口腔诊所来说,危机一旦爆发,其破坏性的能量就会被迅速释放,并呈快速蔓延之势,如果不能及时控制,危机会急剧恶化,使口腔诊所遭受更大损失。

危机的发展可分为四个阶段:潜伏期、发展期、扩散期和解决期。危机的管理,要在每个阶段都有有效的管理措施:潜伏期,预防危机的发生;发展期,阻断危机的发展;扩散期,限制危机的扩散;解决期,启动危机应急预案。

第一节　引起口腔诊所危机的原因

从风险管理的角度分析,口腔医疗服务领域面临两大风险,一是由于口腔医疗责任或相关意外事件导致的索赔风险,二是口腔医护人员因职业特殊性面临的职业风险。这两种风险同时存在,除此之外,还有国家政策、医院管理、口腔医疗技术创新等风险。医疗行业是高风险行业,医疗风险问题日益突出,风险发生率日益增高。医生职业具有风险水平高、风险复杂、风险不确定及风险后果严重等特点,因此,医护人员知识技能掌握水平的差异等因素使医护人员在行医过程中应承担的责任风险,有医务人员在医疗技术创新过程中带来的风险,也有医护人员在特殊的工作环境中面对疾病、病毒、细菌、化学药物等无法避免的自身受到伤害或感染的风险。

再有,病人的行为也是构成医疗风险的主要因素之一。如病人有冒险行为或不健康的生活方式,或在诊治过程中采取不合作态度,医疗过程的风险将会增加。

此外,社会心理因素及其他各种原因导致医患矛盾产生的医疗风险。如患者对治疗的高期望值;医患之间不能充分沟通引起患者误解;疾病出现不可逆转的结果而患者家属一时不能接受现实等,均可引发医疗纠纷,使医务人员面临人身安全的风险。由于院方行为失当,患者的正常要求不能满足或合法权益受到侵害而引发的风险;部分患者及家属缺少道德与诚信,在利益驱动下,为获取不正当利益或免付医疗费用而无理取闹。

社会文化水平整体上升,咨询发达,使患者更方便地了解到与疾病相关的信息,患者要求更多地了解自己的治疗方案、用药及预后。患者对医疗过程参与意识加强,病人自主及参与意识的觉醒是不可逆转的文明进步潮流,知情同意也是患者的重要权利,是患者得到尊重的重要体现。按照知情同意原则,病人或家属必须知晓治疗真实充分的信息,特别是可能引发的风险,取得病人或家属的自主同意。随着生活水平的提高,人们越来越关注自身和家人的健康状况,对疾病的预防和早期诊治都更加重视,由此对疾病的治疗效果预期更高。医患之间缺乏沟通,对有关疾病的信息交流不够,导致出现意外后患方不理解,认定医务人员失误。

第二节　有效处理各类危机

医疗、食品事关人民群众直接利益,特别是我们医疗行业,人命关天,舆论的关注度更高,因此,当危机事件发生时,应对策略更应慎之又慎,否则更易成为众矢之的。反之,一些成功的应对策略则往往能起到化险为夷,迅速淡化不利影响,将危机事件可能产生的危害降到最小限度。

如何及时发现和有效处理医疗服务过程中的各类风险,不断提高医疗质量,已成为当今医院管理所面临的重要而迫切的课题。任何项目的重要风险处理失当都可能导致医院经营的失败,造成巨大的经济损失及医院的消亡。

医疗单位的危机事件大多是由于医疗事故、费用、服务等引发医患纠纷而造成的,借鉴一些成功案例的经验,我们医疗机构在应对危机事件应把握以下几点原则:

1. 树立全员公关意识,时刻绷紧一根"弦"

危机公关就是"灭火",而"灭火"的关键,是要有"灭火"意识,"灭火"准备,心中时时亮起"忧患"的红灯。越是知名度高的口腔诊所,越是容易"惹祸上身",出现危机,因此,要"一日三省吾身","洁身自爱",珍惜"声誉",善待民众,防患于未然。必须"生于忧患,起于忧患",时刻维护口腔诊所的信誉度、美誉度,牢固树立公关意识,适时调整口腔诊所行为,才能经受市场经济的"洗礼",才能大浪淘沙,方见"真金"。

2. 建立防范机制,健全公关组织

公关组织的首要任务是时刻关注口腔诊所内外部的经济及利益变化趋势,并适时整理分析,以使口腔诊所"胸有成竹"。其次,公关组织还要与传媒保持密切接触,"成也媒体,败也媒体",与媒体的"零距离"接触,将使口腔诊所在处理突发危机问题时"游刃有余",以保持正确、有利的舆论方向。最后,公关组织还要贴近市场,了解市场,一旦发生危机,能够配合相关部门及时有效采取措施,将危机消灭在萌芽状态。

3. 建立快速反应,及时沟通疏导

当真正的危机到来时,口腔诊所公关部门要沉着冷静,首先要成立由口腔诊所相关领导牵头的危机事件公关小组，统一口径，避免不利的"传闻"扩散，并全权处理相关事宜。在危机事件的处理上，本着"有利、有礼、有节"的原则，要真诚面对，积极、主动、谦和地与新闻媒体正面接触，保持口腔诊所的正面良好形象，其次，要善于"借力"、"使力"，通过各种途径，最大限度地博取政府、传媒、相关行业、广大民众对本口腔诊所的支持、谅解和同情。

美国危机管理专家奥古斯丁对危机处理的经验做了精辟的概括："说真话，立即说"。这六字箴言指出了危机方不论是对利益相关者还是舆论界，必须态度诚恳，实事求是，并及时发布信息。做到不急不躁、不欺不瞒，友好、客观地沟通协调。如果是因为口腔诊所责任导致社会公众利益受损，必须勇于承担责任，在第一时间向受害者公开道歉以示诚意，并且提出相应的补偿方案。

4. 学会放弃

危机是悬在每个企业头上的一把利剑，有时需要有"断腿保全身"的气魄，为了保住肢体而放弃生命是愚蠢的。要学会选择，学会放弃，当断则断，不留后患。当损失不可避免时，就应权衡利弊，当机立断舍弃小的利益。患得患失不仅无助于损失的挽回，反而只能使自己丢掉更大的利益。

危机来时，绝不能像鸵鸟一样把头扎在沙堆里。眼不见未必净，逃避不仅不能解决问题，还会贻误战机，只有积极主动地去解决问题，找出问题症结所在，才能把危机的伤害降到最低。

【案例】 德国牙科公司诈骗患者、中国义齿反成罪魁祸首案
[来源：光明网 - 光明日报 . 柴野 . 时间：2002-12-16]

一段时间以来，"义齿诈骗案"在德国闹得沸沸扬扬。事件的起因是，德国一家牙齿材料公司与德国牙医一起，把来自中国的价廉物美的义齿当做德国产品提供给患者并向医疗保险公司索取高价。这虽然是一起发生在德国本土的普通诈骗案，是德国公司与德国牙医相互勾结、从中牟取暴利的事件，但德国媒体在揭露此事件时却有意无意地将矛头指向了中国。今年11月，下萨克森州的一位牙科医生向保险公司投诉，告一家德国公司与医生合伙利用国外制作的义齿行骗。保险公司调查后证实，这家德国牙齿材料公司以每副120欧元的价格从中国购进大量义齿，再与牙科医生串通，将其当做德国产义齿，并以900欧元一副卖给病人，所得款项医生留下五分之一至三分之一作为回扣。估计有2000多名医生卷入此案。舆论称，这是德国有史以来最大的诈骗案。

这本是德国的一大丑闻，人们的精力应放在如何调查事实真相和惩治违法人员上，但德国媒体却连篇累牍发表文章，大谈中国生产的义齿如何有害健康，有关协会甚至还警告大家，不要用来自中国的便宜牙齿材料，这些材料会导致牙齿发炎或提前脱落，甚至会致癌。似乎这起义齿丑闻的罪魁是中国人，而不是违法行骗的德国人。

德国许多公司长期以来一直与中国有关公司合作，在中国加工生产义齿。一位德国商人告知，德国产义齿所以昂贵，并非因为材料成本贵，而是劳动力成本高。由于中国劳动力比德国便宜得多，进口一副中国义齿只需100至130欧元，而德国产品则要高几倍。就质量而言,许多中国牙齿材料生产厂家甚至早于德国的一些企业获得了国际质量标准证书,产品质量完全符合德国标准。德国黑罗伊斯牙科技术公司表示,中国厂家采用的材料通常和德方采用的材料是一样的。德国口腔协会主席魏伯尔教授说,中国制造的义齿对健康有害的说法是不对的,"我不久前在北京看到的义齿制作绝对达到世界水平"。

【案例】 西湖区法院判决章俊理牙科诊所非法行医案

[来源:人民日报.华东新闻.时间:2000-07-06]

吴秋玲、胡书华、刘锋等1965名原告诉称:被告章俊理、章君鹏于1989年5月至1998年10月,先后开设所谓"南昌市百花洲牙科诊所"、"南昌市牙科光固诊所"、"南昌市德国新器材牙科诊所"和"南昌市章俊理牙科诊所"进行非法行医。被告章君鹏也投资合伙,参与分配。被告通过欺诈手段和虚假宣传招徕患者,在对患者和其他接受"免费检查"人员的所谓"治疗"过程中,肆意对各原告的牙齿作拔除、拔髓、截冠、磨尖等破坏性、非治疗性和扩大化处置,故意损害各原告的身体健康。原告因此诉请法院判决被告赔偿各原告牙齿受损害后治疗所需的医疗费、退回非法收取的"治疗费"、法医鉴定费、精神损害抚慰金等共计1025万余元,并承担诉讼费、保全费等。

被告章俊理辩称:诊所开业期间取得的行医执照都是合法有效的,不是非法行医;原告治疗牙齿后即明显知道自己受到伤害,因此诉讼时效应从受伤害之日起算,本案原告全部超过诉讼时效;原告伤情要经过医疗事故鉴定委员会鉴定,不应由法医鉴定;法医鉴定缺乏科学性、客观性、公正性,不能作为证据使用;人身损害赔偿范围不包括精神损害抚慰金;一部分原告经法医鉴定已达到治疗效果。被告章君鹏辩称:其不是章俊理牙科诊所总经理,只是受章俊理委托或以大哥身份做一些事务性工作,不存在非法行医行为。被告章君程辩称:其未对诊所进行任何投资,也未参与诊所的分红和任何经营活动,不应承担任何民事责任。

西湖区法院经过先后两次长达9天的开庭审理,作出如下判决:一、被告章俊理、章君鹏赔偿吴秋玲、胡书华、刘锋等967名原告法医评定医疗费99万余元、鉴定费13万余元。二、被告章俊理、章君鹏返还吴秋玲、胡书华、刘锋等1421名原告治疗费324万余元。三、驳回吴秋玲、胡书华、刘锋等1965名原告对被告章君程的诉讼请求。四、驳回顾德兴等520名原告要求章俊理、章君鹏、章君程赔偿精神损害抚慰金的诉讼请求。五、驳回潘更生等219名原告的诉讼请求。

2000年11月27日一审结案。江西省南昌市西湖区人民法院判决被告章俊理、章君鹏赔偿原告合计437万余元。2001年7月1日,备受南昌市民关注的"德国牙医"案主犯章俊理,被南昌市中级人民法院以非法行医罪判处有期徒刑9年零6个月,处罚金100万元,并处与另一案犯共同赔偿1124名附带民事诉讼原告人经济损失,计535万多元。

在法院审理过程中,控辩双方就刑法第三百三十六条非法行医罪的构成前提"未取得医生执业资格"的"医生执业资格"问题展开了争论。辩方认为法院审理非法行医罪案件时只能对行为人的医生执业资格进行形式审查,即只能审查行为人是否取得医生执业资格或者已经取得的医生执业资格是否真实。如果这样,法院只能宣告非法行医罪不成立。控方认为应对被告人所在的医疗机构取得"医疗机构执业许可证"时的条件重新进行审查,即进行实质审查,发现不符合有关章所规定的行医条件,得出被告人"本不应具备医生执业资格"的结论。诚然,根据我国政体,法院没有像西方有些国家那样的司法审查权,但是根据宪法我国检察机关有行使法律监督的职能,对行政机关的具体行政行为理当可以进行不局限于形式的审查。法院对控辩双方的意见,当然有权力也有责任判别,从而决定采纳一方意见而拒绝另一方意见。再者,根据行政诉讼法,法院有权对具体行政行为进行实质审查;刑事诉讼中法院也理应拥有此种权力。南昌法院最终认定章俊理非法行医罪成立。审查无限意指法院对案件涉及具体行政行为的审查,根据案情既可以作形式审查也可以作实质审查。

第三节　危机事件的利用

　　中国人擅长"将计就计",把坏事变成好事,口腔诊所要及时抓住问题的主要矛盾,扭转乾坤并非不可能。危机是坏事,无论哪个行业,当一个危机事件突然爆发的时候,市场上都会引起强烈的震动,一个相对稳定的市场结构也因此而被打破。但从另一个角度,某些危机事件如果能巧妙利用,反倒能起到意想不到的正面效果,正确利用事件快速成长,必须在消费者所认同的"最大价值"上进行突破,并把这个价值坚持到底。例如:因某起医患纠纷引发危机事件,通过第一步的迅速调查,明确责任在对方,我方没有责任的情况下,若对方因不明事理或无理取闹而引起媒体介入,我方通过适当方式最终向媒体证明事情真相,让对方承认错误,让媒体还我方清白,这个过程实际对口腔诊所起到了变相正宣传的作用。当然,公关作为一种手段,只能作用于一时一事,企业的长期形象仍要靠企业脚踏实地的真抓实干去维持和树立,这一点对于我们口腔诊所也是一样。

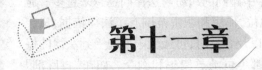

第十一章

口腔诊所权益保护

　　口腔诊所因开展口腔医疗活动时有意外事件的发生或患者认为口腔医疗效果不好是口腔医师的责任,患者或家属常有过激行为,像聚众闹事、漫天开价索赔、打砸医院的公共设施、谩骂、围攻、殴打甚至杀害医务人员。例如:广州番禺区发生的郭某伤害口腔医师案。不仅使国家财产遭受损失,医务人员身心受到严重伤害,也侵害了其他患者的合法权益,扰乱了医疗秩序,影响了医疗行业的健康发展。近日,重庆某报对医务人员的调查显示,医务人员的子女 90% 不愿学医,说明这个行业的高风险性和医务人员的无奈。

　　口腔诊所权益保护是一个沉重的话题。当前,口腔诊所合法权益难以维护,侵医事件屡有发生,权益问题事关大局,必须探求新的保护机制和方式,提出新的办法和措施,以期实现社会的实质性公平。从根本上讲,口腔诊所权益保护要靠政策、靠制度、靠法律。现阶段指向医方的大多数属于不利的舆论,对此,全社会的口腔诊所以及口腔医疗技术人员应该站在同一立场上,不卑不亢,共同抵制片面舆论导向,大胆的维护自己的权益。

　　在开业当中,如果你被别人抄袭,证明你的创意是被别人认可的。那么,首先要认可自己的创意包括你的团队是优秀的,不要担心和害怕别人去复制,当要运用法律的武器来保护自己的合法权益,在开发这个新产品、新创意的时候首先要注意注册相关的知识产权、创意产权,包括商标、创意的保护。

第一节　著作权法保护

　　口腔医师要学法、懂法,以便更好地执法守法,求得法律的保护。法是国家制定或认可的,以国家强制力保证实施。宪法是国家的根本大法,在法律方面,它有至高无上的权威。口腔医疗法是在宪法的总则下进行的。随着法制的健全,人们法制观念的日益增强,口腔医疗中碰到的纠纷与法律问题越来越多。通过口腔医疗立法,使口腔医疗人员的地位、作用和职责范围有了法律依据,口腔医师在行使口腔医疗工作的权利、义务以及职责时,可最大限度地受到法律的保护、国家的支持和人民的尊重,任何人都不可随意侵犯和剥夺。如在"毒麻剂"药的管理方面,哌替啶、吗啡类药物,临床上只用于晚期癌症或术后镇痛用等。口腔医疗人员若利用自己的权力,将这些药品提供给一些不法分子倒卖或吸毒者自用这种行为已构成犯罪。口腔医疗人员负责保管各种贵重药品、医疗办公用品是绝不允许利用职务之便占为己有的,情节严重的都是违法犯罪行为,口腔医师应警惕不要以身试法。

另外口腔医师在实际工作中遇到的个别现象也是常有发生的,如门诊来了一个醉汉,因外伤来院求治;送患者来院的也都是些酒友,在诊室说些污言秽语,甚至无理取闹,打医护人员,口腔医师要与保安人员联络,取得保护不受伤害,维持正常工作。一旦受到伤害或影响工作要用法律或其他方式维护自身权益。若一位口腔医师被起诉犯有渎职罪,如果口腔医师严格依照口腔医疗质量标准,正规操作,实施口腔医疗,则可以有理有据的为自己辩护。法律是公正的,法律重事实,重证据。口腔医师在工作中难免遇到各类事件,发生各种纠纷或潜在法律问题。学法、守法不推卸自己应负的责任。更要用法律保护自己的名誉。

口腔医疗工作是神圣而美好的,口腔医疗工作的神圣在于她的职责是预防疾病,保护生命,减轻痛苦,增进健康。为人类的健康事业尽人道主义义务。口腔医师以奉献为天职,口腔医师在用自己的智慧与双手帮助一个人减少痛苦,获得生命的延续或健康的同时,也给一家人带来幸福和快乐,所以口腔医师工作的好坏,直接影响着千家万户的快乐、安康。

口腔医疗工作是平凡而伟大,是因为口腔医疗工作是知识、技术、爱心的结合,口腔医师默默无闻的工作,保护着人的健康,救人于危难之中,直接间接的促进社会生产力的发展。为国家经济建设和国防安全服务。所以选择口腔医师工作,热爱口腔医疗专业,献身口腔医疗事业,应引以为光荣、自豪。我们提倡蜡烛精神,就是口腔医疗人员"有一份热,发一份光"。蜡烛的光亮既照亮别人也照亮自己,口腔医师将自己的理想,抱负和志趣与口腔医疗事业联系在一起,融为一体。因此,口腔医师在实际工作中,一切为病人着想,同时也要善于保护自己有足够的能力来实现自己的计划,达到理想的口腔医疗效果,更要有严谨的工作作风和防范意识,杜绝事故、差错的发生及口腔医疗工作中潜在的法律问题,以防良好的动机,由于疏忽、不慎、失误给病人带来不应有的损失和痛苦,给自己的工作、生活和精神造成很大影响。

《中华人民共和国著作权法》是 1991 年实施的,2001 年进行过一次重要修正。当然,谈及著作权法的渊源,不仅是这部专门法,还有其他许多法律法规,如《计算机软件保护条例》等,包括我国参加的相关国际公约,如《伯尔尼公约》,我国入世后,世贸组织协定中《知识产权协议》也成为著作权法的法律渊源。

著作权法保护什么,可以简单概括地从两方面讲,第一、著作权的主体,即依照法律规定享有著作权的人,也就是实际从事文学、艺术、科学作品创作的人。著作权主体首先是作者,即创作作品的公民。其次法人或者其他组织也可以成为著作权主体。第二、著作权的客体。即著作权法保护的对象,简言之,就是著作权法保护哪些作品,著作权法保护的作品范围是相当广泛的,凡文学、艺术、自然科学、社会科学、工程技术等作品都是著作权法保护的客体。

著作权法不仅保护作品,而且对作品传播者的权利也施以保护,因为作品创作出来以后,需要传播,法律赋予传播者类似于作者的权利,因此,出版单位、报刊、录音录像、广播电视等也拥有权利,我们称之为与著作权有关的权利,相邻近的权利,即著作权的邻接权。

著作权法在知识产权法中是内容较多,也很复杂的法律领域,特别是处于知识经济时代,随着高科技的发展应用,互联网的出现,在著作权领域大量的新问题层出不穷,著作权法律也出现了一些法律空白,需要深入探讨解决。欢迎网友提出问题共同讨论。

【附录】　网页保护

网页是全球广域网上的基本文档,用 HTML(超文本标记语言)书写,该 HTML 语言书写的文档通常被称为网页的源文件。网页源文件通过有关网络浏览程序(例如微软公司的 Internet Explorer)以文字、图像、声音及其组合等多媒体效果展现在计算机的输出设备中,向计算机用户提供信息。网页以数字化形式存储于计算机的存储设备中,能够以多种形式被复制,如果设计人在制作网页的过程中对网页各种要素进行组合编排,付出了创造性的智力劳动,形成新的作品表现形式,那么该网页作为数字化形式的作品应当受到我国《著作权法》的保护。

通常来说,网页由文本、图形、网页横幅、表格、表单、超链接、横幅广告、字幕、悬停按钮、日戳、计数器等要素构成。没有约定网页著作权归属或者约定著作权属于设计人时,网页设计人作为汇编作品的作者对网页整体享有著作权。构成网页的要素可以按照是否具有独创性以及能否以某种方式被有形复制,分为作品性要素和非作品性要素。其中每个可以脱离网页而独立存在的要素可以作为文字作品、美术摄影作品、计算机程序分别受到我国《著作权法》的保护。

我国《著作权法》并未对网页的版式设计单独进行保护,究其原因,网页的版式设计通过文字图形等要素的空间组合以取得良好的视觉表现效果,但是网页的版式设计不能脱离特定文字、图形而独立存在,单独的版式设计不构成著作权法意义上的作品。因此,网页版式设计因缺乏构成作品的基本条件即具体的表现形式而不能单独享有著作权。虽然法律规定出版者对其出版的图书、报纸、杂志的版式设计享有专有使用权,但是该项著作权邻接权的主体不能做任意扩大解释,在法律没有明确规定的情况下,网页著作权人对网页版式设计不享有该著作权的邻接权利。

【案例】 陵县人民法院审理牙科诊所力争正宗名誉侵权案

[来源:人民日报.相国,等.2003-06-04,第十五版]

由于都开了一家牙科诊所,一向和睦的昔日姑嫂关系变得紧张起来,甚至闹得对簿公堂。原告李某与被告陶某原系姑嫂。陶某之兄陶连在当地开设了一家牙科门诊——陶门牙科。1998年陶某与李某离异并搬走,原"陶门牙科"由李某继续经营。陶某在"陶门牙科"附近也开了一家牙科门诊"正宗陶门牙科",昔日姑嫂的和睦关系骤然紧张起来。

李某在国家工商总局商标局对"陶门牙科"进行注册,陶某则将字号改为"正宗老陶牙科"。此后,双方又为正宗之名和招揽生意展开了一场广告大战。

去年8月,陶某为扩大其诊所的知名度,在崔某承办的《凯悦广告》上刊发招生广告,其中"实话实说"部分有如下内容:"原住陵县的陶连老牙医,1981年与妻子闹别扭时,竟遇到有夫有孩子的女人,花言巧语趁机破坏了陶连的家庭后,陶家从此不得安宁,陶连的一儿一女失去了父亲和母亲……"李某认为了侵犯了其名誉权,遂于同年12月将昔日小姑和崔某告上法庭。

日前,山东省陵县人民法院一审审结一起名誉侵权纠纷案件,依法判决陶某及某广告公司立即停止对李某的名誉侵害,被告陶某在广告上刊登道歉声明,赔偿原告精神抚慰金1000元。

[评论]

该广告"实话实说"部分虽未直接指向李某,但该内容明显特定指向她,且使用了含有侮辱、贬损原告人格的语言,构成了对原告名誉权的损害。原告请求停止侵害、消除影响、恢复名誉,应当予以支持。宣判后,原告、被告双方均表示服判。

【案例】 北京市第二中级法院依法判决牙科医生跳槽带走资料案

[来源:记者郭志霞.北京娱乐信报.2002-07-08]

北京市首起营利性医疗机构之间侵犯商业秘密案在市二中院有了结果,朝阳维世达诊所、林富明被判定赔偿北京国际医疗中心经济损失50万元,并公开道歉。这是记者昨天从市二中院获悉的。

新加坡籍牙科医生林富明2001年10月初突然离开国际医疗中心口腔全科到朝阳维世达诊所工作,并给每位病人发去通知说"我将于××日迁址,我将继续为您提供治疗……希望继续到我这里治疗牙病"。国际医疗中心称,林富明带走了属于中心的病人资料,后有99位病人离开了国际医疗中心,至少有67人到他的诊所就诊。国际医疗中心以林侵犯商业秘密为由,把朝阳维世达诊所、林富明共同告上法庭,要求停止侵权,公开道歉,并赔偿经济损失134.8万元。法院审理后认为,根据我国《反不正当竞争法》,病历资料属于该医疗机构的经营信息,应当受到法律保护,而林给病人发出的通知中具有明显的要求病人跟随他到维世达诊所继续接受治疗的倾向,结果导致病人离开,给医疗中心造成经济损失,遂判决林富明和维世达诊所赔偿国际医疗中心 50 万元。

对于这个结果,被告的委托代理人当庭表示上诉,他认为:"牙科正畸是一个连续的过程,医生离开时告知病人是医生应有的医德"。但审理此案的王范武法官认为,这是两码事,应该从法律上判定。

事由:林某作为医生多次向医疗中心辞职未获批准,后跳槽至一诊所,并及时通知了由自己诊治的病人。中心为此将诊所和医生一起告上法庭,要求赔偿 134.8 万元,并判令近百名转至该诊所就医的病人继续回中心治疗,近日法院公开审理了此案。

医疗中心:利用本中心的病人病历和资料属于侵犯商业秘密

原告医疗中心诉称:被告林某自 1998 年以来一直在国际医疗中心工作,2001 年 10 月 16 日以后,病人不断打来取消预约的电话,医疗中心由此得知林某带走了属于该中心的病人资料,而且其就职的诊所已经按照病人资料上的通讯方式通知了林某所有的病人到其诊所就医。由于工作的原因林某在医疗中心时可以接触到病人病历和资料,病人资料是原告的经营信息,属于商业秘密的范畴,能为权利人带来经济利益。其就职的诊所明知林某上述行为违法,仍使用属于原告的病人资料,同样构成对原告商业秘密的侵犯。请求依法判令被告停止侵权;公开赔礼道歉;赔偿经济损失 134.8 万元。

诊所:合法聘用医生未使用原告病人病历

被告维世达诊所辩称:诊所并未接触和使用国际医疗中心的任何病人资料,也未以任何方式通知过该中心的病人到诊所就医。而医务人员有选择服务单位与合理流动的自由,医疗机构有聘用专业卫生技术人员的自由。维世达诊所依法聘用林某的行为并未侵犯原告的商业秘密,不应承担任何赔偿责任。

林某:有为病人提供连续治疗的义务,病人有选择就诊医疗机构、医生的自由和获得连续治疗的权利

被告林某称:自己是牙科正畸医师,原就诊的病人多数未完成治疗。为了对病人负责,按照国际惯例,便以电话、传真的方式,向其负责治疗的病人履行了告知的义务,通知病人自己已变更的工作地点,并告知患者有权选择:继续在原中心由新的正畸医生治疗,或是到新的诊所由原治疗医生治疗。而且作为医生自己也有病人的记录,并未以任何形式占有属于该中心保管的病人名单。作为一位医生,有为病人提供连续治疗的义务。同时,病人也有选择就诊医疗机构和选择医生的自由以及获得连续治疗的权利。

法院:向病人告知医生迁址的义务应由医疗中心履行

法院开庭审理后认为:中心的牙科病人病历资料中包含客户名单、治疗计划和价格情报等经营信息,对于营利性医疗机构来说,属于经营信息,不能从该行业的公开渠道获得,是中心依赖长期的经营,不断积累,凭借自己的服务质量和信誉形成的。林医生利用客户名单逐一向病人发出迁址通知,其内容具有明显的要求病人跟随自己到新诊所继续接受治疗的倾向,且该通知发放的直接结果是原在中心接受林诊治的一百余位病人中有 99 人离开了中心。而且该医生继续利用了医疗中心病人资料中的治疗计划和相关价格信息以及优惠方式。而维世达诊所在知道该医生所掌握的客户系医疗中心正在诊治过程中的病人的情况下,仍然与上述客户发生同种医疗服务关系,应当认定林某和维世达诊所的行为共同侵犯了原告国际医

疗中心的商业秘密,应承担连带法律责任。

在国际医疗中心就诊的病人系与该中心建立的医患合同关系,而非与医生林某之间建立的合同关系,因而告知病人的义务应由国际医疗中心来履行。而病人本身有选择医疗机构的权利,在目前大部分病人已经到被告维世达诊所就医的情况下,客观上无法要求病人回到原告诊所就诊。故判决:该诊所和林医生向医疗中心公开赔礼道歉;赔偿国际医疗中心经济损失50万元。

第二节　医务人员权益保护

目前医患关系紧张的原因有来自制度和体制的一些原因。那么完善社会保障体系,特别是城镇和农村医疗保障体系是缓解目前医患关系紧张的根本手段之一。国家应该在这个方面下大力气,加大投入,消除我国目前大部分人口的"医疗危机"感,缓解医患对立情绪。同时,在立法上仍旧需要推进,完善相关的法律法规,最终建设成一个能真正反映医患对等权利的法律体系,保障医患双方权益。如果一直认为客户或患者都是对的,那要是客户或患者错了呢,责备诊所里的员工,员工会怎么想呢?我想他可能会想,此处不留人、自有留人处,有怀才不遇的感觉、辞职就是早晚的事了。如果是能力差的员工辞职损失不大,如果是人才也跟着流失那怎么办?如果那"客户"是竞争对手策划的、最后吃亏的是谁?想一下就知道了。所以尊重患者是根本,但要明辨是非、要有自己的立场,也要保护医务人员权益。

1. 知法遵法,依法办事

强调执业必知法,加强对口腔专业技术人员权益保护知识的学习,熟读执业医师法,了解医疗事故责任举证倒置、医疗事故处理条例的关键内容,在实际执业过程中按照法律法规办事,出现问题也依据法律法规来逐步解决,做到有理有据。在实际工作中坚守医德,以人为本、以德为本,增强社会责任感。

2. 建章建制,严格执行

以往的经验教训证实,许多医疗事故的发生,都是因为医护人员没有按医疗护理常规办事,这也反证了现在的口腔医疗护理常规有很多疏漏,因此有必要制订和完善更符合临床实际的操作规程,以规范现在的医疗护理行为。作为口腔医疗技术人员,要自觉严格遵循医疗规章制度,重视医疗文件的内在质量,避免医疗纠纷的发生。没有医疗纠纷的出现也就缓解了医患矛盾,从而就可以有效的保障口腔医疗技术人员的权益。

3. 加强培训,提高技术

每个口腔医疗技术人员必须自觉地努力钻研业务,积极参加继续医学教育,更新知识,提高专业技术水平。口腔医护人员本身水平的高低,直接关系着患者的健康安危,不学无术就会草菅人命。在临床医疗工作中,如果能保证诊断治疗的正确性,那么就能最大程度地降低医疗风险,保障诊所和医疗技术人员自身权益。

4. 人文关怀,换位思考

随着经济发展、教育变革和技术革新,医学突破了传统模式,发生了巨大变化,尤其是在实验技术基础上建立的现代医学,促使传统的以人文为核心的从医准则发生了改变,出现了以医学、技术、利益为核心的现状,忽视了疾病的主体——患者在医学进步中的地位和作用,使得人文关怀趋于淡化,医患之间矛盾逐步凸显,医患矛盾容易激化的深层次原因就是医患双方对矛盾的非人文化处理。原卫生部副部长、中国医师协会会长殷大奎指出,新的法制环境下,医护人员一定要摆正医患关系,医学伦理学主张对整体的人高度尊重的基础上坚持医生的职责,并充分调动患者的主观能动性。医患双方的地位应该是人格和医疗服务上的平等。所以一定要懂得换位思考,每一个患者、每一个医技人员都是平等的社会人,都有着对应的权利和义务,口腔医务工作者在工作中要本着一颗平常心,学会体谅患者的难处,学会换位思考,从患者的期望和需求出发,人性化地处理好口腔医疗过程中出现的多种多样的矛盾。鉴于目前医患矛盾已不再是单纯的医生与患者之间的矛盾而是广泛的社会矛盾,那么口腔诊所也要着眼于创造和谐的环境,提供给口腔医疗技术人员更好的工作条件,协助口腔医疗技术人员处理一些医患矛盾。

5. 加强医患沟通

医患之间的沟通应该是心灵的沟通和感情的沟通。如果医务人员设身处地为患者着想,把病人担心的事情讲清楚、说明白,帮助患者选择既能保证口腔医疗质量,又能减少费用支出的治疗方法,人心换人心,患者必然会理解口腔医务人员的难处。这样就能顺利的开展工作,避免矛盾的产生。得到了患者的肯定和赞赏就不会遭遇攻击人身的过激行为。

医生要学会自我保护,医生与病人是在进行"职业性谈话",解释病情都要负责任,一开口,就得准备被录音,写下的一切,都得准备有一天会成为物证,被送上法庭,医生应该有把握到那时也能无懈可击地站住脚。因此,虽然仍应保持态度和蔼,语气柔和,但内心应充分懂得它的严肃性。解释病情切忌主观片面,既要讲清情况,让病人和家属心中有数,又要为自己留有余地,千万不能因措辞不当而引起误会,成为隐伏的医患纠纷的根源。

6. 讲究技巧

日常工作中,时常能见到年轻医护人员与病人发生纠纷,而老医生、老护士往往几句话即可将纠纷平息,这其中多数不是医护质量、服务态度问题,而是欠缺处理问题的方法、技巧,可见口腔诊所应加强对年轻医护人员人际交往方面的教育,这对避免医患摩擦是很有益的。在实际工作中也可以采取"传、帮、带"的方式,倡导言传身教,让年轻一代在学习技术同时也学习与患者交流、处理特殊情况的技巧。

从行为学的角度看,口腔医生在临床工作中给自己留一点余地应该是可以理解的。这是因为客观上口腔疾病的发展可能有许多变化,病人本身也存在个体差异性;另一方面,以临床检查为依据做出的诊断和预后判断通常只有相对的准确性。从主观方面说,面对着社会上各种各样的人,为了保证临床医疗工作不受扰乱,口腔医生也需要有自我保护的意识。但是必须强调的是,口腔医生的自我保护必须不能损害病人的安全和利益,不能因而忽视对患者诊断治疗的认真考虑。

7. 提高服务质量

卫生部"医疗管理年"考核标准中把医疗服务质量作为一个重要的考核标准列入其中,足以体现国家对医疗服务质量的重视性,也体现了患者对提高医疗服务质量的呼声。口腔诊所也要借鉴国际上的先进理念,改善条件,给患者创造更好的康复环境,优化服务流程,提供增值服务,使来诊所的患者有宾至如归的感觉。相信每一位真正受益的患者都不会站在诊所的对立面。

8. 共同抵制片面舆论导向

社会舆论往往在社会矛盾凸显的时候起着重要的作用。由于舆论的特性是倾向于弱势群体,所以现阶段指向医方的大多数属于不利的舆论,对此,全社会的口腔诊所以及口腔医疗技术人员应该站在同一立场上,不卑不亢,共同抵制片面舆论导向,大胆的维护自己的权益。

例如:美国曼哈顿牙医 Stacy Makhnevich 专门为古典音乐歌唱家、管乐器音乐家提供服务,据称,患者在接受 Makhnevich 服务之前需要签署一份私下的协议书。在这份标有"维护隐私双方协议"的表单上,注明患者禁止公开评论牙医,包括所有的博客、在线论坛或评议网站。作为交换,Stacy Makhnevich 保证不会向第三方出售患者的私人信息。

9. 建立电子监控系统

为了口腔诊所安全,安装电子监控系统的口腔诊所会越来越多,每台牙椅的摄像头,正对椅位的音频,音频要质量好,位置安装要恰当,才有好的录音效果,正对大门口的摄像头必须要有,是口腔诊所的看门神,也顺便保护左邻右舍的安全。

电子监控系统作用:保护口腔诊所安全,防止物品丢失,防止医疗纠纷,方便员工管理。此系统可以远程控制,业主休假时在家电脑上输入地址,就可以随时了解口腔诊所情况,有 500G 的磁盘,录像录音资料能保存二十多天,以备不时之需。

【附录】 深圳市宝安区医疗卫生机构治安防范工作暂行规定

[来源:深宝卫〔2004〕129号.发表日期:2004-12-01]

第一章 总则

为切实维护本系统各级医疗卫生机构正常的医疗和公共卫生工作秩序,保护医疗卫生机构及其医务人员和患者的合法权益,保障医疗安全和医疗卫生机构内部的治安稳定,促进卫生事业稳步发展,根据《中华人民共和国治安管理处罚条例》、《医疗事故处理条例》等法律、法规,结合本系统医疗卫生机构实际,制定本规定。

第一条 本规定所称的医疗卫生机构是指依照国务院《医疗机构管理条例》的规定,经市、区以上卫生行政管理部门批准,并取得《医疗机构执业许可证》和政府办的公共卫生监督、疾病预防控制等机构;医务人员是指在医疗机构中与医疗卫生活动中依法执业的所有人员。

第二条 本规定适用于本系统内的各级医疗卫生机构的治安防范工作。

第三条 医疗卫生机构及其医务人员、执法工作人员依法履行职责受法律保护。

任何单位和个人不得扰乱医疗卫生机构正常的医疗秩序,不得侵害就诊者合法权益,不得侵犯医务人员人身、财产安全及损坏医疗卫生机构的合法财产。

第二章 医疗卫生机构的职责

第四条 医疗卫生机构应当按照法人或主要领导负责制原则,明确治安责任人,将治安防范工作纳入岗位目标的考核范围,逐级落实内部治安保卫责任制。

第五条 医疗卫生机构应当在卫生行政部门的组织、指导下,建立健全各项安全保卫制度,落实安全防范措施,加强内部治安综合治理,提高自防、自卫和各项防盗、防干扰能力。

第六条 医疗卫生机构应当根据本单位治安保卫工作的实际情况,与当地公安部门建立相应的防治工作,配备合格的保卫人员,落实必需的保卫经费,配备必要的装备器材。

医疗卫生机构应当重视和加强人防、物防、技防工作,及时消除各类安全隐患。在门(急)诊大厅、办证大厅、收费(挂号)处、药房(库)、贵重设备和危险物品存放处等重点、要害部位,应安装报警器、电视监控系统等技防设施,加强对技防设施的检查、维护工作,确保其正常运行,并妥善保管报警记录、录像带(数据)等资料。

第七条 医疗卫生机构应当按规定建立保卫队伍,或从当地派出所、保安公司聘请保安人员,加强对单位内部的治安守护和巡逻。保卫队伍和保安人员的日常管理由医疗卫生机构负责。

第八条 医疗卫生机构应加强对国家管制的麻醉药品、精神药品、有毒有害化学试剂的管理,严格执行出入库管理制度,严禁非法使用。

第九条 医疗卫生机构应加强对员工的管理,经常组织开展法律纪律、职业道德、安全防范等方面的宣传和培训,提高他们的法纪观念、职业道德和安全防范意识。

医疗卫生机构应当制定预防、处置各种突发性事件的工作预案。预防各类治安事件的发生,减轻损失,并按照规定程序及时、妥善处置各类与业务有关的纠纷,防止事态扩大。

第三章 治安员工作职责

第十条 医疗卫生机构聘请的治安员应当维护医疗卫生机构正常的治安秩序,加强对医疗卫生机构治安保卫工作的巡查、监督。各医疗卫生机构应与当地公安及上级卫生主管部门建立联席会议制度,定期通报医疗卫生机构的治安情况,适时组织开展专项治理。

第十一条 医疗卫生机构应当经常对单位内部治安进行安全检查,发现安全隐患应及时提出整改意见,督促落实整改措施,消除安全隐患。并依法报告扰乱医疗卫生秩序、偷盗财物、危害患者利益的医托等各类违法犯罪活动,整治医疗卫生机构内环境治安秩序,净化单位治安环境,推动医疗卫生机构开展"治安点文明岗"活动。

第十二条　各医疗卫生机构治安员应协助当地公安机关、卫生行政部门及时疏导、化解各种内部不安定因素,并依法报告由此引发的各类治安、刑事案件,确保医疗卫生机构的正常工作秩序和医务人员的人身安全。

第四章　医疗卫生机构治安管理办法

第十三条　因医患纠纷引起的事件,应按照国务院颁发的《医疗事故处理条例》规定处理。

第十四条　医疗卫生机构发生重大医疗事故或重大医患纠纷,以及由公共卫生引起的各类重大纠纷,应按照规定向上级卫生行政部门和公安机关报告。

第十五条　医疗卫生机构应当设置医疗卫生服务质量监控部门或者专(兼)职人员,接受患者或家属投诉,提供咨询服务,向患者及家属代表如实介绍有关患者的诊疗情况及医患纠纷处理的法定程序,并严格按照有关规定认真处理。

患者或者家属代表应当在医疗卫生机构指定的接待场所依法解决纠纷,不得借机扰乱医疗卫生机构的正常诊疗及防病工作、卫生执法等工作秩序,侵害医务人员和其他患者的合法权益。医疗卫生机构指定的接待场所,应经卫生行政部门和当地公安机关验收,并报上级卫生行政部门和当地公安机关备案。

第十六条　医疗卫生机构应主动配合卫生行政部门和公安机关做好调查取证工作,并在接待场所安装电视监控系统或声音复核装置。在接待投诉人时,应当进行实时录像和录音,并妥善保存录像、录音资料,保存时间至少一年。

第十七条　医疗机构应当严格按照有关规定及时处理尸体。逾期不处理或存在纠纷的,应及时报告所在地街道民政部门、派出所等机构备案后,由医疗机构按区有关规定进行处理。

第十八条　医患发生纠纷及卫生监、防病工作中发生纠纷并有下列行为之一,医疗卫生机构应当及时向当地公安机关报警:

(一)在医疗卫生机构内寻衅滋事的;

(二)故意损坏或抢夺公私财物的;

(三)侮辱、威胁、恐吓、殴打医务人员和预防保健工作人员的;

(四)非法限制医务人员、卫生执法人员、防疫工作人员人身自由的;

(五)非法占据办公、诊疗场所,预防保健工作场所,影响医疗、卫生监督、疾病控制机构正常工作的活动的;

(六)在医疗卫生机构内外拉横幅、设灵堂、张贴大字报、堵塞交通等,影响正常诊疗、防病、卫生执法秩序的;

(七)抢夺尸体或拒不将尸体移放太平间或殡仪馆,经劝说无效的;

(八)抢夺患者或他人医疗文件,及与医患纠纷相关的医疗证物(如药品、卫生材料和医疗器械等),经劝说无效的;

(九)其他扰乱医疗卫生机构正常医疗秩序的行为。

第十九条　各医疗卫生单位应争取当地公安部门支持,建立警民联防制度,遇重大事件时应及时与分管片警取得联系,及时到达现场,采取有效措施,制止违法行为,维护医疗卫生机构的正常秩序,并协同医疗卫生单位和卫生行政部门做好教育疏导工作,防止矛盾激化和事态扩大。

第二十条　医疗卫生机构内发生本规定第十八条之情形的,单位治安员应及时报告所在地公安机关予以处置。由市、区公安(分)局治安部门直接处置的,医疗卫生机构应积极配合。

第二十一条　对构成违反治安管理行为的当事人,由公安机关依照《中华人民共和国治安管理处罚条例》予以处置;构成犯罪的,由公安部门依法追究刑事责任。

第五章　附则

第二十二条　本规定自印发之日起施行,本规定如与国家、省、市、区相关规定抵触的,应以法定机关规定为准。

第二十三条　本规定由宝安区卫生局负责解释。

【案例】　番禺区法院判决郭某伤害牙科医生案

［来源:记者温建敏.通讯员钟起龙.新快报.发表日期:2002-09-06］

林森、陈妮(均为化名)是一对夫妻,也同是某医院的干部。林森是牙科技师,陈妮是检验技师。患者郭某因为牙病曾经林森的治疗,但未痊愈,他从此对林怀恨在心。1999年4月15日下午3时许,郭窜到医院牙科诊室,朝正在工作的林森和闻讯从检验室赶来的陈妮猛砍,林森当场被砍中右眼,身上多处受伤,鲜血直流。两人经万顷沙医院抢救后即被送往番禺区人民医院住院治疗,林保住了命,却永远失去了右眼。1999年5月18日到11月2日,林森先后到广州红十字医院进行右眼摘除术及义眼检验和安装。

林森被郭某砍伤后,在番禺区人民医院住院治疗共用去医疗、门诊费27 959.6元,护理费600元(含陈妮护理费)。后用去进口义眼安装费8000元。而陈妮因为伤势较轻,住院9天后就出院,花去医疗、门诊费3317元。某医院对于林森在本院住院188天所需的医疗费进行挂账处理,而且医院一直按时发放两受害医生的工资,此外,该院还承认两人为工伤,进行了工伤赔偿。

经法医鉴定,林森为重伤,陈妮则为轻伤。1999年底,广州市中院以故意杀人罪、故意伤害罪判处郭某无期徒刑。林森和陈妮在向行凶者郭某提出民事赔偿的同时,还把自己工作的单位某医院推上了被告席。他们认为某医院没有及时制止郭某的行凶,是医院的失职;而且某医院没有履行劳动安全保护的义务,任由郭某二度行凶,侵害了两名医生受劳动保护的权利,也侵害了两医生的生命健康权,是共同侵权人。林、陈二人要求某医院和郭某共同赔偿其医疗费、误工费、营养费、精神损失费等费用合计952 827元。

最后根据民法的有关规定及参照了《道路交通事故处理办法》后,法院判处被告郭某赔偿原告林森住院伙食补助费5840元,义眼及安装费2485.05元,合计8325.05元;赔偿给原告陈妮住院伙食补助费90元。驳回原告的其他诉讼要求。广州中院终审维持原判一审法院判决后,林森、陈妮均不服判决结果,上诉到广州市中院,要求支持近100万元的赔偿要求。而在本案的二审审理期间,万顷沙医院自愿支付给林森、陈妮因公困难补助费2万元。广州市中院认为,万顷沙医院和郭某没有共同侵害两上诉人的主观故意和侵害行为,上诉人认为万顷沙医院是共同侵权人的理由不充分,不予采纳。最后中院认为本案原审判决事实清楚,适用法律正确,应予维持,驳回上诉。

[评论]

一名牙科医生因未能治愈一患者牙病,该患者竟持刀冲入医院牙科诊室,一阵乱砍将牙科医生砍成重伤,并刺瞎其一只眼睛,另一名医生被砍成轻伤。这起恶性事件发生后,两名医生认为院方未能尽到安全保护责任,状告医院索赔95万元。2002年,广州市中院对这起特殊的人身损害索赔案作出终审判决。

某医院是一所开放性的社会医疗机构,进出该医院的就医人员无法律规定需要检查放行。两原告造成的人身损害是被告郭某因牙病经林森治疗未愈泄愤报复所致。某医院在此之前,已经承担了工伤赔偿责任,不应该再承担本案的民事责任。而原告因为在工伤赔偿案中已经取得了工伤赔偿的受偿权利,不能享有双重的受偿权利。故在本案中取得的郭某的受偿,只能是减除工伤赔偿的受偿部分。

【案例】 南宁市中级人民法院终审判决医院没错案

[来源:记者孙湘平.实习生余柳.当代生活报.发表日期:2003-02-12]

2002年3月4日下午,南宁邕宁县的青某到邕宁县某医院口腔科就诊,当班的祝医生检查后,建议青某拔掉左下后阻生牙,青某同意。在拔牙手术过程中,有1/3的牙根被折断留在牙肉之中,青某因血流入喉咙而发生呕吐,祝医生见状便停止了拔牙手术。祝随后开了处方,并告知青某等牙根露出来后再来拔掉。

青某回家服药未见好转,3月16日晚,因疼痛难忍,青某再次到某医院急诊室取药,3月18日到该医院检查、取药,但服药后依然未见好转。同年3月19日,青某到广西医科大学口腔医院治疗,该院医生检查后,用了一个多小时为青某将断在牙肉里的牙根全部拔除。南宁市邕宁县的青某到邕宁县人民医院拔牙时牙根折断并留在了牙肉中,为此青某的牙疼了整整15天。在广西医科大学口腔医院医生将折断的牙根拔出后,青某的牙疼才得以缓解。青某觉得,自己多日的痛苦是由于邕宁县某医院的治疗有误,伤口治好后,青某多次找邕宁县某医院协商解决未果,青某遂于2002年5月24日诉至邕宁县人民法院,请求判令邕宁县某医院赔偿其医疗费398.5元、交通费24元、误工费81元、精神损害费5000元,共计5503.95元。近日,南宁市中级人民法院作出终审判决,医院没错,不用赔偿。

[评论]

被告作为医疗服务者,依常规应为青某一次性拔除阻生牙,但由于医疗行为本身蕴含着风险,拔除阻生牙出现出血、疼痛甚至折断,是拔除牙术中的常见并发症。因此,邕宁县某医院的医生按常规操作拔断了青某的牙根,纯属医疗风险,医院不存在医疗服务差错。青某起诉称该医院主治医生在术前、术中及术后均存在明显过错,理由不充分,因此对青某精神损害等赔偿的诉求不予支持。

通常患者在受到这种伤害后,有"人财两空"的感觉。与一般的医源性伤害不同,这个案例都是"非应急性治疗",即当时如果不接受这类医疗,原来病情或疾患本身并不会立即产生较严重的后果。出现伤害后,那种悔恨交加的心情,身体上和精神上的创伤相互叠加,其痛苦程度远远超出旁观者所能想象的。所以旁观者有时会感觉到受害者夸大了损伤后果。出现这种情况后,受损害的患者首先会想到是"医疗事故",要讨个说法,希望能从心理和经济上得到一些补偿。

【案例】　庐阳区法院驳回原告的诉讼请求案

[来源:合肥报业网——晨报讯.发表日期:2003-06-05]

周女士在诉状中称:2003年2月14日,她因两颗牙齿咬合不齐,到双岗某牙科诊所要求矫正,但却在该所医师严林的劝说下花300元做了"效果更好"的烤瓷牙。周女士说严林在手术过程中采取了错误的"干磨"方法,致使自己牙髓严重灼伤,而且在磨牙后,严林也没有帮她制作用以保护牙齿的保护套,而是在有炎症的情况下帮她装上了所谓的"烤瓷牙"。几天后,周女士被安医附院确诊为牙龈炎、牙根尖炎,两颗牙齿Ⅱ度松动,在后来的修复中更是被迫拔除了两颗门牙。

合肥市28岁的周女士将双岗某牙科诊所推上被告席,要求对方赔偿自己医药费、误工费、交通费、伤残补助费以及精神损失费共计23 500元。日前合肥市庐阳区法院对这起罕见的"牙官司"做出裁定:驳回原告的诉讼请求。

但某牙科诊所和其辩护律师却在庭上称:周女士到他们诊所是来"拔牙"和"镶牙",而非"矫正牙",诊所在治疗过程中,既采取了正确的方式磨牙,也为她准备了保护套,其牙龈及牙髓感染可由多种因素引发,不能确定为磨牙所致。该诊所同时表明,周女士两颗门牙的被拔完全是其后期治疗单位操作上的失误,而非某诊所的行为,由诊所承担责任是不应该的。

法院审理后认为:原告的诉讼对象不明确,一审裁定驳回了原告的诉讼请求。

【案例】　朝阳区法院审结口腔医生起诉患者侵权案

[来源:健康报.发表日期:2005-05-21]

原告王某是北京某医院的口腔科医生,被告刘某是在该院口腔科就诊的患者,由原告负责为其治疗。2005年2月28日上午11时30分,被告持挂号单前来找原告复诊。原告考虑已临近下班,下午1时又要到他处办事,来不及诊治,遂建议改约或推荐其他医生治疗,但被告不同意。后经解释,被告同意下午由其他医生进行了诊治,但却对原告的行为产生不满。于当天下午被告在医院门诊楼四层电梯口两侧的墙壁上用红砖写了"王某缺德"的字样,被医院擦去。3月3日上午,被告又用棕色油漆在同一位置写了"王某骗人"、"王某没有医德"的字样。

原告认为被告的行为严重侵害了自己的名誉权,在患者及同事中造成了极坏的影响,为维护合法权益,故诉至法院,要求被告公开赔礼道歉并赔偿相应的精神抚慰金。

对此,被告认为,原告在不能如约提供救治的情况下,没有及时通知患者,耽误了自己的宝贵时间,且医生在不能履行承诺时,没有表示任何歉意。被告认为自己写的是事实,不构成对其名誉权的侵害。

北京市朝阳法院审结了一起医生起诉患者侵犯名誉权的纠纷。法院依法判令被告向原告作出书面赔礼道歉,并赔偿精神抚慰金3000元。

[评论]

我国《民法通则》第一百零一条规定:"公民、法人享有名誉权,公民、法人的人格尊严受法律保护,禁止用侮辱、诽谤等方式损害公民、法人的名誉"。《最高人民法院关于审理名誉权案件若干问题的解答》第七条规定:"以书面或口头形式侮辱或者诽谤他人,损害他人名誉的,应认定为侵害他人名誉权"。本案中,被告对原告的诊治行为不满,应通过正当合法的途径解决,但其却采取在公共场合书写侮辱原告语言的方式发泄不满,势必使前来就诊的患者和原告的同事对原告产生误解,造成了原告社会评价降低的法律后果。因此,被告的行为构成了对原告名誉权的侵害,应依法承担相应的法律责任。

【案例】 闵行区检察院以涉嫌故意伤害罪将行凶者刘冬生批准逮捕

[来源:陆勤俭,宋宁华. 新民晚报,发表日期:2006-05-31]

半年前,35岁的刘冬生在莘谭路上开了一家牙科诊所,尽管诊所的位置不是很好,但因为附近没有其他诊所,生意还算可以。

今年4月起,刘冬生感觉门庭越来越冷落,连一些老客户也不来诊所就医。刘冬生正在纳闷时,有人告诉他,离牙科诊所百米距离的莘松市场里刚开了一家新的牙科诊所。"这分明是在抢我的生意嘛!"刘冬生得知后十分恼火,决定"亲自出马"赶走那家诊所。

4月13日上午7时,刘冬生来到那家"对头"诊所门口,但诊所还没有开门。他便想打听这家诊所的业主是谁,紧挨着诊所的修鞋师傅告诉说:"他姓吕,每天上午8时以后才来诊所"。

上午8时过后,刘冬生第二次找姓吕的业主,吕鸿热情地接待了他,没想到刘冬生嚣张地说:"我在前面不远处先开了牙科诊所,你为何要同我过不去,开与我相同的诊所?""我没有想去与你竞争,但生意好坏是由客人决定的,客人喜欢到我的诊所来,我当然不会有钱不赚。如果客人往你的诊所跑,我也不会同你抢生意的"。吕鸿的一番话,气得刘冬生火冒三丈,双方发生了激烈的争执。

没想到,刘冬生乘对方不防的时候,凑到吕鸿的面部狠狠地一口,将吕鸿的一大块鼻肉咬下,吐在地上。在边上劝架的修鞋师傅捡起这块鼻肉交给吕鸿,吕鸿报警之后,民警将刘冬生带到了派出所接受调查。

吕鸿当即被送往市人民医院再植,因细胞坏死,分离部分的鼻肉已无法再生。经法医对照《人体重伤鉴定标准》第十二条规定,吕鸿伤势构成重伤,公安机关将刘冬生刑事拘留。昨天,闵行区检察院以涉嫌故意伤害罪将行凶者刘冬生批准逮捕。

[评论]

同一个地方开了两家牙科诊所,百米路段遇对手,先开诊所的业主竟然一口咬下后来者的鼻子,司法鉴定为重伤,应验了"同行是冤家"的说法。

【案例】 深圳市中级人民法院审理刘丽梅诉南山区卫生局卫生取缔及暂扣行为案

[来源:最新行政法律文件解读,2005,(10)]

1981年,刘丽梅在深圳市南头区(南山区)南昌街开设"刘丽梅牙科诊所"(又称"刘丽梅口腔诊所")。1994年,刘丽梅将诊所迁至宝安区。2000年2月,刘丽梅向宝安区卫生局提出申请,要求变更营业地址,由原地址深圳市宝安区五区市场变更为深圳市南山区仓前南锦福苑8栋108号,并取得宝安区卫生局同意迁出。2001年2月初,刘丽梅开始在南山区经营其诊所。2001年4月23日,刘丽梅向南山区卫生局邮递迁址申请书。2001年5月14日,南山区卫生局对刘丽梅发出《责令改正通知书》。同年5月15日,南山区卫生局作出不同意刘丽梅诊所迁址的批复。7月26日,南山区卫生局向刘丽梅发出《行政处罚事先告知书》和《取缔无证行医通知书》,暂扣了刘丽梅的医疗器械,责令立即停止非法行医活动。2002年7月

25日,刘丽梅以南山区卫生局行政行为违法提起行政诉讼。

[一审结果]

深圳市南山区人民法院认为:刘丽梅在未取得南山区卫生局同意的情况下,擅自将其诊所迁至深圳市南山区执业,违反了《深圳经济特区实施〈医疗机构管理条例〉若干规定》第十二条:"开办医疗机构的单位和个人,应事前向区卫生行政管理部门提出筹建申请,办理执业登记等有关手续,取得《医疗机构执业许可证》后,方可从事诊疗活动"、第三十九条:"违反本规定第十二条,未取得《医疗机构执业许可证》擅自执业的,由卫生行政管理部门予以取缔,没收药品、器械和非法所得,并处以五千元至二万元罚款"的规定。本案中刘丽梅取得的《医疗机构执业许可证》是深圳市宝安区卫生局核发的,其合法执业地址应在深圳市宝安区内。南山区卫生局依法将该诊所取缔,证据确凿,适用法律、法规正确,符合法定程序,依法应予维持。但南山区卫生局暂扣原告的医疗器械,是一种未有结论的行政强制措施,应该依法予以处理。依照《中华人民共和国行政诉讼法》第五十四条第(一)项的规定,判决:一、维持深圳市南山区卫生局《取缔无证行医通知书》。二、深圳市南山区卫生局于本判决生效之日起10日内对暂扣原告的医疗器械依法作出处理。

刘丽梅不服一审判决,上诉称:一、一审法院认定事实不清。1.一审法院并未认定南山区卫生局拒绝答复上诉人在2000年6月就已经向其提出要求变更营业地址的事实。同时,一审法院认定南山区卫生局对上诉人要求变更营业地址申请的答复是在2001年5月29日而不是在2001年5月15日(这个答复已超法定时限)。2.一审法院故意否定南山区卫生局程序违法的事实:南山区卫生局是在2001年5月14日就已经做出了《责令改正通知书》,而在2001年5月15日(实际上是5月29日)才给上诉人送达申请批复。很明显:这是有意识的"先斩后奏",程序颠倒。南山区卫生局是在2001年7月26日同时做出了"暂扣原告的医疗器械"、《行政处罚事先告知书》和《取缔无证行医通知书》的行政行为。由此可知:南山区卫生局对上诉人发出《行政处罚事先告知书》,是决定对上诉人进行行政处罚,但是,这个行政处罚程序启动之后,南山区卫生局没有依照《行政处罚法》进行,而是同时做出了"取缔无证行医"的决定,没收了上诉人的医疗器械。在此过程当中,南山区卫生局剥夺了上诉人的陈述权、听证权和申辩权。一审法院为了帮助南山区卫生局开脱违法责任,故意把卫生局的"取缔"行为认定为"暂扣"和"未有定论"。实际上"取缔"行为的具体内容完全包括了没收物品和予以罚款。二、一审法院适用法律错误。"刘丽梅口腔诊所"历来都是一个有证的合法诊所,有合法的《医疗机构执业许可证》(以下简称《执业许可证》)。一个合法诊所申请由一个区迁移到另一个区经营是法律所允许的行医行为。因此,在本案当中,口腔诊所根本就不存在什么是无证行医的争议,而是存在一个合法的有证诊所,应当如何依法申请和应当如何接受审批变更营业地址才能正式继续经营的问题。《深圳经济特区实施〈医疗机构管理条例〉若干规定》第12条的规定完全是一条应当适用于从未经过批准的"新设立诊所"的规定。在本案中,"刘丽梅口腔诊所"既不是新设立诊所,也没有向卫生局提交过"筹建申请",而是向卫生局提交了"要求变更营业地址的申请"。其实,对持有《执业许可证》的诊所申请变更营业地址的程序或处理,《若干规定》根本就没有做过任何规定。也更加没有任何法律法规规定过对未经批准而"擅自变更地址"开业的诊所,应当或者可以"等同"按照"无证诊所"予以论处。相反,《深圳经济特区实施〈医疗机构管理条例〉若干规定实施细则》(以下简称《若干规定实施细则》)中的第15条对申请变更营业地址的程序就做出了明确的规定,而《若干规定实施细则》第 32 条对未经批准的违法行为是做出这样的规定:"……擅自变更地址的,由卫生行政管理部门责令其改正并处以一万元罚款;拒不改正的,吊销其《医疗机构许可证》。综上,一审法院认定事实不清,适用法律不当,请求二审法院判决撤销南山区人民法院一审判决;确认卫生局把上诉人要求申请变更营业地址的诊所,当做无证诊所来处理适用法律错误和没收我医疗器材程序违法的违法事实;卫生局立即退还所扣医疗器械。

[二审结果]

深圳市中级人民法院审理认为:本案的被诉行为是深圳市南山区卫生局于 2001 年 7 月 26 日对刘丽梅所作出的《取缔无证行医通知书》和暂时扣留医疗器械两个行政行为。本案的争议焦点是刘丽梅在向深圳市南山区卫生局申请其诊所由深圳市宝安区迁到南山区执业未经批准并取得南山区卫生局颁发的《医疗机构执业许可证》的情况下,以深圳市宝安区卫生局颁发的《医疗机构执业许可证》,在深圳市南山区执业,是否属于无《医疗机构执业许可证》开展非法行医的行为,以及本案被诉行政行为行政程序的合法性。

本案刘丽梅在未经被深圳市南山区卫生局的批准并取得其颁发的《医疗机构执业许可证》的情况下,就在深圳市南山区执业的行为,违反了《深圳经济特区实施〈医疗机构管理条例〉若干规定》第十二条的规定,属于《深圳经济特区实施〈医疗机构管理条例〉若干规定》第三十九条规定的"未取得《医疗机构执业许可证》擅自执业的"情形,根据该三十九条的规定,被上诉人深圳市南山区卫生局可以对刘丽梅依法同时作出取缔的行政强制措施、没收的行政处罚和罚款的行政处罚。本案中,南山区卫生局根据刘丽梅的违法事实,在依据《深圳经济特区实施〈医疗机构管理条例〉若干规定》第三十九条的规定作出没收行政处罚之前,依法向刘丽梅发出了《行政处罚事先告知书》,告知了其依据《行政处罚法》的规定所享有的陈述权和申辩权,并暂扣其医疗器械。《行政处罚事先告知书》和暂扣医疗器械的行为,都是南山区卫生局在对刘丽梅作出没收行政处罚行为之前的程序行为和强制措施;对于暂扣的医疗器械,因暂扣行为是一种强制措施,还未有结论,南山区卫生局依法应最终作出处理。同时,南山区卫生局依据《深圳经济特区实施〈医疗机构管理条例〉若干规定》第三十九条的规定,依法对刘丽梅的违法行为作出了取缔的行政强制措施,责令其立即停止非法行医活动。据此,南山区卫生局针对刘丽梅的违法行为所同时作出的取缔行为以及作出处罚之前的暂扣行为认定事实清楚,适用法规正确,行政程序合法。

刘丽梅上诉认为南山区卫生局就其申请变更地址所作出的批复行为存在错误,由于在本案中其未对该批复行为提起诉讼,所以不属本案审理范围;刘丽梅认为南山区卫生局的行政行为程序违法,剥夺了其陈述权、申辩权和听证权,但根据《行政处罚事先告知书》,南山区卫生局依法告知了其陈述权、申辩权,根据中华人民共和国卫生部卫法监发[1998]第 15 号《关于〈医疗机构管理条例〉执行中有关问题的批复》的规定,取缔行为是一种行政强制措施,不是行政处罚,不适用《行政处罚法》第 42 条关于听证程序的规定,因此该上诉理由依法不能成立,且其对行政处罚程序有异议,可以在南山区卫生局最终作出行政处罚后依法寻求救济;刘丽梅上诉认为其拥有深圳市宝安区卫生局颁发的《医疗机构执业许可证》,是有证行医,其只是申请变更执业地址,而不是申请新设诊所的主张,因根据《〈医疗机构管理条例〉实施细则》第三十二条第二款规定,刘丽梅是向原登记机关深圳市宝安区管辖区域外迁移,其应当在取得南山区卫生局发给的《设置医疗机构批准书》,并经原登记机关深圳市宝安区卫生局核准办理注销登记后,再向南山区卫生局申请办理执业登记,取得其发放的《医疗机构执业许可

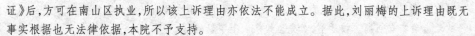

证》后,方可在南山区执业,所以该上诉理由亦依法不能成立。据此,刘丽梅的上诉理由既无事实根据也无法律依据,本院不予支持。

综上所述,原审判决认定事实清楚,适用法律正确,审判程序合法,依法应予以维持。根据《中华人民共和国行政诉讼法》第六十一条第(一)项的规定,深圳市中级人民法院于2003年4月22日判决如下:

驳回上诉,维持原判。

二审案件受理费人民币100元,由上诉人刘丽梅承担。

本判决为终审判决。

[评论]

我国若干部法律都有规定了取缔这种行政处理方式。例如,《执业医师法》第39条规定:"未经批准擅自开办医疗机构行医或者非医师行医的,由县级以上人民政府卫生行政部门予以取缔"。有些地方性法规对此也有规定。从行政法理论上看,取缔行为是一种行政处罚,而不是行政强制措施。这是因为,首先,行政主体实施的取缔行为,实际上是对相对人从事某种行为资格的剥夺,是对相对人的法律制裁,这完全符合行政处罚的法律特征。在某种程度上,取缔与吊销许可证、吊销执照非常类似,它们都剥夺了相对人从事某种行为的资格,是对相对人的一种制裁。按照《行政处罚法》的规定,吊销许可证、吊销执照是一种典型的行政处罚行为。其次,取缔行为并不具有行政强制措施的特点。行政强制措施,比如说强制扣缴、强制收购、强制登记等,它们的一个共同特征,就在于行政相对人不履行应当履行的法律义务:正是因为相对人不履行法律义务,因此才有强制其履行的必要。而取缔行为则不是这样。相对人所从事的某种行为被取缔,并非因为其没有履行应当履行的法律义务,而是因为其从事的行为本身就违法,必须予以制裁,而取缔就是制裁措施之一。

刘某在未取得卫生局同意的情况下,擅自将其诊所迁至深圳市南山区执业;刘某取得的《医疗机构执业许可证》是深圳市宝安区卫生局核发的,其合法执业地址应是深圳市宝安区内。南山区依法将该诊所取缔,证据确凿,适用法律、法规正确,符合法定程序,依法应予维持。

【案例】 "拔牙"敲诈牙医,牙医机智报警,警方擒住立案

[来源:记者方龄皖,通讯员罗永斌.三峡新闻网—三峡晚报,2011-10-28]

夷陵区几位村民组团四处寻找合适的牙医门诊,进去假意治疗牙疾,之后假装"用药过敏"装病。之前,他们这种制造医疗事故假象的诈骗术屡屡得手。不过,最近他们在神农架松柏镇一家牙科门诊行骗时"栽了":被识破后,除团伙中一人外逃,其他5名成员落网。

警方介绍,这是一个流动作案的诈骗团伙。他们中除一名是湖南人外,其余成员均来自夷陵区鸦鹊岭镇。之前,他们曾在当阳、远安、秭归、重庆、松滋行骗过,并成功得手。据称,每次诈骗前他们都进行演练,有专门装病的、有专门冒充家属与牙医谈判的,步骤紧凑,分工明确。

经过多地警方协调,10月26日上午,神农架警方把这伙涉嫌诈骗的嫌疑人移交给荆州市松滋警方,由他们负责办理此案。

拔牙客突然"药物过敏"

10月21日一早,神农架松柏镇"天门牙科"的黄医生刚开门不久就迎来了生意。两个陌生人径直走进了店子,要求看牙齿。两人热情地和店主黄先生打招呼,自称来自宜巴高速工地。

在诊所里,其中一个人要黄先生拔牙,他的同伴则坐在旁边。黄先生检查后,发现这名男子的牙齿确实有问题。拔牙前,黄先生给病人上了麻醉药。

大事不好。用药过后没几分钟,患者突然像抽风似的,猛烈地打寒战、并伴有呕吐症状。此外,患者还出现四肢无力,连站都站不起来,表情痛苦万状。

难道麻药出问题了?黄先生也蒙了。这种情况在他此前的行医过程中从未经历过。但他第一反应还是"病人"出现了药物过敏了。对于药物过敏病人来说,如果抢救不及时,有可能是致命的。黄先生立即将患者送往神农架林区医院抢救。

据称,"病人"最初的症状也让抢救的医生感到情况紧急。在一番药物过敏抢救后,"病人"的情况稍许"稳定"下来,比之前平静了许多。但根据"病人"描述,他的左半身没有反应,连翻身都困难。

这令参与抢救的医生们也犯了糊涂:多方诊断依然不能确诊是何原因导致了病人出现这种症状,医生很纳闷:"不像是药物过敏啊"。

师兄曾有同样遭遇

此时,与"病人"同来的伙伴自称是其舅兄,做出万分焦急的样子。他不断地要求黄先生迅速将病人转到大医院治疗,"一点都不能再耽搁了"。

从事牙科多年的黄先生对此感到十分蹊跷,他多方分析后,怀疑这个人是否真的药物过敏了。为了弄清真相,他悄悄报了警。

松柏派出所副所长杨勇介绍,他们到医院了解情况后,也不能确定此事是否涉及诈骗。因事件无法得到确切致病医疗结论,民警转入外围密切关注中。他们让黄先生尽量提供更多有力证据。

黄先生有一个师兄在松滋市也开着一家牙科诊所。他给这位师兄打电话询问情况。没想到对方却有过同样的遭遇。一个月前,他也是在对患者用药后,对方出现"强烈的药物过敏反应"。最终,他出了6000元钱才平息了此事。

在与师兄的沟通中,黄先生越来越觉得师兄描述的那个人长相和体征与自己店里的患者完全相同。他确信这是一个骗局,患者的病是装出来的,而且他们是同一拨人。松滋的这位师兄迅速联系了自己受害时参与救治的医生等证人,连夜赶往神农架。

拿两万元私了

21日下午,一位身高一米八零、开着"广本"商务车的男子急匆匆地赶到医院。杨勇说,此人梳着"大背头",西装革履,让人感觉是"成功人士"。据警方后来调查,这位年近50岁的男人叫闵昌发,夷陵区鸦鹊岭镇人,正是这个团伙的核心人物。之前,一直在沿海地区操此职业。

闵昌发自称是"患者"妹夫,在宜巴高速上承包项目。他"闻讯"赶到医院,咄咄逼人地要求黄先生赶紧解决问题,将"病人"转往大医院治疗。"如果不转院,我们可以自己出去救治,但是要补偿费用"。闵昌发反复要求黄先生尽快解决问题。

为了稳住他们,黄先生做出竭力配合的样子。当晚,闵昌发拿出早已拟好的事故处理协议给黄先生,开价2万来私了此事,并声称保证不留后患,还借口要紧急赶回工地签订重要合同,让事主尽快"买单"。

此时,黄先生已完全判断他们是一群骗子。黄先生对这个所谓的"妹夫"说,不能随便就把钱付了,他以协议需要公证、对方代理人需要公安提供关系证明等多个客观借口,想方设法拖住这几人。

22日凌晨4时许,松滋来的牙医和相关证人终于赶到现场。"他一眼就认出了他们就是上次在松滋的那伙人"。黄先生说,接到报警后,民警随后赶到现场。在医院,包括这名"患者"在内的3名嫌疑人被民警控制,根据线索又擒住涉案另一名女性同伙。截至目前,该案6名成员,已有5人落网。

诈骗前进行演练

这是个流窜作案团伙。除松滋外,之前他们在当阳、秭归、远安、保康、老河口、重庆等地都曾诈骗得手,目前已经查实的约10万元。

据警方介绍,其作案手法均以假装"用药严重过敏"致身体伤害、送医急救为借口,对店家进行敲诈,来神农架前实施诈骗无一失手,诈骗金额一次最多为2.3万元,少至几百几千元。

据介绍,多个得到通报的地区警方已经基本确认犯罪手法和套路完全一样。据抓获的犯罪嫌疑人交代,该团伙6人,除一名来自湖南外,其余均来自夷陵区鸦鹊岭镇。在团伙头目闵昌发的指导下,这6人分工明确,闵某负责全盘操控,在实施犯罪中假装病人的亲戚和店主谈判。

团伙中还有一个是60多岁的彭某。他确有牙疾,每次假装前去牙科就医的患者。此外,团伙中还有一个40多岁的滕某,他也是确有牙疾的"患者"。

据警方调查,他们实施诈骗的前一天,彭某作为"患者"已去过黄先生的牙科,要求拔牙。但黄发现他年纪较大,怕用麻醉药出事,拒绝了。第二天,滕某再次上场,骗术再次上演。

此外,闵某的妹妹也在这个团伙中,她负责"看望"病人。团伙中的其他人则负责望风、接应等。

据交代,每次作案前,闵昌发都要召集大家进行排练。比如怎么表现痛苦,怎么表现呕吐,怎样表现药物过敏后的症状,力求做到逼真。杨勇介绍,有些地方受害人在被告知受骗后,甚至仍不相信这是诈骗犯罪的圈套。

骗子为何盯住小诊所

据介绍,这个团伙是去年10月在闵昌发的召集下"组建"起来的。一年时间里,他们已经取得了"辉煌的战果"。

一群农民如何改行,成为游走江湖的骗子? 杨勇说,闵昌发是他们的组织者。警方从闵昌发的身上搜出了大量的名片,名头很多,但地址多在深圳。警方判断,闵之前在沿海一带曾操过此业,这次属"回乡发展"。

事实上,这样的骗术在社会上并不鲜见,常用类似的骗术见诸报端。之前,重庆一名男子假装得了性病,到小诊所就医,输液时又伴装药物过敏,随后伙同他人向诊所老板索要"医疗事故赔偿金"。

这些骗子行骗对象都是路边的小诊所。杨勇介绍,对于麻醉药的使用,国家有着严格的规定,他们之所以选择路边的牙科诊所,是因为这些诊所在用麻药上或多或少都存在一定问题,多数时候他们并不敢报警。此外,麻醉药的药物过敏认定程序十分复杂,一般很难鉴定。

此外,由于顾及自己的医疗声誉,一些诊所也愿意选择私了。闵昌发也交代,他们就是吃准了当事人急于花钱消灾私了的心理而疯狂作案的。

据了解,由于松滋警方对此立案最早,经同多个涉案地方警方协调,该案目前已移交松滋方面处理,一并移交全部羁押嫌疑人。

【案例】　中国台湾女牙医撞车致手脱臼获赔

[来源:联合报/记者白锡铿、祁容玉/连线报导.发表日期:2012-06-14]

　　据台湾媒体报道,台湾一名女牙医吴惠君三年前车祸右手肘脱臼,她以右手无法施力,无法持续工作,向肇事者陈如怡求偿,法官查出陈要负较大的过失责任,而且牙医的双手是执业及专业技能所需,和一般脱臼有别,判决陈某应赔偿牙医 101 万余元(新台币,下同),仍可上诉。

　　据报道,判决书指出,陈如怡(31 岁)三年前五月初,驾车经过台中市博馆二街交叉口,她未让直行车先行即右转,致女牙医吴惠君骑摩托车刹车不及,人车倒地,右手肘脱臼,陈如怡被控过失伤害罪判拘役 50 天。

　　吴惠君表示,车祸受伤后,她有三个月都在就医、复健,右手无法施力,无法持续工作太久,加上牙医是精密度较高的工作,她根本无法收治拔牙、植牙、矫正及做义齿的病人,造成客源流失。她请求赔偿医疗、劳动力减损与精神慰抚金等合计 250.5 万多元。

　　陈如怡辩称,当时她有打方向灯及减速,并注意后侧无来车才右转,是吴未保持安全距离,才会冲撞她的车;况且对方右手肘脱臼,并非复杂难治之症,只要复位固定、多休养即可痊愈。

　　台中市车辆行车事故鉴定委员会调查,陈如怡开车变换车道右转时,未礼让直行车先行,虽然吴惠君骑摩托车经交叉路口,也有疏忽未减速,但陈仍要负七成过失责任。

　　法官强调,牙医师双手是执业、专业技能需要的,如今吴惠君车祸受伤,当然影响收入,不能与一般人的手肘脱臼相提并论。

第三节　注册商标保护

　　所谓商标是指生产经营者或者服务提供者在其商品或服务项目上使用的,用以区别其他生产经营者的商品或者其他服务提供者的服务的可视性标志。商标具有以下特征:第一,依附性。商标是商品或者服务的标志,它必须依附于相应的商品(包括商品本体、商品包装、商品宣传材料等)或者服务(包括服务场所、服务设施、服务人员的着装及宣传材料等)而存在。第二,区别性。区别性是商标最基本的特征。商标是区别商品或者服务来源的标志,它必须具有区别不同生产经营者或者不同服务提供者的类似或者相同的商品或者服务的功能。第三,可视性。商标是由一定的人的视力可以触及的要素所构成。

　　注册商标是自然人、法人或者其他组织经过申请由商标局核准注册的商标,商标注册人享有商标的专用权,依法受到保护。如果没有商标注册申请就不会产生商标权。我国只保护注册商标的专用权。我国《商标法》第 8 条规定:"任何能够将自然人、法人或者其他组织的商品与他人的商品区别开的可视性标志,包括文字、图形、字母、数字、三维标志和颜色组合,以及上述要素的组合,均可以作为商标申请注册"。我国实行"自愿注册为主,强制注册为辅"的商标注册原则。商标经过注册后依法受保护,未经注册法律不给予保护。

一、侵犯注册商标专用权的行为

我国《商标法》第51条规定:"注册商标的专用权,以核准注册的商标和核定使用的商品为限"。这说明我国《商标法》既保护注册商标又保护其项下的注册商品,但其最终目的并非仅仅保护注册商标及注册商品,而是通过保护注册商标及注册商品来保护两者在思想上的关联性,实现商标的基本功能。侵犯注册商标专用权的行为又叫商标侵权行为,是侵犯他人注册商标专用权行为的总称。我国《商标法》第52条规定了以下行为均属侵犯注册商标专用权行为:①未经商标注册人的许可,在同一种商品或者类似商品上使用与其注册商标相同或者近似的商标的;②销售侵犯注册商标专用权的商品的;③伪造、擅自制造他人注册商标标志或者销售伪造、擅自制造的注册商标标志的;④未经商标注册人同意,更换其注册商标并将该更换商标的商品又投入市场的;⑤给他人的注册商标专用权造成其他损害的。

二、侵犯注册商标专用权行为的法律责任

主要有民事责任、行政责任和刑事责任。

1. 民事责任

人民法院在审理侵犯注册商标专用权纠纷案件中,依据《民法通则》第134条、《商标法》第53条的规定和案件具体情况,可以判决侵权人承担停止侵害、排除妨碍、消除危险、赔偿损失、消除影响等民事责任,还可以作出罚款,收缴侵权商品、伪造的商标标志和专门用于生产侵权商品的材料、工具、设备等财物的民事制裁决定。罚款数额为非法经营额3倍以下;非法经营额无法计算的,罚款数额为10万元以下。工商行政管理部门对同一侵犯注册商标专用权行为已经给予行政处罚的,人民法院不再予以民事制裁。

2. 行政责任

侵犯注册商标专用权行为的行政责任包括:责令立即停止侵权行为,没收、销毁侵权商品和专门用于制造侵权商品、伪造注册商标标志的工具,并可处以罚款。对侵犯注册商标专用权行为,罚款数额为非法经营额3倍以下;非法经营额无法计算的,罚款数额为10万元以下。

3. 刑事责任

我国《刑法》第213条、第214条、第215条分别对假冒注册商标罪,销售假冒注册商标的商品罪,伪造、擅自制造注册商标标志罪,销售伪造、擅自制造的注册商标标志罪作了具体规定。

三、侵权赔偿额的计算问题

我国《商标法》第 56 条规定:"侵犯商标专用权的赔偿数额,为侵权人在侵权期间因侵权所获得的利益,或者被侵权人在被侵权期间因被侵权所受到的损失,包括被侵权人为制止侵权行为所支付的合理开支。前款所称侵权人因侵权所得利益,或者被侵权人因被侵权所受损失难以确定的,由人民法院根据侵权行为的情节判决给予 50 万元以下的赔偿"。因此,对于侵权赔偿额的计算有以下 3 种方法:

1. 侵权人在侵权期间因侵权所获得的利益

侵权所获得的利益,可以根据侵权商品销售量与该商品单位利润乘积计算;该商品单位利润无法查明的,按照注册商标商品的单位利润计算。

2. 被侵权人在被侵权期间因被侵权所受到的损失

被侵权所受到的损失,可以根据权利人因被侵权所造成商品销售减少量或者侵权商品销售量与该注册商标商品的单位利润乘积计算。

上述两种情况难以确定的,由人民法院根据侵权行为的情节判决给予 50 万元以下的赔偿。侵权人因侵权所获得的利益或者被侵权人因被侵权所受到的损失均难以确定的,人民法院可以根据当事人的请求或者依职权判决给予 50 万元以下的赔偿。

人民法院在审理案件中,依据《商标法》第 56 条第 1 款的规定确定侵权人的赔偿责任时,可以根据权利人选择的计算方法计算赔偿数额。此外,人民法院在确定赔偿数额时,还应当考虑侵权行为的性质、期间、后果,商标的声誉,商标使用许可费的数额,商标使用许可的种类、时间、范围及制止侵权行为的合理开支等因素综合确定。

【案例】 郑州市中级法院判决登士柏公司侵权案

[来源:河南报业网——今日安报. 发表日期:2005-04-27]

2000 年 12 月 21 日,河南省赛思齿科技工有限公司(以下简称"赛思公司")取得了国家工商行政管理局颁发的商标注册证,商标主要由一图形和"赛思"组成,商标注册证号为 494973;核定使用的商品包括:义齿、牙科设备、牙科用镜、牙套环、牙钩、医用针、外科手术刀、医用熏蒸设备、医用注射器、医用 X 线片;注册有效期限为 2000 年 12 月 21 日至 2010 年 12 月 20 日。

2002 年 7 月 11 日,赛思公司发现登士柏牙科(天津)有限公司(以下简称"登士柏公司")于 2001 年在《实用口腔医学杂志》的第五期和第六期、《华西口腔医学杂志》的第五期和第六期,刊登了 4 幅内容相同的广告,广告页面主要载明"Success & Success 赛思弹性义齿、赛思(lucitone FRS)弹性基托材料精确、多功能、美观舒适,DENSPLY、登士柏"等内容,其中"赛思(lucitone FRS)"位于广告页的最上方。

赛思公司认为登士柏公司的行为已经对之构成侵权,故向法院提起诉讼。

郑州市中级法院经审理认为,根据《中华人民共和国商标法》的规定,经国家商标局核准注册的商标为注册商标;商标注册人享有商标专用权,受法律保护。未经商标注册人的许可,任何单位和个人不得有侵犯商标注册人的商标专用权的行为。赛思公司作为商标注册人,享有"赛思"商标的专用权,任何未经赛思公司许可使用"赛思"商标的行为,均视为对赛思公司注册商标专用权的侵犯。登士柏公司在《华西口腔医学杂志》上刊登的广告,使用了文字"赛思",广告的主要内容是销售"赛思弹性义齿和赛思弹性基托材料等",其中的"赛思"同赛思公司的商标中的文字"赛思"相同。根据国家工商行政管理局《关于如何理解〈中华人民共和国商标法〉中所述"使用"问题的答复》,商标的使用包括将商标用于商品、商品包装或者容器以及商品交易文书上,或者将商标用于广告宣传、展览以及其他业务活动上。登士柏公司在广告中使用"赛思",未得到赛思公司的许可,登士柏公司的行为已构成对赛思公司"赛思"注册商标专用权的侵犯,应承担停止侵权,赔偿损失,赔礼道歉的民事责任。

关于具体的赔偿数额,本案中无法查清侵权人在侵权期间所获得的利益,赛思公司也未提供侵权期间自己因侵权而受到的损失,亦未提供自己因制止侵权而支付的合理支出的证据,但是鉴于登士柏公司在全国性杂志上刊登广告必将给商标注册专用权人造成损失,且影响面波及全国,依照公平原则,故将登士柏公司应负担的损失赔偿额酌定为20万元,并要求其在《华西口腔医学杂志》上刊登相同版面的致歉声明。

据此,法院判决登士柏公司立即停止对赛思公司"赛思"注册商标专用权的侵犯;登士柏公司于本判决生效后十日内赔偿赛思公司人民币20万元,逾期履行,加倍支付迟延履行期间的债务利息;登士柏公司于本判决生效后30日内在《华西口腔医学杂志》上刊登向赛思公司的致歉声明,内容需经法院审查,逾期法院将在上述杂志上公开本判决,并由其负担相应费用。同时,法院驳回赛思公司的其他诉讼请求。宣判后,登士柏公司提出上诉。省高级人民法院判决除将赔偿额酌定为8万元外,其余部分予以维持。

2001年,总部设在美国的登士柏牙科(天津)在《实用口腔医学杂志》等杂志刊登4幅内容相同的广告,其中本市赛思齿科技工公司的"赛思"商标位于广告页最上方。法院审理后认为,登士柏公司侵犯"赛思"注册商标,判决登士柏牙科公司停止侵权,赔偿赛思公司8万元并赔礼道歉。

【案例】　某医院"出租口腔科室"案

[来源:北京市丰台区卫生局卫生监督所]

2005年8月13日,某医院的14名职工联名向市卫生局举报,反映某医院从2002年开始把医院100平方米的房屋出租给一个美国回来的"骗子"进行无证行医;把270平方米的房屋出租给一个外地"口腔骗子",致使该院设备闲置;把防火通道租给外单位开配镜中心。对以上行为该院职工认为是"卖国条约"不符合国家政策。要求查处。

市卫生局接到举报后,将调查取证工作批转给市卫生监督所。2005年9月22日卫生监督所对该医院进行了调查,分别对该院院长、副院长、"某口腔门诊部"的工作人员牛某、张某某医生进行了调查询问,并进行了现场取证。(1.F医院和北京某口腔门诊部的承包协议。2.卫生局2004年11月9日丰卫发(2004)121号文件批复。3.卫生局丰卫发(2005)12号限期整改的通知。4.F医院的法律意见书。)

通过调查市监督所认定 F 医院违反了《医疗机构管理条例》第二十三条第一款"医疗机构执业许可证不得伪造、涂改、出卖、转让、出借"的规定。北京某口腔门诊部的人员属非本医疗机构(某医院)的工作人员,北京某口腔门诊部应为其他机构承包某医院的口腔科并以 F 医院的名义开展诊疗活动。违反了《医疗机构管理条例》第二十四条第一款"任何单位或者个人,未取得《医疗机构执业许可》,不得开展诊疗活动"的规定。

　　依据《医疗机构管理条例》第四十四条"违反本条例第二十四条规定,未取得《医疗机构执业许可》擅自执业的,由县级以上卫生行政部门责令其停止执业活动,没收非法所得和药品、器械,并可以根据情节处以 1 万元的罚款"的规定。对北京某口腔门诊部下达了行政控制书,京卫医控(2005)001 号。现场封存的口腔科设备。对北京某口腔门诊部下发了责令改正通知书。要求立即停止执业活动。

　　2005 年 10 月 19 日,市监督所将此案移送丰台区卫生监督所处理。通过和议 12 月 15 日对 F 医院和北京某口腔门诊部做出以下处理:

　　(1) 依据《医疗机构管理条例》第四十四条"违反本条例第二十四条规定,未取得《医疗机构执业许可证》擅自执业的,由县级以上卫生行政部门责令其停止执业活动,没收非法所得和药品、器械,并可以根据情节处以 1 万元的罚款"的规定。对北京某口腔门诊部下发了责令改正通知书。要求立即停止执业活动。

　　(2) 依据《医疗机构管理条例》第四十六条"违反本条例第二十三条规定,出卖、转让、出借《医疗机构执业许可证》的,由县级以上卫生行政部门没收非法所得,并可以处以 5000 元以下的罚款;情节严重的,吊销其《医疗机构执业许可证》"的规定。对某医院承包口腔科并让其以某医院的名义对外开展诊疗活动的违法行为罚款 3000 元人民币。

　　(3) 某医院、北京某口腔门诊部立即终止协作关系。

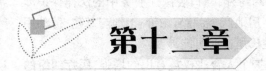

第十二章

口腔诊所法律顾问

医疗安全工作是一个长期的、复杂的和变化的系统工程。口腔诊所不单纯是一个治病的地方,在法律急速发展的今天,口腔诊所随时可能面临法律问题,只有依法行医,用国家的法律法规来规范医疗工作,才能减少纠纷的发生,才能回避医疗风险,保护自身的合法权益。目前,我国涉及医疗机构的法律事务处理方面明显存在"两个强化"的趋势,一是强化医疗责任追究,二是强化病人利益维护。这种趋势不仅充分体现在新《刑法》中,而且从日益增强的公民法律意识、日益强烈的社会舆论和日益增多的医疗纠纷案件以及相关的民事司法实践来看,也无不体现出上述趋势。在广州曾有口腔医生遇到带着律师来看牙的病人。因此,在依法执业、自觉守法的基础上充分利用法律武器保护自身合法权益,已成为口腔诊所普遍面临的一个课题。口腔诊所作为提供口腔疾病诊疗和口腔卫生服务的经济组织,要适应市场经济的要求,适应激烈竞争,就必须做到依法开业。

第一节 法律顾问制度的需要

口腔诊所要在市场经济条件下适应竞争环境,必须加强法制建设,依法行医,依法办所,依法管理,才能促使口腔诊所健康发展。所以,加强口腔诊所法制建设,使口腔诊所管理工作纳入法制轨道,是建设口腔诊所的一项重要任务。

口腔诊所的主要精力在口腔医疗业务,对作为保障性质的诸多民事与经济活动,如医疗活动、器材订购、多种经营等中的法律问题注意不多,经历有限,疏于探索;口腔诊所人员的知识结构、专业结构相对单一和局限,对以民事法律为重点的各法律规范不了解或不熟悉,利用法律手段实现自我保护的能力非常有限等实际情况。除了口腔医疗事故和纠纷外,非口腔医疗业务中的法律保护涉及的面也相当宽,诸如合同、知识产权、房地产、金融与物价、土地与基建、劳动用工等其他经济组织所涉及的问题,口腔诊所都有可能涉及。

随着全社会法制意识以及依法维护个人合法权益意识的增强,医疗纠纷的发生数将继续呈现上升趋势。《中华人民共和国执业医师法》规定了执业医师的执业规则,同时也明确了执业医师的法律责任。医疗事故一旦形成,有直接责任的口腔诊所将被推上被告席,接受民事甚至刑事审判。因此,设立法律顾问制度十分必要,口腔诊所应增强自我防护意识。

设立法律顾问或法律事务机构是世界上许多口腔诊所均已实行多年的制度。这个制度保证了口腔诊所在法制社会中避免各种法律风险。美国医院必有1名精通法律的专家任副院长,我国医院在社会主义市场经济体制中较早地重视了这个问题。相形之下,我国口腔诊所在这方面尚未起步。口腔诊所的法制建设,除国家立法部门通过立法加以规范外,还需口腔诊所在办院中依法守法,严格按各项法律规定办事。而我国口腔诊所的管理者,多数是口腔医师担任,缺乏精通法律的管理人才。口腔诊所作为一个法人单位要遵守国家的基本法律,也要遵守卫生法律法规。口腔诊所比企业还有不同之处,是因为口腔诊所的主要任务是就诊病人,面对的是病人的健康。随着人民群众法律意识的增强,在口腔医疗过程中对口腔医疗服务不满意,或口腔诊所在医疗过程中出现过失或不足,病人就会使用法律武器,维护自己的生命权、健康权。作为口腔诊所和就诊病人均希望能依法维护自己的合法权益。因此,口腔诊所急需设立法律顾问或法律事务机构处理此类问题。

第二节　法律顾问作用与职责

口腔诊所可外聘1名法律顾问或委托一个法律事务机构,提供日常法律服务,可以做到事前防范,避免法律风险。法律顾问服务范围:

(1) 就口腔诊所日常经营相关法律问题随时提供法律咨询意见。

(2) 审核、修改口腔诊所合同、章程、规定等法律文件。

(3) 对口腔诊所员工进行法律事务方面的提供指导和培训。

(4) 就口腔诊所在日常经营活动有关事项与第三方交涉、谈判。

(5) 以最优惠的无结果无报酬的形式,代理口腔诊所以诉讼或非诉讼方式收取应收账款。

(6) 就口腔诊所经营活动中的有关重大事项和重大项目起草、拟定、翻译项目法律文件及从事项目法律代理。

(7) 代理口腔诊所以调解、仲裁、诉讼等方式处理甲方与其他第三方之间发生的争议纠纷。

(8) 其他经双方协商由乙方办理的事项。

法律顾问作用:

(1) 预防作用:将存在的法律风险消灭在萌芽状态,从而起到防范的作用。

(2) 挽救作用:法律顾问进行专业的分析与论证,采取有效补救措施,就可以避免或减少口腔诊所的经济损失。

(3) 增利作用:降低和避免法律风险、减少损失,可以实现口腔诊所利润的最大化。

口腔诊所法律顾问或委托法律事务机构的作用与职责:

(1) 法律咨询功能:一是协助各口腔诊所及其内部职能部门,实施法制化基础建设,促进各口腔诊所把医疗业务、行政管理,对外经济活动等纳入法制轨道;二是通过接受委托并参与口腔诊所重大问题的决策与管理活动,及时、准确地提供有关的法律、政策依据和法律意见。口腔诊所作为一个法人单位和经济实体,在社会中生存发展,必然产生许多与法律有关的事务。如前述的口腔医疗纠纷,涉及合同的纠纷,债权债务、财务、税收、物价、劳动人事、环保、房地产等,无一不涉及法律规范。

(2) 法律实务功能:代为口腔诊所法人办理本单位法律事务。一是接受委托,代理有关口腔诊所的医疗纠纷,经济纠纷及其他民事纠纷的非诉讼事务(如接待、解释、协商、调解、仲裁等)和诉讼活动;二是参与委托口腔诊所的经济合同及其他重要法律事务文书(如契约、协议、声明、章程、规则、诉状、答辩状等)的草拟、审查、修改、管理;三是参与委托口腔诊所的重大经济合同,科研合作协议等的谈判、签约活动,并对实施情况进行监控;四是协助委托口腔诊所进行全员普法教育等。

(3) 引导和保障功能:在口腔诊所生存发展过程中,法律顾问除从法律约束角度考虑问题外,还应积极主张口腔诊所行使法律授予的法律保护权利,使口腔诊所在法律和政策允许的活动空间取得最大的效益和最快的发展。有效地维护口腔诊所的合法权益,律师的职责是维护当事人的合法权益。

【附录】 律师办理医患纠纷案件操作指引

［来源:上海市律师协会］

1. 受理条件

1.1 不是所有的医患纠纷都是医疗事故赔偿纠纷。有的医患纠纷有人身损害结果及经

济损失发生,有的医患纠纷没有人身损害结果但有经济损失发生。在决定是否受理时应当考虑以下情形:

(1) 是否发生医患关系;

(2) 是否发生人身损害结果;

(3) 是否发生经济损失;

(4) 是否发生违法、违规行为;

(5) 医方行为与患方损害结果之间是否有直接的因果关系;

(6) 诉讼时效。

1.2 医患关系是指医疗机构及其雇员与患者及其亲属之间在医疗活动中发生以社会伦理道德为基础的医疗技术服务合同关系。

代理律师应当审查有什么证据可以证明患者与医疗机构之间发生了医患关系(即看病或求医的法律事实)。

1.3 人身损害结果是指医疗机构及其医护人员因为过失造成患者在诊疗过程中或之后发生了不良反应或死亡的结果。

代理律师应当审查有什么证据可以证明患者发生了具体的损害结果(包括医疗尚未终结,损害结果尚不能固定的。这通常是作赔偿预算时考虑的问题,可以保留诉权,待损害结果可以量化的时候再进行追加或另行起诉)。

1.4 诉讼时效与其他人身损害赔偿的诉讼时效相同,但其特殊性在于患方由于不懂医学且国家没有完善的医疗行业信息披露制度而处于"信息不对称"状态,通常无法知道权利受损,但依生活常识能判断的除外。

1.5 违法、违规行为对医方而言是指违反医疗卫生管理法律、行政法规、部门规章和诊疗护理规范、常规的行为;对患方而言是指不配合诊断、治疗、护理的行为。

代理律师应当依上文所列之范围逐项审查当事人是否发生违法、违规行为。

2. 风险告知

医患纠纷案件涉及多学科知识和司法文检、医疗事故、医疗过错因果关系、伤残等级、营养护理期限、医疗依赖等多种鉴定,致使开庭次数多、审理周期长;加之各种人为因素影响因而诉讼风险难以预料。同时医疗事故法定赔偿标准过低,诉讼成本较高。因此律师在受理案件时应当通过制作谈话笔录或与当事人在《聘请律师合同》中订立相应条款,履行风险告知义务。

3. 律师费收取方式

由于法定赔偿标准过低及案件存在许多主、客观的影响因素致使办案难度大,因此不适合按标的收费。律师应按小时收费或协商收费。患方律师协商收费要注意尽量避免风险代理。

4. 签订《聘请律师委托合同》

医患纠纷案件委托代理合同有其特殊性,一般分为全过程事务委托代理和专项事务代理合同。

专项事务代理包括但不限于:

(1) 代为调查、取证;

(2) 提供《个案分析咨询报告》;

(3) 参与封存病历或"现场实物";

(4) 办理"现场实物"鉴定申请;

(5) 提起尸体解剖申请及监督尸体解剖过程;

(6) 参加当事人协商;

(7) 提请并参与行政调解;

(8) 代为进行"医疗事故罪"刑事控告;

(9) 出席初次或再次医疗事故技术鉴定会或由法院委托的各种司法鉴定会。

5. 签订《代为聘请专家辅助人合同》

医患纠纷案件涉及医疗专业知识,当事人可聘请专业人士出庭作为专家辅助人解答有关专业问题。当事人要求代为聘请专家辅助人的,律师事务所在具备条件的情况下,应可接受委托签订相关合同。

6. 当事人提供案件线索及证据范围

(1) 案件线索包括但不限于纠纷发生时的诊疗经过、既往病史、家族史及其他与案件有关的重要信息情况;

(2) 证据范围包括但不限于就诊资料(包括门、急诊、住院病史,各种检验申请单,医药费清单,注射证明,外配处方)、护理证明、误工及收入证明、交通费单据、住宿费单据、丧葬费单据、抚养/赡养/扶养证明、伤残用具证明、身份及亲属关系证明(公信证据除外)。

7. 对当事人提出指导意见

包括但不限于:

(1) 对疑似输液、输血、注射、药物等引起不良后果的,指导当事人立即会同医方一起对"现场实物"进行封存并提请相关检验机构进行检验;

(2) 对某些死亡原因不明的案件应指导当事人在 48 小时之内提出尸体解剖申请;

(3) 在病情允许的情况下,为防止证据灭失或得到其他医疗机构诊疗行为的佐证,律师应建议当事人立即转院;

(4) 收集门、急诊、住院病史及与医患纠纷相关的其他书证;

(5) 第一时间复制客观病史资料(加盖医院章)并封存主、客观病史;

(6) 提起证据保全、调取申请。

8. 审查病史资料是否存在不真实、不合法、不准确情形

包括但不限于:

(1) 违反蓝、黑笔书写、红笔修改规定而用电脑打印的;

(2) 添加或篡、涂改的;

(3) 非经治医生书写或无经治医生签名的;

(4) 没有医生、护士签名的;

(5) 上级医生修改病史未按规定书写的;

(6) 重要病史记载内容相互矛盾的;

(7) 重要病史如医嘱、手术记录、麻醉记录、护理记录、检验报告、影像报告缺失或被藏匿的;

(8) 影像资料记载的姓名、摄像时间与患者实际情况不一致的;

(9) 病理送检申请单、病理切片、检验报告互相矛盾的。

9. 审查医方是否发生拒绝治疗违规行为

包括但不限于:

(1) 对急诊患者拒绝治疗的;

(2) 对病重、病危患者拒绝治疗的;

(3) 对其他正在住院尚未医疗终结的患者拒绝治疗的;

(4) 对病情需要转院检查或转诊治疗的患者拒绝转院、转诊的。

10. 审查诊断阶段是否发生违规行为

10.1. 疏于履行法定注意义务违规行为

包括但不限于:

(1) 未作任何检查就得出诊断的;

(2) 未作常规检查就得出诊断的;

(3) 未对常规检验提示的异常情况作病因鉴别检查(包括其他常规检查和特殊项目检查)就得出诊断的;

(4) 患者病情需要留置观察未予留置观察的;

(5) 对患者病情、既往史、家族史及药物过敏史没有追问或记录就得出诊断的;

(6) 对病情复杂或危重患者未按规定请示上级医生或未及时安排院内院外会诊的;

(7) 护理人员没有按照护理规范、常规要求进行护理观察的;

(8) 病理穿刺、活检组织未按规定置放或标记的;

(9) 病史书写违反规定的;

(10) 医疗机构提供的大型医疗设备不符合法定标准或安全要求的。

以上疏于履行法定注意义务在先,造成漏检、漏诊、误诊、误治的,医疗机构可被推定为医疗实体上违规。医疗实体上违规与全部或部分损害后果具有直接因果关系。

10.2. 疏于履行法定告知义务违规行为

包括但不限于:

(1) 使用有明显副作用的鉴别诊断药物而没有告知的;

(2) 使用创伤性或风险性的特殊检查项目而没有告知的;

(3) 使用费用昂贵的特殊检查项目而没有告知的;

(4) 病情危重或恶化没有及时告知的。

以上疏于履行法定告知义务的,均构成侵犯患方知情同意权,医疗机构可被推定为医疗程序上违规。

11. 审查治疗阶段是否发生违规行为

11.1. 疏于履行法定注意义务违规行为

包括但不限于:

(1) 没有适应证就盲目用药的;

(2) 虽有适应证,但同时存在禁忌证、慎用证未予注意和及时调整药物仍予使用的;

(3) 违反药物剂量、维持量、使用期限、输液速度、进入途径、配伍等规定的;

(4) 麻醉前对病情评估不足影响手术效果的;

(5) 麻醉前、麻醉期间用药不当的;

(6) 硬膜外麻醉选择不当的;

(7) 全身麻醉选择不当的;

(8) 麻醉恢复期治疗、护理不当的；

(9) 手术适应证及时机掌握不当的；

(10) 清理呼吸道操作不当的；

(11) 探查、切除手术违反相应手术规程的；

(12) 术后拔管时机不当的。

11.2. 疏于履行法定告知义务违规行为

包括但不限于：

(1) 使用有明显副作用的治疗药物未告知的；

(2) 择期手术未告知患者可选择输入自身血而予输入异体血的；

(3) 未履行术前谈话、签字就施予手术的；

(4) 明知医疗技术条件欠缺未建议患者及时转诊的；

(5) 虽有手术指征但擅自扩大手术范围的；

(6) 未用合理、经济的手段进行治疗的。

以上疏于履行法定告知义务直接侵犯患者知情同意权,造成损害结果的医疗机构不能免责。

12. 审查其他违规行为

包括但不限于：

12.1. 雇佣医护人员是否具有执业资格；

12.2. 雇佣或合作交流的外国医生是否申领临时行医证；

12.3. 是否发生执业类别错误；

(1) 医疗机构是否超出执业类别、科目许可范围；

(2) 医师是否符合其执业类别；

(3) 护士是否取代医生下达医嘱或改变医嘱；

(4) 护士是否在手术室充当麻醉师；

(5) 雇佣的护工是否取代护士的工作；

(6) 雇佣的护工是否具有生活护理必需的健康证。

12.4. 医疗机构大型医疗器械是否取得使用许可证(包括工作人员是否具有上岗证书)；

12.5. 医疗机构自制药剂是否取得许可证。

13. 患者及其亲属是否存在不配合诊断、治疗、护理行为

包括但不限于：

(1) 拒绝使用适当治疗或抢救药物的；

(2) 拒绝进行有关常规及特殊项目检查的；

(3) 拒绝在手术单上签字的；

(4) 拒绝医生留院观察建议的；

(5) 拒绝医生转院检查或治疗建议的；

(6) 拒绝支付门诊有关费用的；

(7) 对猝死或其他死亡诊断有异议又拒绝进行尸体解剖的；

(8) 拒绝提供或提供不真实既往病史、家族史、药物过敏情况的。

14. 起诉时应注意的问题

包括但不限于:

(1) 责任竞合:根据人身损害赔偿民事责任竞合,患方可以选择提起医疗侵权民事赔偿之诉或医疗技术服务合同纠纷之诉。医方只能提起医疗技术服务合同纠纷之诉。

(2) 诉讼请求不宜一步到位:医疗损害涉及的经济赔偿范围中有许多项目包括伤残补助费、营养、护理期限、休息期限、医疗依赖期限及费用等需要鉴定后方可确定,代理律师应根据鉴定结果适时变更诉讼请求。

(3) 事实与理由:根据证据审查情况或已获取证据范围决定书写简易诉状或非简易诉状。书写简易诉状的,一俟证物具备或捕获对方当事人过失证据,即应夯实事实与理由。

(4) 递交诉状时应一并提交证据保全申请、证据目录、经济损失赔偿计算依据、相关司法鉴定申请。

这些步骤是不可或缺的,尤其是对代理患方的律师而言。其中证据保全申请主要是对诉前无法查阅或复制的主观病历(包括死亡讨论记录、疑难病例讨论记录、上级医师查房记录、会诊意见、病程记录)。

15. 当事人举证责任分配

15.1. 医疗机构举证责任

医疗行为引起的侵权诉讼,由医疗机构就医疗行为是否有过失及过失行为与损害结果之间不存在因果关系承担举证责任。

代理医方的律师首当确认医患关系发生且未超过诉讼时效,而后决定在举证期限内主动提出医疗事故技术鉴定申请,证明医方无过失行为或过失行为与损害结果之间无因果关系,以免发生举证不能。

15.2. 患方举证责任

患方就是否存在医患关系、损害结果及损害结果涉及经济赔偿范围、数额等承担举证责任。

代理患方的律师首当完成医患关系、损害结果的举证,在此基础上,还要对经济赔偿数额进行举证,举证前应当注意确定合理的赔偿预算,不能发生漏项。当医疗尚未终结或情势复杂造成预算困难时,当可保留相应的诉权,避免举证不力。此外在过失及因果关系方面,虽然举证责任倒置,但主动举证更具有说服力。

16. 当事人举证期限

当事人对举证期限协商一致,并经法院认可;法院指定的举证期限不得少于三十日,自当事人收到案件受理通知书和应诉通知书的次日起计算。当事人应当在举证期限内向法院提交证据材料,不提交的,视为放弃举证权利。

17. 出席医疗事故鉴定会应注意的问题

包括但不限于:

(1) 在规定期限内,向医学会递交医方或患方持有的有关病史资料及对是否构成医疗事故的表述意见。

(2) 抽签专家库专家时,应注意案件涉及的主要学科鉴定专家不得少于二分之一和在需要查明死亡原因及明确伤残等级时可以抽取法医专家。

(3) 出席鉴定会时向各位鉴定专家递交有关本方表述意见及所引用的公信证据(因为实践中鉴定专家不可能阅读全部病史资料或某些医学专业涉及的规范、常规)。

(4) 充分准备鉴定专家可能发问或提出的问题。

(5) 提请医学会调查相关医护人员是否具备或符合执业资格、执业类别。

18. 如何质证医疗事故技术鉴定书

包括但不限于：

(1) 鉴定书依据的检材(病史资料)是否真实、合法。

(2) 鉴定程序是否违反《医疗事故处理条例》。

(3) 鉴定结论是否与本案客观病史[包括门诊病历、住院志、体温单、医嘱单、化验单(检验报告)、医学影像检查资料、特殊检查同意书、手术同意书、手术及麻醉记录单、病理资料、护理记录以及国务院卫生行政部门规定的其他病历资料]及《中华人民共和国药典》、《药物说明书》、《执业医师法》、《医疗机构管理条例》、《病史书写规则》、医学诊疗、护理规范、常规相抵触。

19. 如何避免或克服因匮乏医疗医药知识而盲目采信医疗事故技术鉴定结论

现象包括但不限于：

(1) 代理患方的律师应尽量通过对病史证据的质证，证明其缺乏真实、合法、准确性特征而有效阻断医疗事故技术鉴定，因为这符合《医疗事故处理条例》规定。

(2) 代理患方的律师应当依据前述方法据理反驳并申请司法鉴定(司法机关内部的鉴定机构)。

(3) 组织专家讨论并向法院有关部门交换意见。

(4) 建议立法纠正。

20. 处理医患纠纷案件有关程序

20.1. 实物封存与检验程序

疑似输液、输血、注射、药物等引起不良后果的，医患双方应当共同对"现场实物"进行封存，封存的"现场实物"由医疗机构保管；需要检验的，应当由双方共同指定依法具有检验资格的检验机构进行检验；双方无法共同指定时，由卫生行政部门指定。

20.2. 病史资料复印和封存程序

医患纠纷发生后，为防止医疗机构伪造、涂改、隐匿病史资料，患方应将《医疗事故处理条例》规定除主观病史以外的客观病史予以复制，由医疗机构加盖病史复印专用章，然后医患双方将全部主、客观病史予以封存，在封条上签名盖章并写明封存日期。

20.3. 尸体解剖程序

当事人不能确定死因或对死因有异议的，当事人应在患者死亡后48小时内向卫生行政主管部门提出尸体解剖申请，拒绝或者拖延尸检，超过规定时间，影响对死因判定的，由拒绝或者拖延的一方承担责任。尸检申请应当经死者近亲属同意并签字。

20.4. 医患双方协商程序

当事人协商解决医疗事故赔偿民事责任争议，应当制作协议书。协议书应当载明双方当事人基本情况和医疗事故原因、双方当事人共同认定的医疗事故等级以及协商确定的赔偿数额等，并由双方当事人在协议书上签名。

20.5. 卫生行政部门调解程序

已确定为医疗事故的，卫生行政部门应医疗事故争议双方当事人请求，可以进行医疗事故赔偿调解。调解时，应当遵循当事人双方自愿原则，并应当依据《医疗事故处理条例》的规定计算赔偿数额。

20.6. 当事人委托医疗事故技术鉴定程序

医患双方合意共同书面委托医方所在地的区或县医学会进行医疗事故初次鉴定或省、直辖市医学会进行医疗事故再次鉴定;双方不能合意的,一方当事人可以向医疗机构所在地的卫生行政主管部门提起,由其审核后移交有关医学会组织鉴定。

20.7. 医疗事故技术鉴定行政复议程序

当事人为谋求重新鉴定而提起。根据《医疗事故处理条例》规定,卫生行政主管部门负有对医疗事故技术鉴定中鉴定专家资格、执业类别、鉴定程序三方面进行具体行政审核。如对具体行政审核意见不服一方当事人可以向上一级卫生行政主管部门提起行政复议。

20.8. 医疗行政诉讼程序

当事人为谋求重新鉴定而提起。对行政复议不服或直接向人民法院提起,要求撤销医疗事故技术鉴定书中的具体行政审核意见。

20.9. 医疗刑事诉讼程序

对医护人员涉嫌医疗事故罪的,依法可以向公安部门提请启动刑事诉讼程序。

20.10. 医疗民事诉讼程序

医患纠纷发生后,患方就发生不良反应或死亡,向医疗机构所在地法院提起侵权之诉或医疗技术服务合同纠纷之诉;医方就患方拖欠医疗费向患方所在地或医方所在地法院提起医疗技术服务合同纠纷之诉的程序。

20.11. 诉讼证据保全和调取申请程序

为防止医疗机构伪造、隐匿、篡改、销毁病史或者防止尸体、检验标本等灭失或为了查阅和复制涉案证据,在提起民事诉讼时,律师应当协助当事人向法院提出证据保全和调取申请。

20.12. 诉讼阶段查阅并复制证物程序

提起诉讼后,对诉前无法查阅或复制的医疗机构主观病史资料及证据保全后由法院调取的证物进行查阅、复制,以便质证和书写补充诉状及初步推定是否适合作为医疗事故技术鉴定或司法鉴定的检材。

20.13. 诉讼证据交换与质证程序

民事诉讼必经程序。在医疗纠纷案件中这一程序有其自身的特点:(1)审查病史资料是否完整;(2)审查病史资料书写是否符合《病史书写规则》;(3)决定是否申请司法文检鉴定;(4)确定是否存在鉴定不能的情形。鉴定不能是指检材不真实、不合法、缺失或不完整,因而不能提交医疗事故技术鉴定或过错因果关系司法鉴定等。

20.14. 行为能力鉴定程序

对涉及精神疾患或患者处于神志不清的医患纠纷案件,在提起民事诉讼时,律师应协助当事人向法院提起行为能力司法鉴定申请,并提供相关的鉴定材料。

20.15. 司法文检鉴定程序

病史资料或其他证据有伪造、涂改、添加或其他违反《病史书写规则》的,律师应协助当事人向法院提起司法文检鉴定申请。文检鉴定项目一般包括:签名笔迹鉴定、是否连续书写笔迹鉴定、添加、篡、涂改笔迹鉴定等。

20.16. 法院委托医疗事故技术鉴定程序

涉及医疗事故争议的医患纠纷案件,法院一般委托医学会组织医疗事故技术鉴定。对首次鉴定书不服的,律师应当协助当事人在收到鉴定书之日起15日内向法院提起再次鉴定申请。首次、再次鉴定意见有瑕疵或有缺陷的,律师可以协助当事人向法院提起对有瑕疵或有缺陷部分的鉴定意见进行补充鉴定。与诉前当事人委托医疗事故技术鉴定相比,法院委托鉴定能够及时发现检材上的问题。

20.17. 过错及因果关系鉴定程序

一般在不构成医疗事故鉴定结论的情形下或虽构成医疗事故但鉴定意见在认定过错范围方面过于狭窄,同时通过质证发现鉴定意见与本案的客观事实及诊疗规范、常规等相冲突而提起要求司法机关内部鉴定机构进行鉴定的程序。

20.18. 伤残等级鉴定程序

为证明患方实际发生损害结果涉及的经济赔偿范围,根据《民法通则》、《医疗事故处理条例》等规定而向法院申请提起的一种鉴定程序。

20.19. 营养期限鉴定程序

发生不良反应不论是否构成伤残等级,该不良反应造成患者用于住院期间的医疗伙食或出院后的营养调理而发生的费用,其计算期限必须针对具体的不良后果由鉴定部门作出鉴定。

20.20. 护理期限鉴定程序

发生不良反应不论是否构成伤残等级,该不良反应造成患者部分或全部丧失生活自理能力而必须依赖生活护理的,其护理期限应当由鉴定部门作出鉴定。

20.21. 医疗依赖鉴定程序

对医疗过失行为造成患者伤残,为维持或恢复组织、器官生理功能需要继续治疗并已形成护理、药物或其他医疗依赖的,对于医疗依赖的期限及费用,应当由司法鉴定机构通过鉴定和评估确定。

21. 处理医患纠纷有关医疗医药法律规范、技术规范、常规规范

包括但不限于:

21.1.《执业医师法》

考量医师有无执业资格、是否符合执业类别、具有哪些执业权利和义务、医师在执业活动中违规应承担何种法律责任的规范。

21.2.《护士管理办法》

考量护士有无执业证书、是否符合执业类别、具有哪些执业权利和义务、护士在执业活动中违规操作或不作为应承担何种法律责任的规范。

21.3.《医疗机构管理条例》

考量从事疾病诊断、治疗活动的医院、卫生院、疗养院、门诊部、诊所、卫生所(室)以及急救站等医疗机构是否具备法定执业许可条件、《医疗机构执业许可证》及执业活动是否符合法定要求的法律规范。

21.4.《医院感染管理规范》

考量医院在组织落实、开展必要的检测、严格管理措施等方面是否做好了医院感染管理工作的规范。也是审查患者在院内感染疾病医方是否承担责任的规范。

21.5.《消毒管理办法》

考量医疗卫生机构、消毒服务机构以及从事消毒产品生产、经营活动的单位和个人是否

严格进行消毒管理,预防和控制感染性疾病的预防和传播的规范。

21.6.《医疗机构临床用血管理办法》

考量医疗机构临床用血包括全血和成分血是否符合法定要求的规范。也是审查医疗机构对患者因输血而引起的疾病是否应承担法律责任的规范。

21.7.《中华人民共和国药典》及《药物使用说明书》

《药典》、《药物使用说明书》是国家强制性技术规范。是审查医疗过程中用药是否符合国家技术标准的规范。

21.8. 内科、外科、骨科、妇产科、小儿科、病理科等诊疗常规

是卫生行政主管部门参与并由医学会主编的诊疗、护理、检验技术标准,是《医疗事故处理条例》规定的衡量医护人员是否发生过失医疗行为的规范。

21.9.《医疗事故处理条例》

是正确处理医疗事故,保护患者和医疗机构及其医务人员的合法权益,维护医疗秩序,保障医疗安全,促进医学科学发展的法规规范。

21.10.《医疗事故技术鉴定暂行办法》

规定专家库建立、鉴定提起、鉴定受理、专家鉴定组组成、医疗事故技术鉴定基本程序等,是《医疗事故处理条例》配套文件之一。

21.11.《医疗机构病历管理规定》

是审查医疗机构是否建立病历管理制度,设置专门部门或配备专(兼)职人员,具体负责本机构病历和病案的保存与管理工作的规章。

21.12.《中医、中西医结合病历书写规范》

是审查中医、中西医医务人员在医疗活动过程中形成的文字、符号、图表、影像、切片等门(急)诊病史是否符合客观、真实、准确、及时、完整的规章。

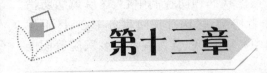

第十三章

口腔医疗管理机构

私人开设口腔诊所现在已经放开,但从业者开口腔诊所还是要有相关职称或从业资格证明,在卫生部门、工商部门办理相关手续即可(图13-1~图13-14)。国家法律、法规规定经营者需要具体特定条件或需经行业主管部门批准的,应当在申请登记时提交有关批准文件。例如在上海创办口腔诊所,需经上海市卫生局审核名称,浦东新区社会发展局核准登记,准予执业并授予执业许可证。民办医疗机构也不都是营利性的,它们有营利性,也有非营利性。私人或社会资本开办诊所有各种各样目的,有的是为了赚钱,当生意做;有的是慈善性质,为了回报社会;也有的因各种原因,离开公立医院,想发展自己的才华。

国家卫生部《关于城镇医疗机构分类管理的实施意见》指出:"非营利性医疗机构是指为社会公众利益服务而设立和运营的医疗机构。不以营利为目的,其收入用于弥补医疗服务成本,实际运营中的结余只能用于自身的发展,如改善医疗条件、引进技术、开展新的医疗服务项目"。营利性的医院机构,应当到工商局注册登记,非营利性的医疗机构,可以到民政局(社团局)注册登记。区别在于:前者不享受工商、税务优惠政策,年终结余可以分红;后者免征工商、税务税,结余资金用于自身发展,不得用于分红。就是说,非营利性民办医疗机构可以到民政局(社团局)去注册。

第一节 市/区/县卫生局医政科

市、区、县卫生局是市、区、县人民政府主管市、区、县卫生行政工作的职能部门,一般设有党委办公室、行政办公室、人事科、计划财务科、医政科、疾病预防(卫生监督)科、法制科、医疗保险办公室、初保办公室等职能部门。并直接领导市、区、县卫生监督所、区疾病预防控制中心、区麻风病防治所、区卫生学校、区血站、区卫生工作者协会、区医疗保险事务中心、区卫生实业有限公司、区合作医疗基金管理中心、市、区、县医院和镇乡医院等职能机构。

市、区、县卫生局的职能是在市、区、县委、市、区、县府的领导下,坚持以农村卫生工作为重点,预防为主,中西医并重,加强社区卫生服务工作,以满足市、区、县卫生局卫生服务需求、提高区域内居民健康水平,实现市、区、县卫生局卫生事业的全面有序发展,为市、区、县卫生局经济和社会发展提供良好服务。

市、区、县卫生局医政科的职能是实施区域卫生规划、实施医疗服务信息公示、组织实施医政监督执法、实施医疗机构、人员、设备、新技术准入管理、组织实施医疗质量管理、组织实施重大活动的医疗保障工作、组织实施医学教育、妇幼卫生、科研管理、临床药事管理、组织落实中医政策方针、做好医疗纠纷的接待处理工作等,直接进行口腔诊所准入管理。

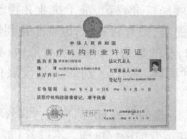

图 13-1　深圳陈义庭口腔诊所医疗机构执业许可证

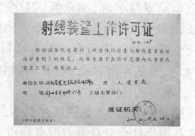

图 13-2　郑州赛思口腔医院放射装置工作许可证

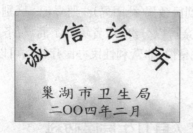

图 13-3　巢湖周光传牙科诊所获诚信诊所

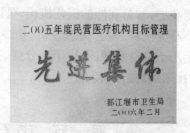

图 13-4　华美都江堰店被评为2005 年度民营医疗机构目标管理"先进集体"

【案例】 杭州市江干区医疗机构设置审批及执业登记

[来源:杭州市江干区卫生局]

一、受理条件

(一) 设置医疗机构

申请设置医疗机构的单位应具有独立法人资格;个人申请设置医疗机构的申请人应是具有本市常住户口的非在职人员,有相应的医师或护士执业资格,并从事相应专业临床工作5年以上,男性年龄在65周岁以下,女性60周岁以下。

(二) 申请执业登记

有《设置医疗机构批准书》、符合核准的规模并符合卫生部颁布的基本标准、有符合规定的组织机构、有相应的规章制度、能够独立承担民事责任和有与所开展的业务相适应并符合规定的资金、仪器设备、卫生技术人员及通讯、供电、上下水道等必要设施。

二、提交材料

(一) 设置医疗机构

应提交:设置申请书、选址报告和建筑设计平面图、可行性研究报告、设置申请人的资信证明、设置申请人的基本情况证明。申请私人诊所或个体护理站应提交:设置申请书、房屋产权证明或者使用权证明及应具备的符合设置规划、基本标准、合适场所、必要资金的相关证明。

(二) 申请执业登记

1. 医疗机构应提交:《医疗机构申请执业登记注册书》、《设置医疗机构批准书》、房屋产权证明或者使用证明、验资证明、医疗机构建筑设计平面图、医疗机构规章制度、医疗机构法人代表人或者主要负责人姓名及其资格证书或者执业证书、主要科室负责人名录。

2. 新建、改建或者扩建的医疗机构,应当提交竣工验收的批准文件。

3. 共同设置的医疗机构,应当提交有关合同或者协议书。

4. 诊所、护理站、卫生所(站、室)和保健所,应当提交卫生技术人员名单及其资格证书或者执业证书。

三、审批原则和审批程序

(一) 设置医疗机构

受理部门收到申请人应提交的全部材料之日起30日内进行审查。

(二) 申请执业登记

受理部门应当自收到医疗机构执业登记申请提交的全部材料之日起45日内进行审查核实。对符合条件的医疗机构,予以登记并发给《医疗机构执业许可证》;对不符合条件的医疗机构,应书面告知。

第二节　市/区/县疾病控制预防中心

市、区、县疾病控制预防中心是承担市、区、县政府职能的卫生事业单位,是预防医学领域内一个多学科综合性专业机构,是市、区、县疾病预防控制工作的业务技术指导中心。一般设有传染病防治科、环境卫生科、综合业务信息管理科、免疫预防科、慢性病防治科、爱性结麻科、学校与营养卫生科、职业与安全卫生科、体检科、财务科、行政科和办公室,以及卫生检验检测所、健康教育馆两个分支机构,承担着全市、区、县人口的急慢性疾病的预防、控制、健康教育工作和为社会提供准确、有效、公证的检验检测数据的检验检测工作。

疾病预防控制机构是政府举办的实施疾病预防控制与公共卫生管理和服务的公益事业单位。按照卫生改革总目标要求,有效利用卫生资源,组建职能分工明确、规范适度、精干高效、集疾病预防与控制、监测检验与评价、健康教育与促进、技术管理与服务为一体的疾病预防控制体系,其服务宗旨是提高疾病预防控制综合能力、提高卫生服务质量与效率,适应社会经济发展要求和医学模式转变,为人民健康服务,为社会主义现代化建设服务。

疾病预防控制机构是公共卫生事业的重要组成部分,承担政府赋予的疾病预防控制、突发公共卫生事件的预警和应急处置,保护公众身体健康和生命安全,还承担着疫情收集与报告,监测检验与评价,健康教育与促进,技术管理与服务等职能,具体工作职责为:

(1) 实施疾病预防控制规划、方案,组织开展本地疾病暴发的调查处理和报告,实施计划免疫工作。

(2) 调查突发公共卫生事件的危险因素,实施控制措施。

(3) 开展常见病原微生物检测和毒物、污染物的检测,并受卫生行政部门认定,承担卫生监督监测检验,预防性健康体检,健康相关产品的技术审核和卫生质量检验。

(4) 开展并指导基层卫生院所和社区卫生服务中心开展健康教育与健康促进。

(5) 负责对各医院、社区卫生服务中心的业务指导,人员培训和业务考核,指导社区开展防病工作。

(6) 组织实施公共卫生健康危险因素和疾病的监测。

(7) 管理和承担辖区内疾病预防控制及相关公共卫生信息的报告、预警,为疾病预防控制决策提供科学依据。

(8) 对新建、改建、扩建、技术引进、技术改造等工业企业建设项目进行职业卫生预评价以及竣工验收前的控制效果评价。

(9) 向社会提供相关的预防保健信息、健康咨询和预防医学等专业技术服务。

配合调查处理口腔诊所水污染事件。开展口腔诊所职业性突发事故的应急处理、危险因素的调查与控制,职业病报告和管理。开展口腔诊所从业人员健康体检和培训。向口腔诊所提供乙肝疫苗等有价疫苗接种的服务。

【案例】　市疾控中心开展主题为"关注中老年人口腔健康"的宣传活动

[来源:盘锦市疾病预防控制中心,发布时间:2008年10月6日]

　　为增强人群的口腔保健意识,围绕全国第二十个爱牙日宣传重点,市疾病预防控制中心于9月26日在兴隆台区步行街开展了以"关注中老年人口腔健康"为主题的防治知识宣传活动。本次活动市疾控中心除了派出慢性病防治专业人员和青年志愿者外,还联合"王晓辉"牙科诊所的5名牙医共同开展保健知识宣传和牙病诊疗活动。活动现场陈列了宣传展板,悬挂了宣传主题横幅,张贴"爱牙日"宣传画,发放宣传画、《中老年人口腔保健指南》知识手册等宣传材料2000份,解答过往群众的口腔问题及疾病30人次。

　　受旧观念的影响,很多人认为人老了就应该掉牙,因此忽视了中老年人的口腔保健。第三次全国口腔健康流行病学调查结果显示,我国中老年人龋齿患病率分别高达88.1%和98.4%,牙周健康率分别为14.5%和14.1%。口腔疾病使很多中老年人过早丧失咀嚼功能,还可以引起或加重心脏病、胃病、糖尿病、心血管病和关节疾病及并发症,严重危害全身健康。本次活动旨在通过宣传使市民了解科学的口腔保健知识,养成良好的口腔卫生习惯和生活方式,全面维护口腔健康;及早发现,及早正规治疗口腔疾病。通过口腔疾病的三级预防,不断降低口腔疾病发病率,保持老年人的生活自理能力,提高老年人的生命质量,达到80岁的老人至少应有20颗功能牙暨"8020"的老年人口腔健康目标。

第三节　市／区／县工商行政管理局

　　从事口腔诊所开业的个体医师,申请人应当持户籍证明(本人身份证)、职业状况、场地证明等有关材料,向经营地的工商行政管理机关申请登记。经县级工商行政管理机关核准登记领取营业执照后,方可营业(图13-5,图13-6)。

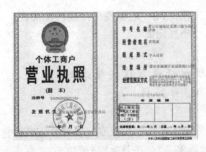

图13-5　莆田市爱雅口腔门诊部个体工商户营业执照

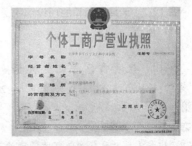

图13-6　天津万全牙科诊所个体工商户营业执照

第四节　市／区／县地方税务局

市、区、县地税局为市地税务局设在市、区、县主管本辖区内地方税收工作的派出机构。主要职责:

(1) 负责本辖区内宣传、贯彻、实施有关地方税收工作的法律、法规及规章。

(2) 根据市地税局确定的预算收入计划指标,负责编制本辖区内地方税收计划,并组织实施。

(3) 负责依法实施征管范围内各种税、费的征收和管理工作。

(4) 监督检查本辖区内各纳税义务人依法履行纳税义务的情况,并对各种涉税违法、违规行为进行行政处罚。

(5) 实施本辖区内税收政策咨询和纳税服务工作。

(6) 承办市地税局交办的其他事项。

口腔诊所开业后要及时到当地市、区、县地税局办理税务登记(图 13-7,图 13-8)。目前,我国市、区、县地税局采取两种方法对口腔诊所进行税收征管工作:一是鼓励财务制度健全的口腔诊所实行查账征收,并告知有关营业税减免的优惠政策;二是对经营规模较小,财务制度不健全的口腔诊所,实行定额征收。

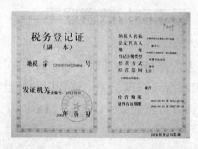

图 13-7　天津爱齿口腔门诊部税务登记证

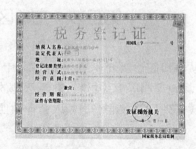

图 13-8　成都悦齿口腔门诊部税务登记证

【案例】　长沙市医疗卫生机构地方税收征收管理实施办法

[来源:长沙市地方税务局,发布时间:2006 年 3 月 21 日]

第一章　总则

第一条　为进一步加强全市医疗卫生机构地方税收征收管理,促进医疗卫生机构健康发展,根据《中华人民共和国税收征收管理法》及实施细则(以下简称《征管法》)、《中华人民共和国营业税暂行条例》、《中华人民共和国发票管理办法》及实施细则(以下简称《发票管理办法》)、《财政部国家税务总局关于医疗卫生机构有关税收政策的通知》(财税[2000]42 号)

等文件精神,结合我市实际情况,特制定本办法。

第二条　凡在全市范围内从事医疗卫生服务的医疗卫生机构均适用本办法。医疗机构具体包括:各级各类医院、门诊部(所)、社区卫生服务中心(站)、急救中心(站)、城乡卫生院、护理院(所)、疗养院、临床检验中心等。卫生机构具体包括:各级政府及有关部门举办的卫生防疫站(疾病控制中心)、各种专科疾病防治所(所),各级政府举办的妇幼保健所(站)、母婴保健机构、儿童保健机构、各级政府举办的血站(血液中心)等。

第三条　凡从事本办法第二条规定行为的单位和个人,为本办法所称的医疗卫生机构纳税义务人(以下简称纳税人)。依照法律、行政法规规定负有代扣代缴税款义务的医疗卫生机构为扣缴义务人。

第四条　医疗服务是指医疗服务机构对患者进行检查、诊断、治疗、康复和预防保健、接生、计划生育方面的服务,以及与这些服务有关的提供药品、医用材料器具、救护车、病房住宿和伙食费的业务。

第二章　税务管理

第五条　纳税人应当依照《征管法》的有关规定,自取得执业许可证或营业执照之日起30日内,持有关证件,向主管地税机关申报办理税务登记。

第六条　负有扣缴义务的纳税人,应当自扣缴义务发生之日起30日内,向主管地税机关申报办理扣缴税款登记,领取扣缴税款登记证件。

第七条　纳税人应当向机构所在地主管地税机关办理纳税申报、财务、会计制度备案等涉税事项,并按规定设置和保管账簿、记账凭证、完税凭证及其他有关资料。

第八条　各区、县(市)地税局应当加强同卫生、物价、财政等部门的信息交流,定期向卫生行政部门查询《医疗机构执业许可证》审批情况和医疗卫生机构分类核定情况,定期向物价管理部门查询医疗服务定价和收费情况等涉税资料,结合征管责任区的建立和完善,切实做好医疗卫生机构的户籍、税源管理,杜绝漏征漏管。

第九条　各区、县(市)地税局应开展纳税评估工作,提升对医疗卫生机构的税源监控能力,逐步建立和规范医疗卫生机构的行业纳税评估方法和评估指标体系,重点开展营业税、企业所得税、个人所得税等税种的纳税评估。盈利水平明显偏低,经约谈核实仍不能说明相关情况的,移交地税稽查部门查处。

第三章　税款征收

第十条　对非营利性医疗机构不按照国家规定的价格取得的医疗服务收入,按其全额征收各项税收。从事非医疗服务取得的收入,如租赁收入、财产转让收入、培训收入、对外投资收入等应按规定征收各项税收。

第十一条　非营利性医疗机构的药房分离为独立的药品零售企业,收入纳入本医疗机构统一核算的,按规定征收各项地方税收。

第十二条　对非营利性医疗机构与其他组织或个人合资、合作设立的营利性"科室"、"病区"、"项目"、"院中院"等,取得的医疗服务收入(包括"承包收入"、"分成收入"等),应按规定征收各项地方税收。凡不能准确计算应纳税额的,应按照《征管法》的规定,核定其应纳税额。

第十三条　对营利性医疗机构取得的收入,按规定征收各项地方税收。凡不能准确计算应纳税额的营利性医疗机构,应按照《征管法》的规定,核定其应纳税额。

第十四条 对疾病控制机构和妇幼保健机构等卫生机构按照国家规定的价格取得的卫生服务收入(含疫苗接种和调拨、销售收入),免征各项税收。不按照国家规定的价格取得的卫生服务收入不得享受这项政策。

第十五条 纳税人将"科室"、"病区"、"项目"等实行出包或出租经营,向承包、承租方收取的承包费、租赁费按"服务业"征收营业税。出包方收取的承包费凡同时符合以下三个条件的,属于内部分配行为不征收营业税。

1. 承包方以出包方名义对外经营,由出包方承担相关的法律责任;

2. 承包方的经营收支全部纳入出包方的财务会计核算;

3. 出包方与承包方的利益分配是以出包方的利润为基础。

第十六条 纳税人承包(承租)的"科室"、"病区"、"项目",不同时符合第十五条规定的三个条件的,对承包(承租)人取得的收入,按有关税收政策规定征免税,出包方负有代扣代缴义务。

第十七条 对个体诊所难以核实经营收入的,各区、县(市)地税局可采取核定征收的方法确定其经营收入,按 7.5% 综合负担率计算征收税款。

第四章 票证管理

第十八条 对全市范围内经卫生行政主管部门认定的非营利性医疗机构,在票据使用上按现行的有关规定执行。

第十九条 对全市范围内经卫生行政主管部门认定的营利性医疗机构,一律使用长沙市地方税务局统一印制的《长沙市医疗服务门诊收费专用发票》、《长沙市医疗服务收费专用发票》、《长沙市门诊挂号费专用发票》、《长沙市门诊诊疗费专用发票》以下简称《专用发票》。

第二十条 《专用发票》统一由市地方税务局印制,各区、(县)市主管地方税务机关负责发售。凡使用《专用发票》的营利性医疗卫生机构,必须严格执行《征管法》和《发票管理办法》的有关规定,安装使用税控装置,建立健全发票的领购、开具、保管等管理制度。对违反《征管法》和《发票管理办法》的行为,税务机关应依照有关规定进行处理。

第五章 减免税管理

第二十一条 对非营利性医疗机构按照国家规定的价格取得的医疗服务收入,免征各项税收。不按照国家规定价格取得的医疗服务收入不得享受税收优惠政策。

第二十二条 对非营利性医疗机构、疾病控制和妇幼保健卫生机构取得的非医疗卫生服务收入,直接用于改善医疗卫生服务条件的部分,经税务部门审核批准可抵扣其应纳税所得额,就其余额征收企业所得税。

第二十三条 对非营利性医疗机构、疾病控制机构、妇幼保健机构自用的房产、土地、车船,免征房产税、城镇土地使用税和车船使用税。

第二十四条 为了支持营利性医疗机构的发展,对营利性医疗机构取得的收入,直接用于改善医疗卫生条件的,自其取得执业登记之日起,3年内给予下列优惠:对其取得的医疗服务收入免征营业税,对自用的房产、土地、车船免征房产税、城镇土地使用税和车船使用税。

第二十五条 非营利性医疗机构、营利性医疗机构所取得的减免税项目收入与非减免税项目收入应单独核算,未单独核算或划分不清的,不得享受减免税优惠。

第二十六条 对符合减免税的纳税人应以书面形式向所在地地税机关申报减免税,附营业执照、税务登记证的复印件,纳税人减免税申请,税收管理员调查报告,用于改善医疗卫生条件的支出凭证,并按规定填报《减免税审批表》报市局审核批准。享受减税、免税优惠的医疗卫生机构,在减税、免税期间应当按照规定办理纳税申报。各区、县(市)地税局负责监督检查。

第六章　法律责任

第二十七条　医疗卫生机构有下列行为之一的,主管地税机关应责令限期改正,并按有关规定进行处理:

(一)未按照规定的期限申报办理税务登记的;

(二)未按照规定将财务、会计制度或者财务、会计处理办法报送税务机关备查的;

(三)未按规定期限申报缴纳税款的;

(四)未按规定使用发票和安装使用税控装置的。

第二十八条　市内各分局、各县(市)地税局、涉外分局、市局稽查局要加强对医疗卫生机构的税收征管和检查,对检查中发现的偷税问题,应追缴其不缴或者少缴的税款、滞纳金,并按规定予以处罚;构成犯罪的,依法移送司法部门追究刑事责任。对已认定的非营利性医疗机构与实际情况不符的,应及时提请有关部门协调解决,并予以纠正;对不纠正的,应依法征收各项税收。

第二十九条　税务部门的工作人员在执行公务时,应当遵纪守法,秉公办事。对滥用职权、徇私舞弊的,按照相关规定给予处罚。

第七章　附则

第三十条　本办法未尽事宜,依照现行有关法律、法规、规章的规定执行。

第三十一条　本办法由长沙市地方税务局负责解释。

第五节　市／区／县卫生监督所

卫生监督所是市、区、县卫生局直属的副局级全民事业单位,对外同时增挂卫生监督执法大队,作为事业法人独立承担民事责任。主要受市卫生局委托,依法在公共卫生、医疗保健领域,包括健康相关产品、医疗卫生保健,开展综合性卫生监督执法工作。主要职责包括:承担卫生行政许可,资格认证的申请受理、预防性卫生审查、现场卫生学审查,提出审核意见;承办卫生行政许可、资格认证有关证书的发放、注册、检验等事务;依据法律、法规对管理相对人进行经常性卫生监督,承担现场卫生监测、抽样等工作;开展卫生法制、公共卫生知识的宣传、教育、咨询和培训;对违反卫生法律、法规的行为提出立案报告,进行调查取证,提出处理意见,送达并执行处罚决定;受理有关投诉、举报并进行调查,提出处理意见;负责卫生监督信息、资料的收集整理、汇总分析、评价报告等(图13-9)。

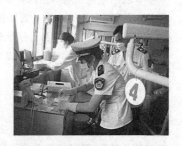

图13-9　黄浦区卫生监督所对辖区内口腔医疗机构进行专项监督检查(2008-09-12)

市、区、县卫生监督所定期召开个体诊所监督管理暨现场交流会。组织学习《传染病防治法》、《突发公共卫生事件应急条例》、《传染性非典型肺炎防治管理办法》、《医疗机构管理条例》、《医疗废物管理条例》、《消毒管理办法》等法律法规。

【案例】 全市个体诊所监督执法检查情况

[来源:张家港市卫生监督所监督动态,2005-01-06]

为进一步了解和掌握我市个体诊所的执业情况,规范我市个体诊所的管理,本所会同市卫生局医政科于2004年12月22—23日组织对全市39家个体诊所进行了监督执法检查。现将检查情况总结如下:

基本情况

检查结果总体来说,不管在人员的准入、诊所的布局设备的更新、诊疗环境的布局上,还是在器械的隔离消毒方面,都较往年有了明显的改善,但是也存在不少问题。本次执法检查较好的有蔡永明齿科诊所、孙瑞文口腔诊所等;较差的有杨李口腔诊所,沈云才中医诊所。

一、好的方面

1. 规范执业,依法行医。个体诊所基本都能严格按照医疗机构执业许可证上所核定的执业范围进行诊疗活动。检查中绝大多数诊所未发现擅自超范围非法执业。

2. 诊室整洁,布局合理。大多数诊所室内整洁,所用桌椅、仪器设备按照便于操作的原则合理布局,治疗室与技工间分离,口腔科工作制度和相关健康宣传资料上墙,营造了一个良好的诊疗环境。如陶律五官科诊所、孙瑞文、成建平口腔诊所专门设置了候诊室,并与诊疗区完全分开。蔡永明齿科诊所环境优美,布局合理,室内物品摆放井然有序,工作人员统一着装,进入诊室给人一种温馨、安全、信任的感觉。

3. 严格消毒,规范操作。大部分个体诊所具有一定的消毒隔离意识。对所用口腔器械能按照"去污染、清洗、消毒灭菌"的程序进行处理。如蔡永明、成建平等口腔诊所能坚持对诊疗及手术器械等实行一人一用一消毒。

4. 尊重知情,防范纠纷。一些个体诊所针对新的医疗环境,及时制定、采取了一些行之有效的规避风险的积极措施,以减少和避免医疗纠纷,杜绝医疗事故。如蔡永明口腔诊所,在一些口腔手术及正畸等治疗前能将术中、术后可能出现的并发症如实、详细地告知病人并征得病人的同意、签字。鹿苑的陆氏中医儿科诊所也印有病情告知同意书,并能让家属签字。印制并使用了相关的口腔医疗服务告知同意书,同时详细记录治疗记录后存档。这对于防范和减少医疗纠纷具有十分重要的意义。

二、存在问题

1. 部分诊所室内外环境差,部分诊所室内外物品堆放杂乱,修鞋机器等杂乱无章,不符合规定。如缪贵源中医诊所口腔诊所。

2. 治疗操作时不规范着装,口腔治疗操作时要穿工作服、戴帽子、口罩,这不仅是口腔诊疗工作的要求,同时规范着装也体现了专业医务人员的一种身份、一种精神面貌。但一些个体医务人员不戴口罩或不穿工作服。

3. 消毒意识淡薄措施不力,口腔科很多治疗过程中都会引起局部黏膜的破损、出血,故极易导致某些传染性疾病的传播,如乙肝、AIDS病等。因此口腔器械的消毒灭菌意义重大。但是检查中发现部分口腔诊所未严格按照"去污染、清洗、消毒灭菌"的程序对口腔器械处理。有些医务人员意识淡薄,缺少消毒隔离的常识,一些口腔诊所的消毒液更换没有记录,方盘上没有标签。比较突出的是李伟口腔诊所,方盘内戊二醛浸泡消毒口腔器械,方盘内沉积着厚厚一层黄色沉积物,已经长时间未经过清洗,液体混浊不堪。另外,李伟口腔诊所将拔下的牙齿与口腔器械浸泡在同一容器中,姚进春口腔诊所一次性口镜重复消毒使用,不符合规范。针灸针消毒不严或使用不当同样会传播疾病或造成感染。高雄华中医诊所,虽然能坚持用高压灭菌方法对针灸针进行消毒处理,但在为病人进行针灸时,却出现隔着衣服、裤子针灸的情况,明显不符合无菌要求。

4. 一次性医疗用品处理不符合要求,按照规定,一次性医疗废弃物必须毁形、焚烧处理。检查中发现个别诊所如李剑英口腔诊所没有严格按照执行,所有一次性口腔器械,包括牙镜、镊子等都直接由环卫工人上门收取,并作为一般垃圾处理,这种不规范处理无疑造成了严重的安全隐患。

5. 擅自变更执业地点、超范围执业。沈云才中医诊所核定执业地点是农场红旗中路×号,在2004年月验收通过并领到医疗机构执业许可证后,擅自将执业地点变更到农场红旗路×号,诊所内脏、乱,并在垃圾篓内发现上百个使用过的注射器,诊所人员承认诊所内曾经给病人注射治疗,但诊所内无任何抢救药品和设施,存在严重的医疗安全隐患。

6. 违反规定聘用非卫技人员开展诊疗活动。检查中发现李剑英口腔诊所有未取得执业资格的人员单独进行执业活动。

7. 随意变更诊所名称。李伟口腔诊所擅自将诊所变更"中小学生牙齿矫正中心",违反了《医疗机构管理条例》中有关医疗机构名称的规定。

三、处理意见

1. 针对存在的问题,提出整改措施,通报到个体诊所。

2. 加强对《执业医师法》、《医疗机构管理条例》、《消毒管理办法》等卫生法律法规的培训。

3. 对违反规定聘用非卫技人员、随意丢弃一次性医疗废弃物的李剑英口腔诊所进行教育和经济处罚。

4. 对擅自变更执业地点并超范围开展诊疗活动的沈云才中医诊所责令整改并给予经济处罚。

5. 杨李口腔诊所责令限期更正诊所名称。

【案例】 吉林省卫生监督机构完成2007年口腔诊所专项整治工作

[来源:吉林省卫生厅卫生监督所,2008]

根据2007年吉林省卫生监督工作要点及省政府八部门联合下发的《吉林省2007年继续打击非法行医专项行动方案》要求,为了改善目前吉林省各地口腔诊所泛滥,不按审批的诊疗科目开展诊疗活动,人员资质不够、消毒不规范等情况,确保口腔科诊疗活动的规范开展,保护人民群众的身体健康。经省卫生厅同意,吉林省卫生厅卫生监督所下发了《吉林省口腔诊所专项整治工作方案》(吉卫监所发[2007]16号),并按照文件的工作部署,采取各地卫生监督机构自查及省级卫生监督机构督查的方式,于2007年12月完成了全省口腔诊所专项整治工作。

一、全省各地卫生监督机构口腔诊所专项整治开展情况

我省各地卫生监督机构认真落实全省口腔诊所专项整治工作的各项部署,有计划、有目标、有步骤地深入开展了专项整治工作,把口腔诊所专项整治工作作为全年打非工作的重点,有力地打击了口腔诊所的违法行为,通过专项行动吉林省查处了一大批违法违规案件,口腔诊所专项整治工作取得显著成效。全年共出动卫生监督人员5000余人次,出动监督车辆900余台次,监督检查口腔诊所1650多家,其中警告298家,责令改正472家,罚款18.12万元,没收违法所得3万元,暂停执业人员196人,暂停执业机构166户,吊销执业证书35户。

1. 高度重视,行动迅速

根据吉林省2007年口腔诊所整治工作的统一部署,各级卫生监督机构切实加强对专项整治工作的领导,及时传达贯彻相关文件精神,研究制定整治方案,总结工作经验,探索口腔诊所监管的新模式,保证了口腔诊所专项整治工作的深入开展。如长春市卫生局召开全市口腔诊疗安全工作会议,并制定下发了《口腔诊疗单位消毒监督量化分级管理实施方案》,卫生监督所在全市开展以口腔诊疗器械消毒为主,包括口腔诊疗机构执业资质,人员资质等监督量化分级管理工作;延边州图们市卫生局卫生监督所在全市口腔诊疗单位开展量化分级管理工作评定,对辖区口腔诊疗单位逐一进行量化分级,取得了较好的效果;延吉市成立了口腔诊疗行业协会,协会统一规范诊疗活动,统一组织定购消毒设备,建立口腔诊疗行业内部监督机制;辽源市、白山市通过增加监管频次,扩大监督范围,加大监督力度,全面规范口腔诊疗机构和人员执业行为,强化口腔消毒安全意识。

2. 加强宣传,注重细节

各地卫生监督机构通过电视、报纸、广播、网络等媒体及时向社会公布专项整治工作进展情况,对大案要案进行曝光,并根据实际情况,注重细节,开展符合本地区特色的宣传工作。如延边州要求口腔诊所建立消毒管理制度公示板,加大宣传力度,切实促进了口腔诊所的消毒管理工作;吉林市和长春市口腔医疗垃圾采取集中统一处理,确定医疗废物处置方式和处置单位。

3. 建立档案,长效监管

各级卫生监督机构在开展口腔诊所专项整治工作的同时,积极探索医疗机构长效监管机制。如吉林市、白山市卫生局卫生监督所制定了医疗机构监管档案制度,对医疗机构进行分类,并分别建立档案,避免了医疗机构卫生监督盲点的存在。

二、省级卫生监督机构督查工作情况

根据文件要求,吉林省卫生厅卫生监督所于2007年9月至10月,对全省9个地区的口腔诊所专项整治工作进行了监督检查。每个地区检查市(州)所在地10家口腔诊所,并在每个市(州)随机抽查1个县(市),每个县(市)至少检查5家口腔诊所。对在督查检查中发现的违法、违规行为,责成各市(州)卫生监督机构做进一步的调查处理,并将处理结果在规定期限内反馈到省卫生厅卫生监督所。

在本次督查过程中,共计检查口腔诊所150家,其中关门17家,实际检查133家。各地卫生监督机构对督查过程中发现违法、违规的43家口腔诊所进行了行政处罚,吊销《医疗机构执业许可证》1家,取缔无证行医1家,占实际检查口腔诊所总数的33.83%,处罚金额共计3.67万元。

三、存在的问题

通过此次专项整治工作发现,虽然经过几年来各级卫生监督机构的共同努力,关掉了一批违法机构,惩治了一批违法犯罪分子,查处曝光了一批典型案件,有效打击了非法行医行为,但是,受利益驱使,非法开展口腔诊疗活动仍然存在。一是有些口腔诊所擅自聘用无口腔行医资质的人员从事口腔诊疗活动坑害患者;二是仍有无《医疗机构执业许可证》擅自执业行为;三是个别口腔诊疗机构存在助理医师独立执业、口腔技师(工)独立完成临床工作行为;四是个别机构利用镶牙所的名义进行口腔诊治活动;五是消毒管理不规范,部分口腔医疗机构中,进入病人口腔内的诊疗器械不能达到"一人一用一消毒或者灭菌";一次性医用品不毁型,医疗废物不按规定进行处理。

四、下一步工作建议

为了深入开展口腔诊所专项整治工作,积极探索和建立规范口腔医疗市场的长效机制,确保广大人民群众的生命安全,针对当前存在的问题提出如下建议:①各级卫生行政部门严把审批准入关,绝不允许不具有口腔行医资质的人员、机构进入口腔医疗服务市场;严把校验关,绝不允许医疗机构超范围或出租、承包科室进行口腔诊疗活动。②健全综合执法组织机构,充实执法监督力量,形成覆盖城乡的综合执法网络体系,完成对各类口腔机构的经常性监管。③各级卫生监督机构加强日常监督执法频次和加大执法力度,与公安、工商等多部门联动,形成整治合力,通过专项行动,结合日常监管,重点打击,保持高压严打态势,严肃查处各类违法案件,进一步规范口腔医疗服务市场。④积极与新闻媒体沟通,加大宣传力度,对重点违法案例进行曝光。通过宣传,教育群众,明晓非法口腔诊所的危害,引导群众,自觉抵制。

第六节 市/区/县药监局

依据《中华人民共和国药品管理法》,加强对全市、区、县药品市场监管工作。我国绝大部分市、区、县成立了药监局。药监局设有稽查科(稽查大队)和综合监管科机构。稽查科(稽查大队)按照事权划分原则,监督抽查辖区内生产、经营、使用单位的药品、医疗器械和药品包装材料的质量,受理药品和医疗器械质量案件的举报和投诉,依法查处制售假冒伪劣药品、医疗器械、药品包装材料和容器的行为和责任人。综合监管科按照事权划分原则,综合行使药品和医疗器械安全监管及市场监督的相关职能。指导和稽查口腔诊所购买、储存、使用、销毁一次性医疗器械。

【案例】 **玉环县食品药品监督管理局召开会议进规范口腔医疗器械采购使用管理**

[来源:玉环县食品药品监督管理局,2011-2-23 供稿]

2011 年 3 月 21 日下午,县食品药品监督管理局在该局六楼会议室召开了口腔科医疗器械采购使用规范化管理检查标准宣贯会,辖区内29家口腔科、口腔诊所的负责人参加了会议(图13-10)。

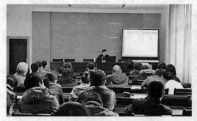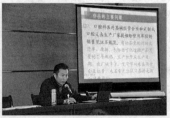

图13-10　玉环县食品药品监督管理局召开会议进规范口腔医疗器械采购使用管理

会议就市局对口腔科医疗器械采购使用规范化管理的具体要求和操作方法进行了深入分析,并对2011年口腔科的监管工作进行了部署。同时,执法人员通报了近年来玉环县各口腔科、口腔诊所的监管情况和信用等级评定结果,并通过深入分析近年来查处的典型案例,总结了玉环县口腔科目前存在的不规范行为,还对这些典型案例所涉及的法规文件进行了详细解读。

通过本次会议,全县各口腔科、口腔诊所明确了医疗机构口腔科医疗器械采购使用规范化管理的相关要求,加强了对口腔科相关法律、规文件的学习理解,并表示要严格按照标准的要求,积极查漏补缺、清扫盲区,提高口腔科医疗器械规范化管理水平。

【案例】　镇海分局四项措施促进口腔诊所药械质量规范化管理

[来源:浙江省食品药品监督管理局办公室,2009-2-26供稿]

随着民营医疗机构药械质量管理规范化提升工作深入推进,镇海分局在去年11月启动全区口腔诊所药械质量规范化管理的基础上,2009年重点落实四项措施,促进口腔诊所药械质量管理规范化程度和水平再上新台阶。

一是创新监管模式。为更好地推进口腔诊所药械质量规范化管理提升工作,建立互动学习交流平台,分局于2月18日,在辖区内的王惠芬口腔诊所、胡云口腔诊所内召开药械质量规范化管理提升工作现场会。现场会上,分局通报了规范化管理建设情况,剖析了部分口腔诊所存在的问题,并在现场进行服务指导,提出了解决办法,取得了较好的效果。许多口腔诊所负责人表示,通过现场会的形式,监管部门为我们提供了很好的学习交流平台,既直观又生动,同时也加深了对药械质量规范化管理的理解,对进一步加强药械质量管理具有很大启发和帮助。

二是明确提升要求。针对各口腔诊所在药械质量意识、规模投入等方面存在不平衡性,分局提出不同的规范提升要求,对在前一阶规范化建设达到优秀的4家诊所给予通报表扬,并要求其在今后继续保持,标准不降低;对达到合格标准的部分诊所,要求其积极创造条件争取达到优秀标准;对个别不合格的诊所,责令其限期整改,在整改后追踪检查中要求必须达到合格标准,最终达到整体提升。

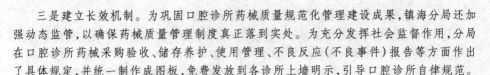

三是建立长效机制。为巩固口腔诊所药械质量规范化管理建设成果,镇海分局还加强动态监管,以确保药械质量管理制度真正落到实处。为充分发挥社会监督作用,分局在口腔诊所药械采购验收、储存养护、使用管理、不良反应(不良事件)报告等方面作出了具体规定,并统一制作成图板,免费发放到各诊所上墙明示,引导口腔诊所自律规范。

四是形成高压态势。针对民营医疗机构药械质量管理存在的薄弱环节和安全隐患,分局结合宁波市局统一部署的"春季药品集中打假行动"对辖区内口腔诊所开展全面打假行动,并保持高压态势,通过监管促规范,努力使辖区内的口腔诊所市场更加规范、有序。

第七节 市/区/县医疗保险局

从法规来看,基本医疗保险定点医疗机构管理暂行办法并不排斥营利性医院,其认定的核心条件是医疗服务收费水平和医疗服务质量两个指标,凡是合法成立的医疗机构,只要服务质量、收费标准能达到基本医保的条件,经过医保部门的审核合格就可以成为定点医院(图 13-11)。

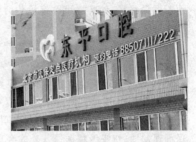

图 13-11 北京东平口腔门诊部为北京市医保定点医疗机构

但一些营利性医院的负责人私下表示,现实中城镇职工基本医疗保险定点医院的认定存在一定程度的歧视,目前绝大多数营利性医院基本都没有医保定点资格。事实上,北京市卫生局有关人士指出,非营利性医疗机构是实行基本医疗保障的服务主体,所有参保的患者只有到承担基本医疗保险任务的定点医院,才能享受医保待遇。而营利性医疗机构基本上不承担这项社会义务,它将为那些有不同层次医疗需求的患者,提供更多的选择余地。

【案例】 上海市医保局关于本市部分医保定点医疗机构口腔科医保专项检查情况的通报

[来源:上海市医疗保险局,2007 年 4 月 5 日供稿]

各医保定点医疗机构:

为了加强医保基金管理,规范医保定点医疗机构的医疗行为,我局于 2007 年 1 月 15 日至 2 月 10 日对 34 所定点医疗机构(其中二级医疗机构 17 所、一级医疗机构 17 所)的口腔科进行了医保专项检查。检查发现,部分医疗机构违反《关于公布〈上海市基本医疗保险不予支付费用的诊疗项目范围〉的通知》(沪医保〔2002〕31 号)等医保有关规定的现象仍然存在,造成医保基金不合理支出。现将主要问题通报如下:

一、将医保不予支付的诊疗项目纳入医保结算

有 10 所定点医疗机构将义齿等自费项目纳入医保结算,共 70 人次,发生违规费用 3.6 万余元;有的医疗机构将自费项目套用医保支付项目名称纳入医保结算,如将义齿加工费以"埋伏额外牙拔除及单颌结扎固定术"名称进行医保结算;有的医疗机构将"铸造金属基托"、"铸造冠拆除"、"锤造冠拆除"等自费项目直接纳入医保结算;某医疗机构使用无证超声洁齿机进行治疗,并将费用纳入医保结算等。

二、跨科配药和超量用药

有部分医疗机构的口腔科存在较多的跨科配药,如一地段医院口腔科医生,被查实跨科用内、外、妇、眼、皮肤科等药品 85 种;有 14 所医疗机构存在超量用药,如某地段医院为一患者在一个月内开肿痛安胶囊 14 盒,超过最大服用剂量 4 盒。

三、将无执业医师资质人员发生的医疗费用纳入医保结算

经查实,有 3 所医疗机构的没有执业医师资质的人员从事临床医疗,并将其发生的费用纳入医保结算,如某二级医疗机构的一名无职业医师资质的人员,发生并纳入医保结算的医疗费用达 3.5 万余元。

依据《上海市城镇职工基本医疗保险办法》第三十六条的规定,经研究,我局作出如下处理决定:

1. 责令违规定点医疗机构立即整改;
2. 追回违规结算的医保费用 27.46 万元。

希望全市各医保定点医疗机构引以为戒,规范医疗行为,认真执行医保有关规定,严格医保管理制度,切实保障医保基金的合理使用。

第八节　街道办事处

街道办事处是贯彻执行法律、法规、规章和市、区人民政府的决定、命令、指示,完成市、区人民政府部署的各项任务的基层机构。

1. 对辖区内城市管理工作履行以下职责

(1) 负责居民区、街巷胡同的环境卫生和绿化美化亮化的管理工作,组织单位和居民开展爱国卫生运动,落实门前三包责任制。

(2) 组织和监督对违法建设、违法占用道路、无照经营以及违反市容环境卫生、绿化管理规定行为的查处工作。

(3) 配合市、区环境保护部门监督环境污染项目的治理。

(4) 协同建设主管部门监督施工单位依法施工,防止施工扬尘、扰民。配合建设单位、施工单位做好居民工作,维护施工秩序。

(5) 对居住小区的物业管理进行指导和监督检查。

2. 对辖区内社会管理工作履行以下职责

(1) 组织单位和居民开展多种形式的社会主义精神文明创建活动。

(2) 制订本辖区社会治安综合治理规划,并组织实施。

(3) 负责外来人员以及向外来人员出租房屋的综合管理。

(4) 负责计划生育、统计、红十字会、义务献血工作,协助有关部门做好劳动就业工作。

(5) 负责拥军优属、民兵预备役、征兵、人民防空等工作。

(6) 维护老年人、妇女、未成年人和残疾人的合法权益。

3. 对辖区内社区建设工作履行以下职责

(1) 研究制订和组织实施社区建设规划。

(2) 发展社区服务设施,合理配置社区服务资源。

(3) 组织社区服务志愿者队伍,动员单位和居民兴办社区服务事业,培育社区中介组织。

(4) 兴办社会福利事业,做好社会救助、社会保险等社会保障工作。

4. 对辖区内居民工作履行以下职责

(1) 指导社区居委会工作,及时向区政府反映居民的意见和要求。

(2) 对居民进行民主法制教育和思想道德教育。

(3) 组织开展社区教育,指导群众性文化、体育活动。

街道办事处设有文教卫体科,负责宣传有关教育、卫生、体育、红十字会、献血等方面的法律法规;配合有关部门开展卫生防病、计划免疫、健康教育、救护救助活动;组织动员私营企业、个体工商户、外来人口参加义务献血;指导开展群众文化体育活动;研究提出社区教育的计划并组织实施(图 13-12)。

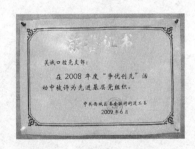

图 13-12 北京昊城口腔诊所荣誉证书

【案例】 好牙被拔错,街道矛盾纠纷调委会来调解

[来源:新华报业网——南京晨报,时间:2011-01-21]

2011 年元旦,韩雪因为牙疼难耐,去社区卫生服务中心检查。医生检查后诊断韩雪的左边第 7 颗牙为虫蛀牙,需要拔除。在确诊了牙疼原因之后,医生建议韩雪尽快将蛀牙拔掉。韩雪想了想,觉得如果蛀牙不拔掉肯定一直很疼,况且又不是门牙,换一颗假牙也看不出来,就答应了医生的建议。

在与医生约定的拔牙日,韩雪早早来到了社区卫生服务中心,医生利索地为韩雪打了麻药后,就在韩雪的嘴里开动起他的"十八般兵器",很快,手术结束,韩雪谢过医生就直接回家了。一到家,韩雪就迫不及待地拿起镜子照起来,这一照,可把韩雪给吓坏了,那颗黑黑的,看上去很碍眼的虫蛀牙还巍巍然地立在原地,而旁边那颗好牙却已经灰飞烟灭了。麻药的药效消失后,韩雪觉得牙又开始隐隐作痛,而且,由于韩雪本来就偏瘦,少了一颗牙之后,感觉一张嘴就看到腮下有一块地方瘪下去了。再摸摸,再看看,她终于确定,"该死的"医生将自己的牙给拔错了。当即,带着亲属跑到医院要讨个说法,并报了警。

　　派出所将纠纷移送到横溪街道矛盾纠纷调委会,由调委会进行调解。工作人员了解了情况后,根据《侵权责任法》的规定,与服务中心及医生进行协商。最终,双方达成一致,服务中心补偿韩雪一万五千元。

参考文献

1. 潘维大,吴金俊.牙科医疗相关法律问题之研究.南京:东吴大学硕士论文,1999
2. 李刚.口腔科工作中的医德与伦理//时仲省.现代医院管理的理论与实践.郑州:河南人民出版社,1994:109-112
3. 李根茂,宋锦磷.口腔医疗机构经营管理的有关法律问题.中国口腔医学信息,2002,11(1):10-11
4. 执业医师法及其配套规定.北京:中国法制出版社,2003:1-10,38-44
5. 个人所得税法及其配套规定.北京:中国法制出版社,2003:1-6
6. 医疗废物管理条例及其配套规定.北京:中国法制出版社,2003:1-13
7. 医疗事故处理条例及其配套规定.北京:中国法制出版社,2003:1-17,40-50
8. 谢喜模,杨勇.口腔医院医疗纠纷的分析及处理.中华医院管理杂志,1999,15(10):43-44
9. 容柏成.44例口腔科医疗纠纷分析.广东医学,1999,20(4):261
10. 刘清辉,张玉林.牙科医患纠纷分析——让患者"知情同意"与"知情选择".广东牙病防治,1999,7(1):37
11. 张海东摘译.牙科医生在问病史和治疗方面的责任.Medical malpractice reports,1999,12(9):541
12. 张威廉,罗小庆.医院应设立法律顾问制度.中华医院管理杂志,1999,15(12):34-35
13. 吴崇其.中国卫生法学.北京:中国协和医科大学出版社,2001:12-46
14. 曾凡金.医院经营管理法律.呼和浩特:内蒙古大学出版社,2000:1-34
15. 乔世明.医疗纠纷与法律责任.北京:人民军医出版社,1999:67-93,111-132
16. 钟红阳.如何对待病人投诉.口腔设备及材料,2004,(one):99-100
17. 沈家平,吴友农,李刚,等.口腔医疗投诉的原因与分析.中国口腔医学信息,2002,11(8):175-177
18. 栾文民.民营口腔诊所的自律和维权.中华口腔医学杂志,2004,39(3)
19. 丁涵章主编.现代医院管理全书.杭州:杭州出版社,1999,78-95
20. 郭永松,俞扬海.论病人的医疗保障权.医学与哲学,2000,21(3):26-28

21. 贾安琦.口腔科如何防止医疗纠纷事故.西南国防医药,2005,(2):221-222

22. 李东,张铭,王曙龙.浅谈口腔医疗纠纷的防范和处理.中国卫生质量管理,2002,(2):40-41

23. 林海升,尹美女,施更生,等.口腔门诊潜在的医疗纠纷及防范对策.中国农村卫生事业管理,2005,(12):42-43

24. 彭友俭,潘少群.61名口腔正畸医疗纠纷(4例诉讼)病例分析.口腔正畸学,2004,(S1):43

25. 罗向明.建立强制医疗责任保险适应医疗体制改革.医院领导决策参考,2006,(1):39-42

26. 武兴民.医院危机公关对策和防范.中国民康医学,2006,(13):96-97

27. Phyllis.L.Beemsterboer.Ethics and Law in Dental Hygiene.Second edition.Saunders,an imprint of Elsevier Inc,2002

28. 王广宁,林英堂,史建强.处理医疗纠纷的几点体会.广东医学院学报,2000,18(3):263

29. 李小平,付燕,马爱平.对我国医源性问题发生原因的基本面分析.中华医院管理杂志,2000,16(4):237-239

30. 何培扬.医学伦理案例评析.成都:四川教育出版社,1996:47-48

31. 张国良,史宗道.医疗风险与医疗事故的辩证思考.医学与哲学,2003,24(4):5-6

32. 许谨良.风险管理.上海:上海财经大学出版社,2007:1-12

33. 刘振华,王吉善.医疗风险预防管理学.北京:科学技术文献出版社,2007:1-20

34. Linda T.Kohn,Janet M.Corrigan,Molla S,et al.TO ERR IS HUMAN:BUILDING A SAFER HEALTH SYSTEM.Committee on Quality of Health Care in America.NATIONAL ACADEMY PRESS.Washington,D.C:the National Academy of Sciences.2000,17-25

35. 陈晓红.误诊研究与安全科学.临床误诊误治,2008,21(7):3-4

36. 余江,徐剑铖,王振维.风险管理理论在医院的应用和发展趋势.重庆医学,2010,39(10):1310,1316

37. 刘娟,姚兰,邹新春.影响口腔门诊医疗投诉的原因分析与对策.昆明医学院学报,2009,3:15

38. 谭亭,蒲川.对我国医疗责任保险发展的分析与思考.现代预防医学,2009,36(21):4059-4061,4067

39. 钱红.国际上医疗损害风险管理的基本模式和借鉴.云南民族大学学报(哲学社会科学版),2007,24(4):68

40. 刘小琼,陈茜,黄小云.门诊服务中投诉的应对及处理策略.中国现代临床医学,2008,9:7-9

41. 欧尧,朱光第,杨小平,等.牙科治疗中严重并发症防范与应对.广东牙病防治,2007,15(5):195-200

42. 吴正一,张志愿.口腔医疗行为中的核心伦理准则.中国医学伦理学,2008,213:101-103

43. 刘娟,姚兰,邹新春.影响口腔门诊医疗投诉的原因分析与对策.昆明医学院学报,2009,3:15

44. 李建英,苏静,郑东翔,等.北京市口腔医疗质量控制和改进中心工作方式和效果初探.中国医院,2010,8:49-51

45. 李刚.风险管理与口腔医疗安全保障.实用口腔医学杂志,2010,2:277-279

46. 李秀娥,王春丽,严红,等.口腔门诊护理中器械、药品风险分析及应对措施.护士进修杂志,2010,7:591-592

47. 赵怡芳.口腔疾病诊疗并发症.第2版.武汉:湖北科学技术出版社,2004:58-143